撮像準備	0
頭部・頸部	1
胸部・腹部	2
骨盤	3
脊椎・その他	4
上肢	5
下肢	6

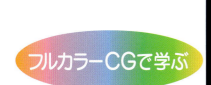

MR撮像の ポジショニングとテクニック

Positioning and Techniques for MR examination with Full-color Computer Graphics

監修 **神島　保** 北海道大学 大学院保健科学研究院 医用生体理工学分野 教授
著者 **杉森博行** 北海道大学 大学院保健科学研究院 医用生体理工学分野 准教授

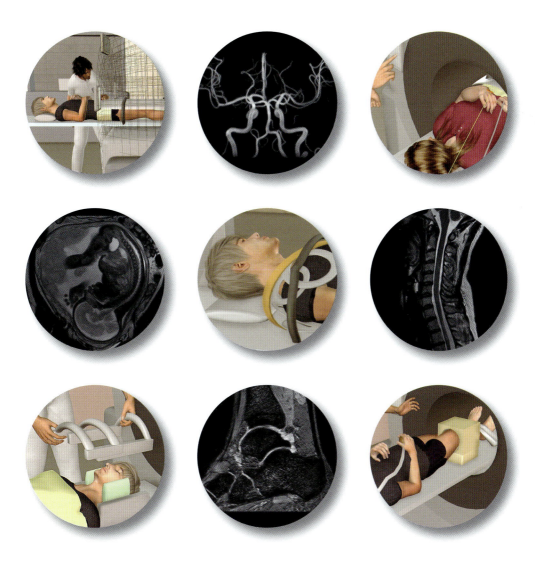

MEDICAL VIEW

本書では，厳密な指示・副作用・投薬スケジュール等について記載されていますが，これらは変更される可能性があります．本書で言及されている薬品については，製品に添付されている製造者による情報を十分にご参照ください．

Positioning and Techniques for MR Examination with Full-color Computer Graphics
(ISBN 978-4-7583-1934-8 C3047)

Editor: Tamotsu Kamishima
Author: Hiroyuki Sugimori

2019. 8.10　1st ed

©MEDICAL VIEW, 2019
Printed and Bound in Japan

Medical View Co., Ltd.
2-30 Ichigayahonmuracho, Shinjyukuku, Tokyo, 162-0845, Japan
E-mail　ed@medicalview.co.jp

監修の序

　医学的知見の蓄積と技術進化が相まって，MR検査は日常臨床で発生する問題解決の手段として，絶大な威力を発揮する。特にその技術進化には目を見張るものがある。すなわち，細胞外液分布型造影剤の使用を含めたT1強調像やT2強調像のような基本的な撮像法で，解剖学的な詳細や信号パターンから定性的に疾患を捉えるにとどまらず，肝特異性造影剤や拡散現象を視覚化する手法に代表される機能画像，画像処理技術を駆使した定量画像が一般化した。さらに，近年の飛躍的なマシンパワーの増大，ネットワークの拡大，オープンデータの増大，情報収集・保持コストの低下は，ビッグデータを研究者が収集し，保持・分析することを可能にした。そして，テーラーメード医療としてのラジオゲノミクスやラジオミクスが現実のものになろうとしている。

　ところで，MR画像の臨床利用を考える際に，決して忘れてはならない事実がある。それは，すべての画像は診療放射線技師をはじめとした「人間」が取得するということである。すなわち，「人間」の撮像技術が画質に直結する。MR撮像におけるポジショニングは，体の位置の状態だけでなく，コイルの選択や固定方法を含めて定義される。適切なポジショニングにより患者が安定した姿勢でいられる工夫をすることで，体動によるアーチファクトを最小化し，検査を中断させることなくスムーズに進行することが可能になる。また，検査の安全は絶対条件であり，入室時の閉所恐怖症・体内金属チェックに始まり，閉所で体調不良を起こした患者にすぐ対応できるようブザーを持たせるなどの万全の対応の上で，撮像シーケンス・撮像パラメータ・撮像スライスの選択・設定を行わねばならない。

　日常臨床では，最高の質をもって提供された画像により，疾患の診断のみならず，異常がないことを確実にする除外診断も高精度に行うことが可能となる。さらに，高品質画像は，最新のデータマイニングにおいて重要なデータを安定的に提供することも期待できる。扱う情報量が膨大ということは，その中のノイズもまた膨大という意味でもあり，データマイニングの分析対象となるデータの質については，細心の注意が必要となる。このような条件に見合うような画像を日常臨床の厳しい時間的制約の中で得ることは容易ではない。

　本書の著者である，杉森博行先生は北海道大学医療技術短期大学部をご卒業後，旭川医科大学病院や北海道大学病院で診療放射線技師として研鑽を積まれ，MR撮像に関し豊富な臨床経験を有し，日本磁気共鳴専門技術者認定機構（JMRTS）の上級認定者である。加えて，社会人大学院生を経て北海道大学大学院保健科学院で博士を取得された。現在では北海道大学医学部保健学科や北海道大学大学院保健科学院で教鞭をとる傍ら，診療放射線技師としての社会的な活動にも尽力されている。長年に渡り，1件1件の撮像に真摯に向き合うことでポジショニング技術を向上させ，北海道大学病院のMRI検査室で撮影された画像は，日々の臨床のみならず，国際共同研究も含むさまざまな研究の貴重なデータとなっている。

　本書の特徴は以下の通りである。①検査の流れとポジショニングの仕方がカラーCGの多数のカットにより視覚的に理解できる，②体の部位ごとに，主な撮像法のパラメータ（撮像に必要なものをすべて記載）と正常画像を一覧できる，③コイルの選び方，スライス設定の仕方を解説している，④各メーカーの用語読み替え表が巻頭に掲載されている。したがって，あたかも被検者を前に，杉森先生から指導を受けながら撮影法の手ほどきを受けているようである。また，0章として装置準備に関する説明もあり，初学者の助けになると思われる。

　適切なMR画像は技師間のみならず，医師と技師の不断の，かつ良質のコミュニケーションから生まれるものである。その意味で，杉森先生がこれまで培ってこられたさまざまな知識や技術のエッセンスが本書には満載されており，熟練した技師に対しても新たな情報を提供しうると考える。また，杉森先生はそのお人柄から学生からも絶大な人気があり，初学者の指導に際しても好適な教科書となったことを確信している。本書が若手診療放射線技師をはじめ，MRIに関わる多くの方々にご活用いただき，確かな知識や技術に裏付けられたMR検査が全国の病院・施設で行われ，診療レベルの向上，ひいてはテーラーメード医療の礎となることを願ってやまない。

2019年6月

北海道大学 大学院保健科学研究院 医用生体理工学分野
神島　保

序

「MRI検査にポジショニング？」と不思議に感じる方もいると思うが，MRI検査は被検者に長時間の静止が求められるのに加え，どのコイルを使用するのか・どの体位だと楽に検査できるのか・被検者の危険がないだろうかなど，撮像範囲やシーケンスの選択以外にも考慮しなければならないことがたくさんある。本書は私が診療放射線技師としておよそ30,000件以上のMRI検査を行ってきた経験に基づき，一連の検査実施に必要なポイントについてまとめたものである。前作の『フルカラーCGで学ぶ X線撮影のポジショニングとテクニック』は学生にどのようにしたらわかりやすくX線撮影法を教えることができるだろうということで作成を行ったが，本書においても特にMR撮像においては臨床実習でポジショニングを行わせてもらえる機会がX線撮影に比べて少ない中でどうにかできないだろうかということで本書を作成するに至った。MRI検査室には金属を持ち込むことができないため，実際のポジショニングの様子をカメラに収めることが難しく，従事者の現場教育においても検査を一緒に見てもらわなければ細かいポジショニングや設定を伝えることが難しいという点も，CGで表現できれば解決できるのではないかと考えていた。

MRI検査を施行するにあたっては多くのパラメーターの調整が必要であり，それに基づく原理の理解などさまざまなことを考慮しながら検査を行わなければならない。本書においては検査の流れの中で必要な要点を記載しているため，詳細な原理等については成書をご参考いただきたい。また，MRI検査は施設による取り決めや医師の意向等でさまざまな撮像方法や撮像シーケンスの選択が存在し，学会・研究会等でも特定病変を描出する方法，基本撮像法を応用したものが考案されているが，すべては基本的な撮像法から発展させたものであり，大切なのは「目的とする解剖や病変がしっかり描出されているか」「検査の再現性があるか」である。本書『フルカラーCGで学ぶ MR撮像のポジショニングとテクニック』はタイトルの通り，正しいポジショニングやコイル設定を視覚的理解できるように複数方向のCGを作成し，読者が立体的な位置関係を把握し，適切にポジショニングし撮像できるようになっている。また，撮像を容易にするためのコツやピットフォールを検査する側の視点に立って記載してある。

実は，私が入職後初めてMRI部門担当となったときに勉強するため手にした書籍が『MRI自由自在（メジカルビュー社）』である。当時書籍のわかりやすさに感動し，とある研究会に参加したときに著者の先生を厚かましくも呼び止めて一緒に写真を撮らせていただいたことを今でも鮮明に覚えている。当時は思ってもいなかったが著者となって，しかもメジカルビュー社さんにお世話になっていることに縁を感じる。

本書の作成にあたり，監修者として全般にわたってご指導いただいた神島 保先生，臨床現場での撮像法の実際についてアドバイスをいただいた北海道大学病院 医療技術部 放射線部門 石坂欣也副技師長，濱口裕行主任，藤原太郎技師をはじめMRI部門スタッフの皆さまに心より感謝申し上げます。

最後に本書の刊行にあたり，『フルカラーCGで学ぶ X線撮影のポジショニングとテクニック』企画時から適切なアドバイスをいただき，編集に当たりご尽力いただいたメジカルビュー社 伊藤 彩氏に心より感謝申し上げます。

2019年6月

北海道大学 大学院保健科学研究院 医用生体理工学分野
杉森博行

CONTENTS

0 撮像準備

- 始業時点検 … 2
- 検査前の準備 … 3
- MRI検査問診票 … 4
- 被検者の移乗と安全管理① … 5
- 被検者の移乗と安全管理② … 6
- 撮像シーケンスの各社読み替え … 7
- 検査後・終業時点検 … 8

1 頭部・頸部

頭部
- 頭部－撮像準備 … 10
- 頭部－ポジショニング … 11
- 頭部－ポジショニングから撮像まで … 12
- 頭部－撮像範囲・断面 … 13
- 頭部－拡散強調画像①　b値 … 14
- 頭部－拡散強調画像②　TE，ADCマップ … 15
- 頭部－パフュージョン画像①　ASL法 … 16
- 頭部－パフュージョン画像②　CASL, PASL pCASLでの取得方法 … 17
- 頭部－パフュージョン画像③　FAIRでの取得方法 … 18
- 頭部－パフュージョン画像④　DSC法 … 19
- 頭部－てんかんの脳MRI撮像 … 20
  - 頭部の撮像シーケンス例 … 19
- 頭部MRA－撮像範囲・断面 … 21
- 頭部MRA－撮像後処理 … 22
- 頭部-fMRI－ポジショニング … 23
- 頭部-fMRI－撮像範囲・断面 … 24
- 頭部-fMRI－解析画面 … 25
  - 頭部-fMRIの撮像シーケンス例 … 24
- 頭部-MRS－撮像範囲・断面 … 26
- 頭部-MRS－解析結果 … 27
  - 頭部-MRSの撮像シーケンス例 … 27
- 頭部-その他－撮像範囲・断面 … 28
- 頭部-その他－画像処理 … 29
  - 頭部-その他の撮像シーケンス例 … 29
- 下垂体－撮像範囲・断面①　位置決め画像から撮像まで … 30

下垂体－撮像範囲・断面② 造影剤を使用する場合の撮像順序……31
　■下垂体の撮像シーケンス例……………………………………31
小脳橋角部・内耳－撮像範囲・断面① 位置決め画像から撮像まで
………………………………………………………………………32
小脳橋角部・内耳－撮像範囲・断面② 内耳（蝸牛・前庭・三半規
管）の描出……………………33
小脳橋角部・内耳－撮像範囲・断面③ 神経血管圧迫症候群の評価
………………………………………………………………………34
小脳橋角部・内耳－症例……………………………………………35
　■小脳橋角部・内耳の撮像シーケンス例……………………35
眼窩－撮像範囲・断面①……………………………………………36
眼窩－撮像範囲・断面②／症例……………………………………37
　■眼窩の撮像シーケンス例……………………………………37
副鼻腔－撮像範囲・断面①…………………………………………38
副鼻腔－撮像範囲・断面②…………………………………………39
　■副鼻腔の撮像シーケンス例…………………………………39
顎関節－撮像範囲・断面……………………………………………40
　■顎関節の撮像シーケンス例…………………………………40

頸部

頸部－撮像準備………………………………………………………41
頸部－ポジショニング………………………………………………42
耳下腺－撮像範囲・断面……………………………………………43
MRシアログラフィー撮像範囲・断面………………………………44
　■耳下腺の撮像シーケンス例…………………………………44
口腔内・舌－撮像範囲・断面①……………………………………45
口腔内・舌－撮像範囲・断面②……………………………………46
　■口腔内・舌の撮像シーケンス例……………………………46
咽頭・喉頭－撮像範囲・断面①……………………………………47
咽頭・喉頭－撮像範囲・断面②……………………………………48
　■咽頭・喉頭の撮像シーケンス例……………………………48
甲状腺－撮像範囲・断面……………………………………………49
　■甲状腺の撮像シーケンス例…………………………………49
頸部MRA－撮像範囲・断面…………………………………………50
頸部MRA－撮像後処理………………………………………………51
頸部血管プラーク評価－撮像範囲・断面…………………………52
　■頸部MRAの撮像シーケンス例………………………………52

2 胸部・腹部

胸部

心臓－撮像準備	54
心臓－ポジショニング①	55
心臓－ポジショニング②	56
心臓－撮像範囲・断面①　位置決め画像	57
心臓－撮像範囲・断面②　基準断面設定	58
心臓－撮像範囲・断面③　その他の基準断面	59
心臓－シネ画像について	60
心臓－シネ画像～不整脈・心拍変動の対策	61
心臓－画像折り返しの対策	62
心臓－black-blood法T2強調画像	63
心臓－心筋パフュージョン検査	64
心臓－心筋遅延造影①　画像取得	65
心臓－心筋遅延造影②　TIの設定	66
心臓－ストレイン	67
■ 心臓の撮像シーケンス例	67
乳腺－撮像準備	68
乳腺－ポジショニング①	69
乳腺－ポジショニング②	70
乳腺－撮像範囲・断面①	71
乳腺－撮像範囲・断面②	72
■ 乳腺の撮像シーケンス例	72
胸部－撮像準備	73
胸部－ポジショニング①	74
胸部－ポジショニング②	75
胸部－撮像範囲・断面①	76
胸部－撮像範囲・断面②	77
■ 胸部の撮像シーケンス例	77
胸部MRA－ポジショニング	78
胸部MRA－撮像範囲・断面①	79
胸部MRA－撮像範囲・断面②	80
胸部MRA－撮像範囲・断面③　造影MRAの場合	81
胸部MRA－症例	82
■ 胸部MRAの撮像シーケンス例	82

腹部

腹部－撮像準備	83
腹部－ポジショニング	84
肝臓－撮像範囲・断面①　位置決め画像から撮像まで	85
肝臓－撮像範囲・断面②　呼吸同期，グラジェントエコー法	86
肝臓－撮像範囲・断面③　Gd造影剤	87

肝臓－撮像範囲・断面④　SPIO	88
肝臓－症例	89
肝臓－撮像条件	90
■肝臓の撮像シーケンス例	90
MRCP（膵臓・膵管・胆管）－撮像範囲・断面①	91
MRCP（膵臓・膵管・胆管）－撮像範囲・断面②	92
■MRCPの撮像シーケンス例	92
副腎－撮像範囲・断面	93
■副腎の撮像シーケンス例	93
腎臓－撮像範囲・断面	94
■腎臓の撮像シーケンス例	94
腹部MRA－撮像範囲・断面①　造影MRAの場合	95
腹部MRA－撮像範囲・断面②　非造影MRAの場合①	96
腹部MRA－撮像範囲・断面③　非造影MRAの場合②	97
■腹部MRAの撮像シーケンス例	97

3　骨盤

子宮・卵巣－撮像準備	100
子宮・卵巣－ポジショニング①	101
子宮・卵巣－ポジショニング②	102
子宮・卵巣－撮像範囲・断面①	103
子宮・卵巣－撮像範囲・断面②	104
子宮・卵巣－撮像範囲・断面③	105
子宮・卵巣－撮像範囲・断面④	106
子宮・卵巣－画像	107
■子宮・卵巣の撮像シーケンス例	107
前立腺－撮像準備	108
前立腺－ポジショニング	109
前立腺－撮像範囲・断面	110
前立腺－ダイナミック撮像	111
前立腺－画像	112
■前立腺の撮像シーケンス例	112
胎児－撮像準備	113
胎児－ポジショニング	114
胎児－撮像範囲・断面①	115
胎児－撮像範囲・断面②	116
胎児－撮像範囲・断面③	117
■胎児の撮像シーケンス例	117
直腸・膀胱・MRU－撮像準備	118
直腸・膀胱・MRU－ポジショニング	119
直腸－撮像範囲・断面	120

膀胱－撮像範囲・断面……………………………………………121
MRU－撮像範囲・断面……………………………………………122
直腸・膀胱・MRU－撮像条件……………………………………123
　■直腸・膀胱・MRUの撮像シーケンス例……………………123

4　脊椎・その他

脊椎

脊椎（頸椎・胸椎・腰椎・全脊椎）－撮像準備……………………126
頸椎－ポジショニング……………………………………………127
頸椎－撮像範囲・断面①…………………………………………128
頸椎－撮像範囲・断面②…………………………………………129
頸椎－症例…………………………………………………………130
　■頸椎の撮像シーケンス例………………………………………130
胸椎－ポジショニング……………………………………………131
胸椎－撮像範囲・断面①…………………………………………132
胸椎－撮像範囲・断面②…………………………………………133
　■胸椎の撮像シーケンス例………………………………………133
腰椎－ポジショニング①　通常体位………………………………134
腰椎－ポジショニング②　仰臥位が困難な場合…………………135
腰椎－撮像範囲・断面①…………………………………………136
腰椎－撮像範囲・断面②／症例…………………………………137
腰椎－症例…………………………………………………………138
　■腰椎の撮像シーケンス例………………………………………138
全脊椎－ポジショニング…………………………………………139
全脊椎－撮像範囲・断面①　上位脊椎……………………………140
全脊椎－撮像範囲・断面②　下位脊椎……………………………141
全脊椎－撮像範囲・断面③／症例…………………………………142
　■全脊椎の撮像シーケンス例……………………………………142

その他

その他－撮像準備…………………………………………………143
腕神経叢・腰神経叢－ポジショニング……………………………144
腕神経叢－撮像範囲・断面／症例…………………………………145
　■腕神経叢の撮像シーケンス例…………………………………145
腰神経叢－撮像範囲・断面／症例…………………………………146
　■腰神経叢の撮像シーケンス例…………………………………146
全身撮像（全身筋）－ポジショニング……………………………147
全身撮像（全身筋）－撮像範囲・断面……………………………148
全身撮像（全身筋・DWIBS）－撮像断面…………………………149
　■全身撮像（全身筋・DWIBS）の撮像シーケンス例…………149
全身撮像（関節リウマチ）－ポジショニング……………………150

全身撮像（関節リウマチ）－撮像範囲・断面…………………………………151
　■全身撮像（関節リウマチ）の撮像シーケンス例…………………151

5　上肢

肩関節－撮像準備………………………………………………………………154
肩関節－ポジショニング①　フレックスコイルの場合……………155
肩関節－ポジショニング②　各コイルごとの例………………………156
肩関節－撮像範囲・断面①……………………………………………………157
肩関節－撮像範囲・断面②……………………………………………………158
肩関節－撮像範囲・断面③……………………………………………………159
　■肩関節の撮像シーケンス例………………………………158, 159
上腕・前腕－ポジショニング……………………………………………………160
上腕－撮像範囲・断面…………………………………………………………161
　■上腕の撮像シーケンス例………………………………………161
前腕－撮像範囲・断面…………………………………………………………162
　■前腕の撮像シーケンス例………………………………………162
肘関節－撮像準備………………………………………………………………163
肘関節－ポジショニング①　表面コイルの場合………………………164
肘関節－ポジショニング②　フレックスコイルの場合………………165
肘関節－撮像範囲・断面①……………………………………………………166
肘関節－撮像範囲・断面②……………………………………………………167
肘関節－撮像条件………………………………………………………………168
　■肘関節の撮像シーケンス例……………………………………168
手関節－撮像準備………………………………………………………………169
手関節－ポジショニング①　上肢挙上位と上肢下垂位……………170
手関節－ポジショニング②　フレックスコイルの場合………………171
手関節－ポジショニング③　表面コイルの場合………………………172
手関節－ポジショニング④　ボディアレイコイル，マイクロコイル
　　　　　　　　　　　　　の場合…………………………………173
手関節－ポジショニング⑤　上肢を挙上しない撮像の場合………174
手関節－撮像範囲・断面………………………………………………………175
　■手関節の撮像シーケンス例……………………………………175
TFCC－撮像範囲・断面…………………………………………………………176
　■TFCCの撮像シーケンス例………………………………………176
手指－撮像準備…………………………………………………………………177
手指－ポジショニング・撮像範囲・断面（片手撮像の場合）…………178
手指－画像マーカー……………………………………………………………179
手指－ポジショニング（両手同時撮像の場合）………………………180
手指－撮像範囲・断面（両手同時撮像の場合）………………………181
　■手指（片手撮像）の撮像シーケンス例…………………………179
　■手指（両手同時撮像）の撮像シーケンス例……………………181

上肢MRA－ポジショニング……………………………………………182
上肢MRA－撮像範囲・断面……………………………………………183
　■上肢MRAの撮像シーケンス例………………………………183

6　下肢

股関節－撮像準備………………………………………………………186
股関節－ポジショニング①……………………………………………187
股関節－ポジショニング②……………………………………………188
股関節－撮像範囲・断面①……………………………………………189
股関節－撮像範囲・断面②／画像①…………………………………190
股関節－画像②…………………………………………………………191
　■股関節の撮像シーケンス例…………………………………191
大腿－撮像準備…………………………………………………………192
大腿－ポジショニング…………………………………………………193
大腿－撮像範囲・断面①………………………………………………194
大腿－撮像範囲・断面②………………………………………………195
大腿－画像………………………………………………………………196
　■大腿の撮像シーケンス例……………………………………196
膝関節－撮像準備………………………………………………………197
膝関節－ポジショニング①　膝専用コイルの場合…………………198
膝関節－ポジショニング②　フレックスコイルの場合……………199
膝関節－ポジショニング③　円形コイルの場合……………………200
膝関節－撮像範囲・断面………………………………………………201
膝関節－画像……………………………………………………………202
　■膝関節の撮像シーケンス例…………………………………202
下腿－撮像準備…………………………………………………………203
下腿－ポジショニング…………………………………………………204
下腿－撮像範囲・断面…………………………………………………205
下腿－画像………………………………………………………………206
　■下腿の撮像シーケンス例……………………………………206
足関節・足趾－撮像準備………………………………………………207
足関節－ポジショニング①　足部専用コイルの場合………………208
足関節－ポジショニング②　円形コイルの場合……………………209
足関節－ポジショニング③　ヘッドコイル，フレックスコイルの場合
　………………………………………………………………………210
足関節－撮像範囲・断面………………………………………………211
足関節－画像……………………………………………………………212
　■足関節の撮像シーケンス例…………………………………212
足趾－ポジショニング…………………………………………………213
足趾－撮像範囲・断面…………………………………………………214
足趾－画像………………………………………………………………215

■足趾の撮像シーケンス例……………………………………………215
下肢血管－撮像準備…………………………………………………………216
下肢血管－ポジショニング①………………………………………………217
下肢血管－ポジショニング②………………………………………………218
下肢血管－ポジショニング③………………………………………………219
下肢血管－撮像範囲・断面①………………………………………………220
下肢血管－撮像範囲・断面②………………………………………………221
下肢血管－撮像範囲・断面③………………………………………………222
下肢血管－画像………………………………………………………………223
　　　■下肢血管の撮像シーケンス例………………………………………223

　　索引………………………………………………………………………226

◆本書の記載は以下のようになっています。

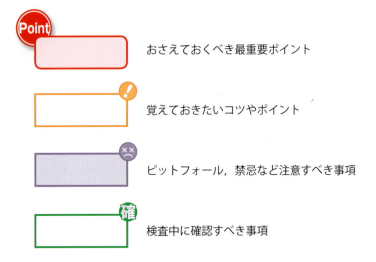

◆本書掲載のCGは，Poser 11を用いて筆者が制作し，株式会社イーフロンティアに許可を得て掲載しています。

0章
撮像準備

撮像準備

始業時点検

操作室の確認

- ☑ システムが正常に立ち上がるか確認
- ☑ 使用中ランプ・磁場発生中ランプが点灯しているか確認
- ☑ MRI室内監視カメラが作動しているか確認
- ☑ 心電同期や呼吸同期のバッテリーが充電されているか確認

MRI検査室内の確認

- ☑ 室内温度・湿度
- ☑ 異常音・異臭がしていないか確認
- ☑ 冷凍機の音(コンプレッサー音)の確認
- ☑ MRI検査室内の照明を確認
- ☑ 寝台昇降,天板移動確認
- ☑ パルスオキシメーターの作動確認
- ☑ 酸素ガス・吸引の作動確認
- ☑ インジェクターの作動確認
- ☑ ヘリウムレベルのチェック
- ☑ 検査用タオル・バスタオルを準備
- ☑ ファントムによるテストスキャン
- ☑ 緊急ブザーが作動するか確認

> 緊急ブザーは被検者が具合が悪いことを伝える唯一の手段(集音マイクはあるが)。必ず始業前に作動させ,感度・アラームを確認する必要がある

装置および周辺機器が正常に立ち上がるか確認する

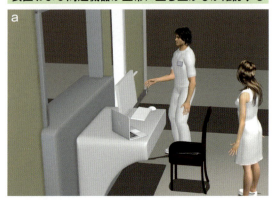
a

超伝導装置では室内でコンプレッサーの音を確認

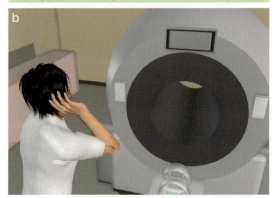
b

装置に付属するファントムなどを用いてセッティングする

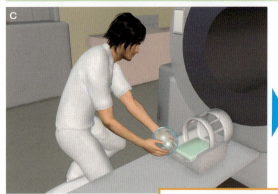
c

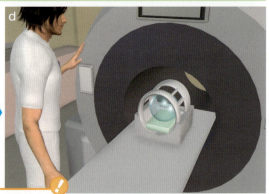
d

その日1番目の検査に使用するコイルを用いて確認すると作動確認になる

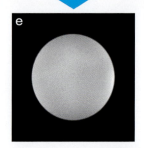
e

検査前の準備

撮像準備

開始前の確認

- ☑ 使用するコイルの確認
- ☑ 補助具（スポンジ・砂嚢）の準備
- ☑ 被検者情報の収集（eGFR※・身長・体重・移送の状態）
- ☑ 検査依頼書の内容確認
- ☑ 検査関連過去画像の確認
- ☑ 胸部X線画像や撮影部位のX線画像の確認
  （金属などの情報収集）

> 前回検査との比較の場合は使用したシーケンスや断面などの情報をしっかり収集し，比較可能な撮像を行う

> 事前のX線画像の確認を習慣化することで，撮影部位の金属（手術によるプレートなど）を把握できるのでよい。特に胸部X線画像がペースメーカーなどの埋め込みまたは植込み型デバイスを確認できる。緊急（救急）検査では情報が少ないため有用である

- ☑ 問診票の確認

> 単純検査用・造影検査用・医療者確認用を用意して使い分けをするとよい

- ☑ 更衣の確認
  ガウンタイプ・上下分離（甚平型・ズボン分離）タイプの選択

> ● ガウンタイプは左右下肢の皮膚接触が起きやすいため，検査時に注意する必要がある
> ● 検査着下のネックレス・腕時計は特に注意が必要なため，十分な説明と更衣後の確認をしっかり行うこと

X線画像によるペースメーカーや手術などでの金属確認

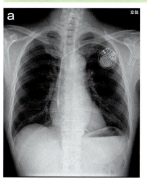
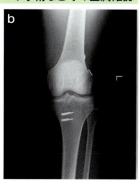

※eGFR：推算糸球体濾過量（estimated glemerular filtration rate）。腎臓の機能を表す値。

MRI対応機器の準備

- ☑ 被検者移乗の準備
  MRI用非磁性体車椅子
  MRI用非磁性体ストレッチャー
  MRI用非磁性体点滴棒

吸引の危険がない非磁性体で構成されている医用備品

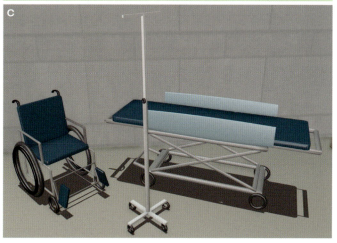

撮像準備

MRI検査問診票

問診票掲載項目例 安全に検査を施行するために必要な情報の収集

【入室禁止金属など】
- 心臓ペースメーカー（PPM/TPM）
- 除細動器（ICD）
- 深部脳刺激装置（DBS）
- 人工内耳
- カプセル内視鏡
- 植込み型ポンプ（インスリンポンプなど）

【確認が必要な金属など】
- 体内金属
  - 動脈瘤クリップ
  - その他クリップ
  - 塞栓コイル
  - 硬膜外チューブ
  - 心臓人工弁
  - 静脈フィルタ
  - ペッサリー（腟内）
  - 胃瘻／腎瘻
  - 歯列矯正
  - 針
  - 人工関節
  - アンカー／ボルト／プレート
- 膀胱留置カテーテル付属の温度センサー

これらの検査可否やMRI適応/非適応は**すべて医療機器・器具の「添付文書」に従う**こと。
院内ローカルルールでの運用は情報が古かったり，間違っていたりすることがあるので注意する

特に
「条件付きMRI対応心臓植込み型デバイス」
「条件付きMRI対応神経刺激システム」などは
撮像条件に制限があったり施設や
撮像者側が認定を受ける必要があるなど
さまざまな制約があるため
安易に「MRI対応」という用語に
反応しないように注意する

- 事故や外傷で体内に入った異物（金属）
- 金属片の眼内混入の経験（職業上・事故など）
- アートメイク（入れ墨タイプの眉毛・アイライン）

【身に着けている金属・医療機器/器具など】
- 入れ歯・磁石式の入れ歯
- 皮膚に接着している薬剤（湿布［パップ剤］）
- 貼るカイロ
- 金属繊維を使用した肌着
- 時計・財布・アクセサリー
- 磁気カード
- コンタクトレンズ
- シーネ・抑制帯
- 補聴器・埋め込み型補聴器
- コルセット・固定具・カラー（取り外しの可否は依頼医に確認）
- 心電計（心電図パッチ）
- 酸素飽和度モニター
- シリンジポンプ
- インスリンポンプ
- 輸液ポンプ
- リニアフューザー
- リザーバー留置針
- 人工呼吸器
- アンビューバッグ
- その他の持ち込み物品（トレーなど）

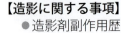
貼る薬剤に関してはアルミニウムを含有しているものがあるため，MRI検査が禁忌に該当しないか「添付文書」で確認する必要がある

【造影に関する事項】
- 造影剤副作用歴
- 造影剤の禁忌項目

【女性のみ確認】
- 妊娠の有無（可能性がある場合も含む）
- 授乳の有無（造影剤使用検査の場合）

撮像準備 被検者の移乗と安全管理①

車椅子・ストレッチャー・点滴棒はMRI対応のものに取り換えてから入室する必要がある

本書でのMRI対応/非対応 車椅子・ストレッチャー・点滴棒

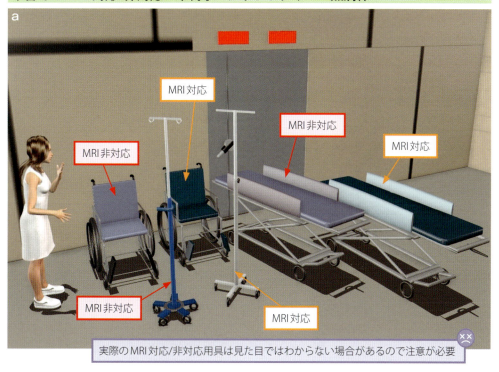

実際のMRI対応/非対応用具は見た目ではわからない場合があるので注意が必要

検査前にMRI対応車椅子に移乗させる

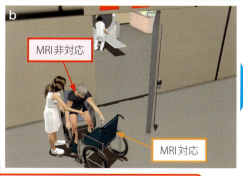

MRI対応車椅子で検査室に入室する

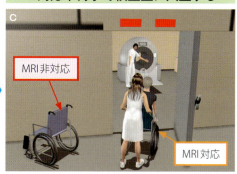

Point MRI非対応の車椅子を検査室付近に置いておくと誤って入れ（られ）てしまう恐れがあるため，非対応であることを掲示するとよい

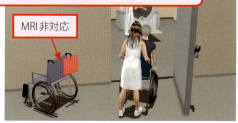

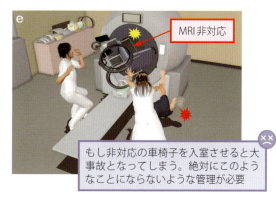

もし非対応の車椅子を入室させると大事故となってしまう。絶対にこのようなことにならないような管理が必要

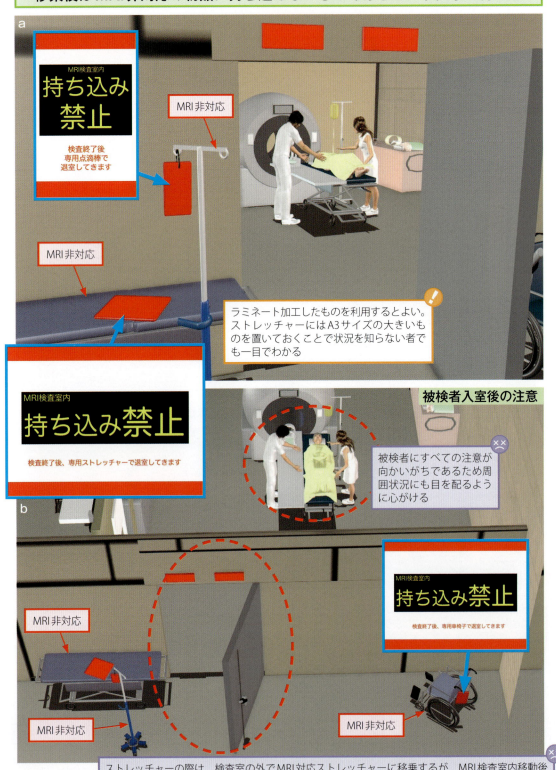

撮像準備 撮像シーケンスの各社読み替え

	本書	Siemens	GE	Philips	Hitachi	Canon
スピンエコー	SE	SE	SE	SE	SE	SE
高速スピンエコー	TSE	TSE	FSE	TSE	FSE	FSE
―シングルショット	TSE	HASTE	SSFSE	Single Shot TSE	Single Shot FSE	FASE
―強制縦磁化回復	TSE	RESTORE	FRFSE	DRIVE	Driven Equilibrium FSE	FSE T2 plus
―3D収集	TSE	SPACE	CUBE	VISTA	isoFSE	MPV
グラディエントエコー	GRE	GRE	GRE	FFE	GE	FE
―コヒーレント型 (FID refocusing)	SSFP	FISP	GRASS	FFE	SARGE	FE
―コヒーレント型 (Echo refocusing)	SSFP	PSIF	SSFP	T2 FFE	TRSG	SSFP
―コヒーレント型 (FID/Echo refocusing)	SSFP	TrueFISP	FIESTA	Balanced FFE	BASG	True SSFP
―コヒーレント型 (Dual Excitation)	SSFP	CISS	FIESTA-C	―	PBSG	FE3D_ssfp (NAQ2)
―コヒーレント型 (FID/Echo combined)	SSFP	DESS	MENSA	―	―	―
―スポイル型	GRE	FLASH	SPGR	T1 FFE	RSSG	FE
高速グラディエントエコー	GRE	TurboFLASH	FastGRE, FastSPGR	TFE	RGE	Fast FE
―マルチエココンビネーション	GRE	MEDIC	MERGE	mFFE	ADAGE	mEcho
―3D収集	GRE	MPRAGE	BRAVO	3D T1 TFE	3D-GEIR	Fast FE (shot interval)
―スライス補完3D収集	GRE	VIBE	FAME/LAVA	e-THRIVE	TIGRE	Quick 3D's
グラディエントエコー&スピンエコー	GRE&SE	TGSE	GRASE	GRASE	―	Hybrid EPI
エコープラナーイメージング	EPI	EPI	EPI	EPI	EPI	EPI
パラレルイメージング (画像ベース)	パラレルイメージング	mSENSE	ASSET	SENSE	RAPID	SPEEDER
パラレルイメージング (k-spaceベース)	パラレルイメージング	GRAPPA	ARC	―	―	―
ラジアルスキャン	radial	BLADE	PROPELLER	MultiVANE	RADER	JET
造影ダイナミック撮像時の監視画像	造影剤モニタリング	CARE-bolus	Smart prep	Bolus-tracking	Real prep	Visual prep
TIを決定するための撮像 (心臓MRI)	TIを決定するための撮像	TI-scout	Cine-IR	look-locker	TI-survey	TI-prep
Double-IRによる血液低信号化	black-blood	dark-blood	black-blood	black-blood	black-blood	black-blood
非造影MRA	非造影MRA	NATIVE	inhance	TRANCE	VASC	FBI,time-SLIP
dynamicMRA	dynamic	TWIST	TRICKS	4DTrak	―	DRKS
矩形FOV	矩形FOV	FOV phase	PFOV	rectangular FOV	rectangular FOV	rectangular FOV
スライスギャップ	スライスギャップ	distance factor	gap	gap	slice interval	gap
高速スピンエコーのエコー数	ETL	turbo factor	ETL	turbo factor	shot factor	ETL
バンド幅	バンド幅[Hz/px]	bandwidth (Hz/pixel)	receive bandwidth(kHz)	water-fat shift (pixel)	bandwidth (kHz)	bandwidth (Hz/pixel)
脂肪抑制(周波数選択型)	CHESS	FatSat	ChemSat, SPECIAL, SPEC-IR	SPIR,SPAIR	FatSat	FatSat
脂肪抑制(緩和時間差型)	DIXON	DIXON	IDEAL, Flex	mDIXON	FatSep	WFS
脂肪抑制(水励起型)	water excitation	water excitation	SSRF	PROSET	water excitation	WET
加算回数	加算回数	average	NEX	NSA	NSA	NAQ
飽和パルス	飽和パルス	preSAT	Sat	REST	PreSAT	SAT
動的飽和パルス	飽和パルス	travelSAT	walkingSAT	travelREST	Sequential preSat	Moving SAT
呼吸抑制	呼吸同期	respiratory gated	respiratory compensation	PEAR	MAR	respiratory gated
位相方向折り返し抑制	オーバーサンプリング	phase oversampling	no phase wrap	fold-over suppression	Anti. aliasing	No Wrap
位相補償	位相補償	flow comp	flow comp	flow comp	GR	FC
部分エコー	部分エコー	asymmetric echo	partial echo	partial echo	half echo	RO AFI
ハーフスキャン	ハーフスキャン	half Fourier	fractional NEX	half scan	half scan	PE AFI

撮像準備

検査後・終業時点検

検査終了時の点検

■操作室・更衣室の確認
- ☑ 撮像枚数と画像転送完了枚数が一致しているか確認
- ☑ 検査室内の固定スポンジ・タオルなどが汗で濡れていないか確認
- ☑ 検査室内や寝台などが血液などで汚れていないか確認
- ☑ 検査室内のタオルなどが整っているか確認
- ☑ 更衣室に被検者の忘れ物がないか確認
- ☑ 更衣室に検査着が脱ぎ捨てられたままになっていないか確認

> 頭部の固定スポンジが汗で湿ってしまうと，タオルなどと違い取り換えることが容易ではない。枕と同様に固定スポンジにもメディカルシートなどを使用して直接の汗の吸収を避けるようにするとよい

終業時点検

■操作室の確認
- ☑ 情報システム上に未実施検査がないか確認
- ☑ サーバーへのデータ転送の確認（フィルム出力の確認）
- ☑ 装置ディスク容量が十分にあるか確認
- ☑ すべての撮像後処理（3D作成・処理など）が終了しているか確認
- ☑ ヘリウムレベルのチェック
- ☑ 寝台がホームポジションにあるか確認
- ☑ システム終了の確認

■MRI検査室内の確認
- ☑ 患者テーブル，コイルの清掃
- ☑ 周辺機器の電源を落としたか確認
- ☑ 室内温度，湿度の確認
- ☑ 異臭，水漏れなどの確認
- ☑ マグネット室内照明の消灯
- ☑ マグネット室内の施錠確認

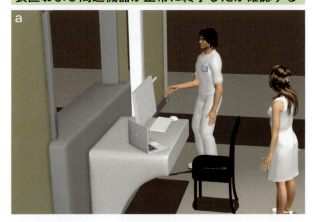

装置および周辺機器が正常に終了したか確認する

a

1章 頭部・頸部

頭部－撮像準備

【入室前特に気を付けること】
- ☑ ヘアピン
- ☑ イヤリング
- ☑ 補聴器
- ☑ ウイッグ
- ☑ コンタクトレンズ
- ☑ 目の周りの化粧
- ☑ 入れ歯

> 近年の補聴器は小型で目立ちにくく，被検者自身も装着している意識が低い場合があるので，問診票を確認するとともに，口頭で再確認する

> 眉毛やアイラインのアートメイク（入れ墨）は熱傷の危険があるので施行の有無に注意する

【準備するもの】
- ☑ 耳栓またはヘッドフォン
- ☑ 下肢用枕（脚の下へ挿入する）

> 騒音に対する保護のため，耳栓や防音機能を有する専用ヘッドフォン装着は必須

【装着するもの】
- ☑ ヘッドフォン
- ☑ 緊急ブザー
- ☑ 酸素飽和度モニター（造影時）

【撮像体位】
- 仰臥位・head-first

【基準位置（コイル中心）】
- 眉間

> 皮膚の露出している部分のガントリーへの直接の接触を避ける。体格的に難しい場合はハンドタオルなどを間にはさむ

【気を付けること】
- ☑ 閉所恐怖感はないか
- ☑ ガントリー内部に肌が直接触れていないか
- ☑ ループ形成はないか（腕組みなど）
- ☑ コイルのケーブルが皮膚に直接触れていないか

> 胸腹部上で手を組む体勢は被検者にとって楽な体勢である場合があるが，ループ形成を避けるため手を組ませないように注意する

【画像履歴・患者情報の確認】
- 他モダリティで撮像された情報の確認（X線画像・CT画像など）

【撮像シーケンス選びのポイント】
- 脳梗塞 ：拡散強調画像（b=1000, 3000 [s/mm^2]），FLAIR，T2*強調画像
  T2強調画像，MRA
- てんかん ：T1強調画像，T2強調画像，FLAIR（横断像）
  T2強調画像，FLAIR（斜台に平行な冠状断像）
- 脳転移検索 ：T1強調画像，造影後T1強調画像，造影後FLAIR（横断像）
  脂肪抑制T1強調画像（冠状断像） ※造影後3D収集T1強調画像からMPR再構成も有効
- 下垂体 ：T1強調画像，T2強調画像（矢状断像・冠状断像）
  微小下垂体腺腫の場合は冠状断像ダイナミック撮像

【その他ポイントとなる撮像】
- 多発性硬化症（FLAIR矢状断像の追加），びまん性軸索損傷（T2*強調画像矢状断像の追加）
- 真珠腫性中耳炎（TSE-DWI横断像の追加，p.35参照），顎関節（プロトン密度強調画像，p.40参照）

頭部－ポジショニング

準備とコイル配置

被検者が寝る前の準備

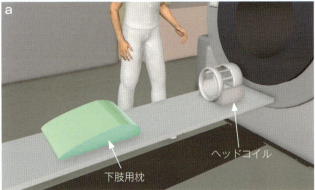

安定して楽に寝てもらうためにも下肢用枕は必須

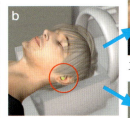

耳栓を装着

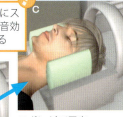

耳栓を装着し，さらにスポンジを当てると防音効果・固定性が向上する

スポンジで固定

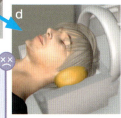

防音ヘッドフォンは装着が簡便であるがコイルの形状によっては装着できない場合がある

ヘッドフォン装着

ポジショニング

コイルをスライドして装着するタイプ

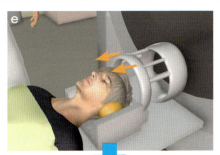

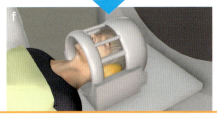

コイル装着後に頭部両端とコイルの間に隙間がある場合，モーションアーチファクトの原因となるため，頭部がしっかり固定されているか装着後に再度確認する

コイル上部をはめ込み装着するタイプ

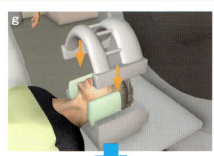

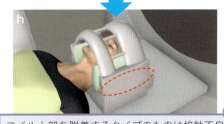

コイル上部を脱着するタイプのものは接触不良から画像にノイズが混入することがある。着実に装着されたかを確認する

Point 手は胸部や腹部で組まないようにまっすぐ伸ばしてもらう

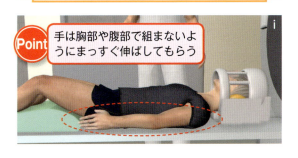

腕・手までタオルで覆うことによってガントリーと皮膚の接触を防ぐことができる

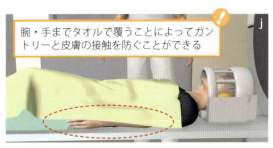

頭部　頭部－ポジショニングから撮像まで

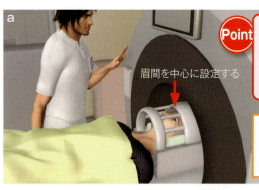

眉間を中心に設定する

Point
- 頭部撮像は側頭部をしっかり固定した状態でヘッドコイルを装着するため，被検者が閉所恐怖感を訴える場合が多い
- 固定なしではモーションアーチファクトにより良好な画像が得られにくいため，固定の必要性を説明したうえでしっかりと固定し，閉所恐怖感軽減のための対処をする必要がある

被検者が初めてのMRI検査の場合などは，ガントリー中心部まで寝台を送った後に「この状態で検査をしますが，今気分に変わりありませんか？」など挿入後の声掛けをし閉所恐怖感の有無を確認するとよい

閉所恐怖感がある場合① ─ミラー使用─

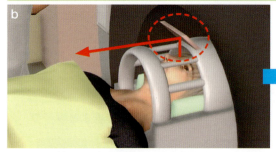 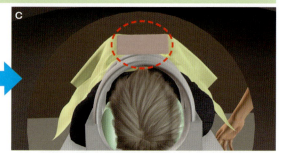

コイルに装着できるミラーを取り付け視野を広くしてあげる

ミラーがない場合はガントリー上部しか見えないが，ミラーを通じて足元や検査室内を見ることができる

閉所恐怖感がある場合② ─ハンドタオル使用─

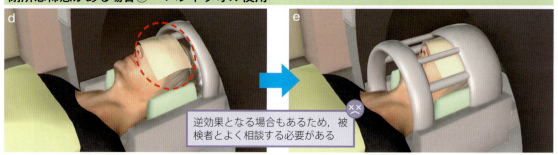

逆効果となる場合もあるため，被検者とよく相談する必要がある

目元にハンドタオルを掛けることでガントリー内部が見えないため，狭いガントリー内に入っている感覚がなく閉所恐怖感への対処として効果がある場合がある

バッグバブルマスク（アンビューバッグ，ジャクソンリース）などを使用し自発呼吸ができない被検者の場合，コイルとチューブ経路の関係上一度チューブを組み替える必要がある場合がある．付き添い医師と相談しながら適切に配置し換気に支障が出ないようにする必要がある．酸素飽和度モニターを装着し，酸素飽和度を医師がリアルタイムで確認できる準備が必要

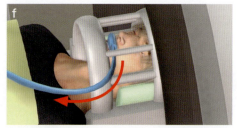 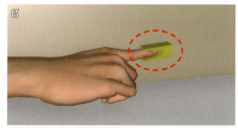

コイルの隙間から換気のためのチューブを通した状態で装着した例

検査中の呼吸状態は酸素飽和度モニターを装着し確認する

頭部

頭部－撮像範囲・断面

位置決め画像から撮像まで

位置決め画像：3方向

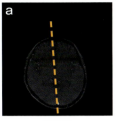

a 横断像　b 冠状断像　c 矢状断像

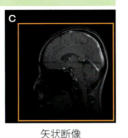

d 術後ステープルによるアーチファクト

横断像撮像：大脳〜小脳が含まれるように範囲を設定する

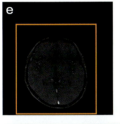
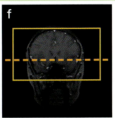
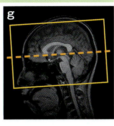

e　f　g

Point

位置決め画像でアーチファクトを確認した場合は，撮像を続けずに一度確認する必要がある。被検者が手術後であれば，縫合用のステープルが付いている場合があるが，取り忘れのヘアピンからのアーチファクトの場合もある。問診票や入室前に確認されているはずの，補聴器・ピアス・ネックレスの外し忘れでアーチファクトが生じている場合もある。特に眼窩部のアーチファクトを確認した場合は，過去の画像や問診票をもう一度確認し，眼窩内への金属片の混入でないことを確かめたい

脳横断像－撮像基準線

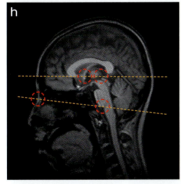

h

代表的脳撮像基準線

【AC-PC line】
- AC (anterior commissure：前交連) とPC (posterior commissure：後交連)を結ぶライン

【橋下縁と鼻根部を結ぶ線】
- 外耳孔は橋の下縁レベルとほぼ同じ高さに位置する
- CTでのOMラインとほぼ一致する

! 施設により脳基準線の設定に違いがあるが，フォローアップなど過去の状態と比べる場合は基準線により断面が異なるので注意する必要がある

T1強調画像 横断像[BRA-1]

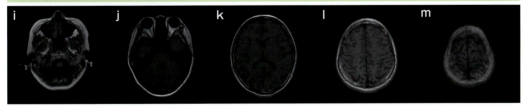

i　j　k　l　m

T2強調画像 横断像[BRA-2]

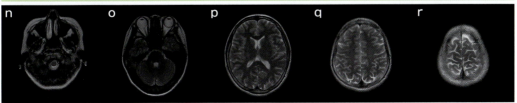

n　o　p　q　r

[BRA-1][BRA-2]はp.19参照

頭部－拡散強調画像①
b値

拡散強調画像（DWI）とb値

生体を構成する水分子はミクロレベルでランダムな移動（ブラウン運動）をしているが，強い拡散傾斜磁場（motion probing gradient：MPG）を印加することによって拡散の速い部位を低信号に，拡散の遅い（制限された）部位を高信号に描出できる。梗塞が起きている状態の脳では静止スピン（脳梗塞部位）は高い信号強度となり，拡散運動しているスピン（正常脳組織）は低い信号強度となるため，拡散強調画像で信号強度に差が生じる。

MPGの印加をごく単純に示すと右図のようになり，MPGの強さは調節することができ，G・δ・Δの変化によってb値を計算することができる。
（b値は印加MPGの強さを表す）

$$b = \gamma^2 G^2 \delta^2 (\Delta - \delta/3) \, [\mathrm{s/mm^2}]$$

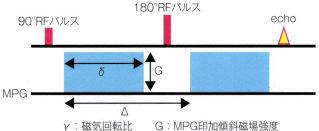

γ：磁気回転比　　G：MPG印加傾斜磁場強度
δ：MPG印加時間　Δ：MPG印加間隔

b値の違いによる画像の変化（TEは同一条件で撮像）　　症例：急性期脳梗塞

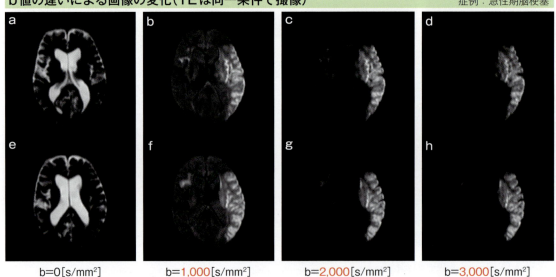

b値を高くすると正常脳組織と梗塞部位の信号強度差が大きくなる
（正常脳組織の信号強度が低信号になる）

実際の撮像ではMPG印加における「G」は装置固有の傾斜磁場強度を使用しているため，b値を大きくするということは「δ」を大きくすることになり，それに伴いTEが延長する

頭部－拡散強調画像②
TE，ADCマップ

拡散強調画像（DWI）とTE

拡散強調画像（diffusion weighted image：DWI）はT2-shine throughというT2値の長い組織からの信号の影響を受けやすいため，TE設定は短い方（システムでの最短）がよい。

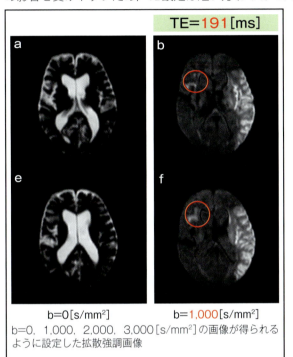
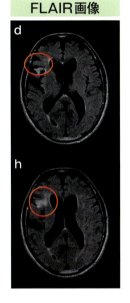

- 上記例でb値が1,000[s/mm²]と同じ拡散強調画像であるが，画像の見え方が異なる（bとc，fとgの比較）
- この症例は急性期脳梗塞であるためまだ梗塞部位がFLAIR画像に表れていない。画像赤枠は本例の症状が現れる前の信号変化であるが，その部位のT2値が長くなっているためTE=191msの拡散強調画像で高信号として表れている（T2-shine through）
- 複数のb値を得ることのできる拡散強調画像は，最も大きいb値に合わせたTE設定となってしまうため複数b値で画像を得る場合は注意が必要である

ADCマップ

拡散強調画像では通常2種類（b=0，1,000［s/mm²］など）以上のb値で撮像するとADCマップを自動算出させることができる。

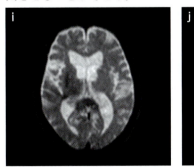
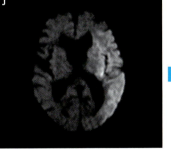

ADC（apparent diffusion coefficient）は見かけの拡散係数とよばれており，b値を変えて撮像し得られた画像から計算したもの
（単位：mm²/s　※b値の単位の逆数）

ADCマップでは拡散の制限された部位は低信号に描出され拡散強調画像とは逆のコントラストになる

頭部－パフュージョン画像①

ASL法

灌流強調画像（perfusion weighted image：PWI）（以下，灌流画像[perfusion image]と表記）は組織毛細血管への血液流入を画像化したものであり，脳MRI検査においては血液を磁気標識するASL法と造影剤を使用するDSC法がある。

MRIで灌流を評価する方法

- ASL法 ································ 血液を**磁気標識する**方法（p.16）
  （arterial spin labeling）
- DSC法 ································ **造影剤を使う**方法（p.19）
  （dynamic susceptibility contrast）

ASL法（arterial spin labeling）

血液そのものを内因性トレーサーとして観測領域の灌流を評価する手法であり，反転パルスを利用し，撮像断面に流入する血液（血液内の ^1H）に**ラベル付け**する方法。

>>3T装置での撮像によってさらにSNR（signal-to-noise ratio）向上や血液T1緩和時間延長による信号上昇の恩恵が受けられる。

ラベルの印加方法とデータ収集

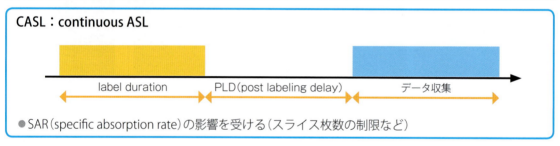

CASL：continuous ASL
- SAR（specific absorption rate）の影響を受ける（スライス枚数の制限など）

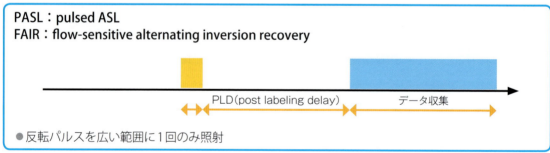

PASL：pulsed ASL
FAIR：flow-sensitive alternating inversion recovery
- 反転パルスを広い範囲に1回のみ照射

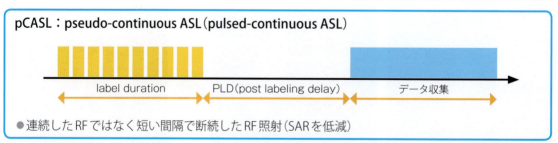

pCASL：pseudo-continuous ASL（pulsed-continuous ASL）
- 連続したRFではなく短い間隔で断続したRF照射（SARを低減）

> 上記どの方法においても，ラベル印加後の血液が脳に到達するまでのPLD（post labeling delay）設定が必要となる。ラベル位置から撮像位置までの距離などで最適値が変わる

頭部－パフュージョン画像②
CASL, PASL, pCASLでの取得方法

CASL, PASL, pCASLでの灌流画像（perfusion image）の取得方法

ラベルなし（コントロール画像）

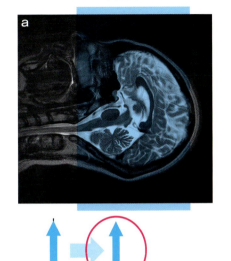

血液の縦磁化は反転パルスを受けていないために変わらない

ラベルあり（ラベル画像）

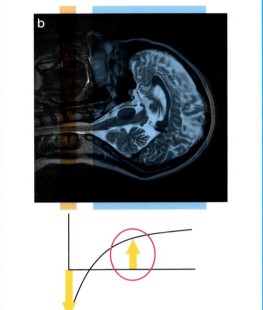

血液の縦磁化は反転パルスを受けているために小さくなる

得られた2つの画像を差分することでperfusion imageとなる

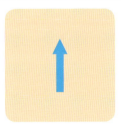

ラベルなしの縦磁化

ラベルありの縦磁化

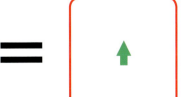

差分

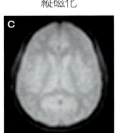

コントロール画像
[BRA-7]

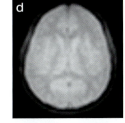

ラベル画像
[BRA-7]

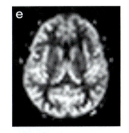

perfusion image

頭部－パフュージョン画像③
FAIRでの取得方法

FAIRでの灌流画像（perfusion image）の取得方法

ラベルなし（コントロール画像）	ラベルあり（ラベル画像）
スライス選択IRパルス使用	スライス非選択IRパルス使用
撮像領域	ラベル領域

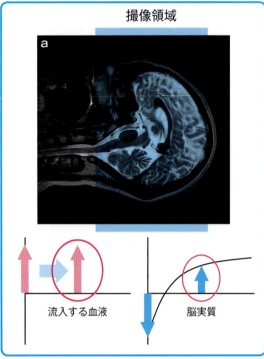
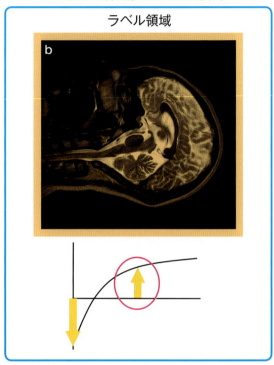

脳実質は反転パルスの影響を受けているが，撮像領域内には反転パルスを受けていない血液が流れてくる

流入してくる血液の縦磁化は反転パルスを受けているために小さくなる

得られた2つの画像を差分することでperfusion imageとなる

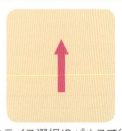 − 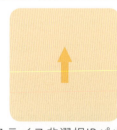 =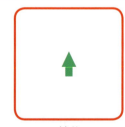

スライス選択IRパルスで得られた画像の縦磁化 / スライス非選択IRパルスで得られた画像の縦磁化 / 差分

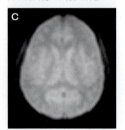 − 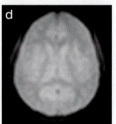 =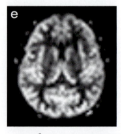

コントロール画像 / ラベル画像 / perfusion image

頭部−パフュージョン画像④
DSC法

DSC法（dynamic susceptibility contrast）

高濃度のガドリニウム造影剤が脳実質に存在すると，磁化率効果によるT2値短縮により局所磁場の不均一が生じ，灌流量に依存した脳実質の信号低下が生じる（一過性の信号低下）。

撮像方法
- 高速かつT1緩和の影響が少ないシーケンスの使用
  → gradient echoタイプのEPI法：T2*値短縮効果で評価
  → spin echoタイプのEPI法：T2値短縮効果で評価
- インジェクターによる急速静注（3 mL/s）が必要

Point 解析のために造影剤注入直後から撮像を開始し，撮像間隔1～1.5秒の時間分解能で撮像を行う必要がある

DSC法での撮像（GRE-EPI）[BRA-6]　　症例：右小脳半球腫瘤

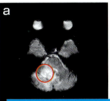 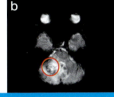 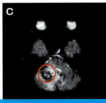 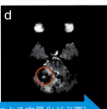
a　　　　　　　　b　　　　　　　　c　　　　　　　　d

経時的観察では造影剤の到達はT2*短縮効果によって低信号となる（撮像後処理による定量化が必要）

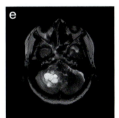 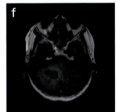 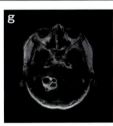 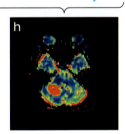
e T2強調画像　　f FLAIR画像　　g 造影後T1強調画像　　h CBVマップ（cerebral blood volume）

■頭部の撮像シーケンス例：3T

				1.5Tの条件			
	BRA-1	BRA-2	BRA-3	BRA-4	BRA-5	BRA-6	BRA-7
画像種と断面	T1w tra	T2w tra	FLAIR tra	DWI tra (b=1000)	DWI tra (b=3000)	DSC	ASL
シーケンス情報	2D-SE	2D-TSE	2D-TSE	2D-EPI	2D-EPI	2D-GRE-EPI	3D-TSE
FOV[mm]	240	240	240	240	240	240	240
TR[ms]	716	4137	10000	3000	6400	1500	4500
TE[ms]	12	90	100	78	191	50	15
フリップ角	70	90	90	90	90	75	90
スライス厚	5	5	5	5	5	4	3
スライスギャップ	1.5	1.5	1.5	1.5	1.5	0	0
Matrix	268*265	400*400	320*277	128*108	128*108	112*112	64*50
バンド幅[Hz/px]	203	273	365	1502	849	2610	290
ETL	1	15	29	1	1	45	100
加算回数	1	1	1	1	6	1	5
TI[ms]	—	—	2700	—	—	—	PLD=1500ms
スライス枚数	19	19	19	19	19	24*50phase	52

頭部－てんかんの脳MRI撮像

てんかんは「特発性てんかん」と「症候性てんかん」に分類され「特発性てんかん」は脳画像診断上は基本的に正常であるが，「症候性てんかん」はてんかんの起因となる萎縮や形成異常など脳に器質的病変がある。皮質形成異常や側頭葉内側の海馬は，てんかんの焦点となることが多い部位のため，検査目的がてんかんに関連するものであれば，それらが捉えられる画像を得る必要がある。横断像は一般的脳基準断面で問題ないが，冠状断像は海馬描出のための断面設定にする。

冠状断像撮像：斜台の傾きに合わせ海馬が含まれるように範囲を設定する

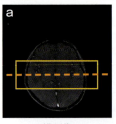
a 横断像

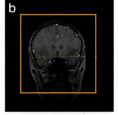
b 冠状断像

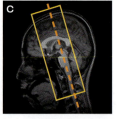
c 矢状断像

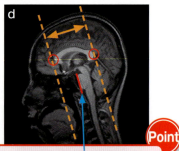
d

通常の冠状断像はAC-PCラインまたは鼻根部-橋下縁に垂直でよいが，海馬や側頭葉を評価するときは斜台に合わせた断面にしなければ適切な断面が得られない

Point 正中矢状断で容易に斜台の傾きを捉えることができる。撮像範囲は脳梁を含む範囲を薄いスライス厚（3mm）で撮像すると海馬を欠かすことはない

T2強調画像 冠状断像

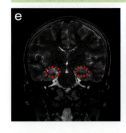
e

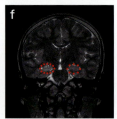
f

FLAIR 冠状断像

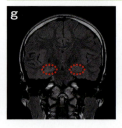
g

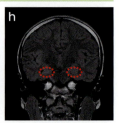
h

DIR（double inversion recovery）法

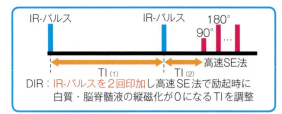

DIR：IR-パルスを2回印加し高速SE法で励起時に白質・脳脊髄液の縦磁化が0になるTIを調整

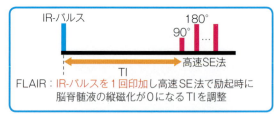

FLAIR：IR-パルスを1回印加し高速SE法で励起時に脳脊髄液の縦磁化が0になるTIを調整

DIR法での撮像

症例：小多脳回（polymicrogyria）

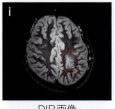
i DIR画像　　j FLAIR画像　　k T2強調画像　　l T1強調画像

DIR画像では白質が低信号のため，他の画像よりも皮質形成異常が観察しやすい

頭部 頭部MRA－撮像範囲・断面

MRA撮像：ウィリス動脈輪を中心とした主要脳血管が含まれるように範囲を設定する

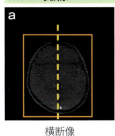
横断像 a

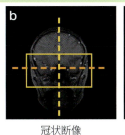
冠状断像 b

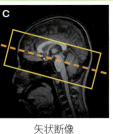
矢状断像 c

d 飽和パルス

範囲内に複数スラブを設定しスラブ当たりの画像枚数で範囲を決定する。設定画面では飽和パルスが頭側に表示されているが静脈からの血液信号を飽和させる役割を果たす

脳MRA－撮像基準線

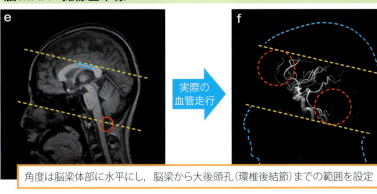

e → 実際の血管走行 → f

Point 前大脳動脈および前/後下小脳動脈を含めるために、通常の脳断面設定より角度をつけて撮像する

角度は脳梁体部に水平にし、脳梁から大後頭孔（環椎後結節）までの範囲を設定

後下小脳動脈は椎骨動脈から分岐するため環椎後結節を範囲に含める必要がある

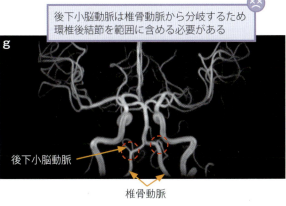

g 後下小脳動脈／椎骨動脈

血管造影－椎骨動脈造影側面像

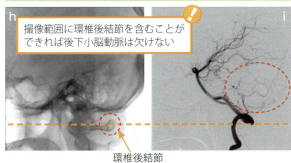

h 撮像範囲に環椎後結節を含むことができれば後下小脳動脈は欠けない
i
環椎後結節

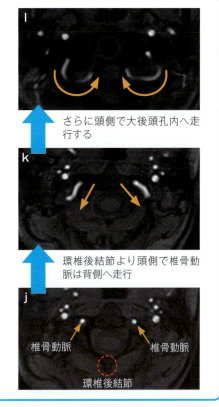

l さらに頭側で大後頭孔内へ走行する
k 環椎後結節より頭側で椎骨動脈は背側へ走行
j 椎骨動脈　椎骨動脈　環椎後結節

21

頭部　頭部MRA－撮像後処理

頭部MRAのMIP処理

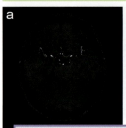
a

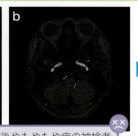
b

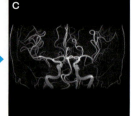
c

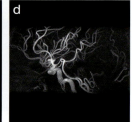
d

脳血管のバイパス手術後やもやもや病の被検者の検査の場合は，外頸動脈の情報が必要なため切り出さずにそのまま回転処理する必要がある

内頸動脈・椎骨動脈および前/中/後大脳動脈の評価の場合は，外頸動脈が重なるため下記の追加処理が必要

①正面MIP像からの切り出し

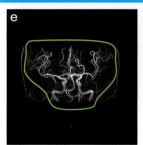
e

正面MIP像で被検者左右には，外頸動脈が頭尾方向に走行している。正面MIP像で外頸動脈走行に合わせ内側を囲み，領域外を消去する。

②側面MIP像からの切り出し

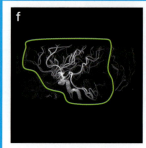
f

側面MIP像で被検者前側は眼窩の脂肪からの信号が残存している。被検者背側は外頸動脈から分岐した後頭動脈が描出されているのでそれらを避けて囲み，領域外を消去する。

③右前/左前MIP像からの切り出し

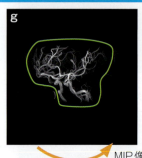
g

正面で消去できなかった部分を囲うために左右45度から観察すると，内頸動脈の外側に中硬膜動脈（MMA）が確認できるので内頸動脈との間から囲み，領域外を消去する。

MIP像を正面から45度回転

④足側から観察したMIP像からの切り出し

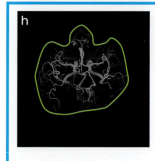
h

足側からMIP像を観察し頭皮脂肪からの信号や外頸動脈の残存部を避けて囲む。眼窩部の脂肪信号についても足側からのMIP像で囲みやすくなる。眼動脈が描出されている場合は避けて囲み，領域外を消去する。

⑤ウィンドウレベルを調整してMIP像を回転

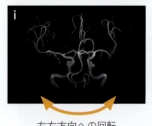
i

左右方向への回転

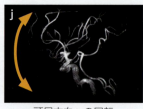
j

頭尾方向への回転
（観察は正面から）

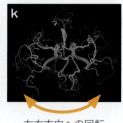
k

左右方向への回転

正面からの左右方向・正面からの頭尾方向・足側からの左右方向に回転させることで血管の重なりを避け全体を観察することが可能である。

頭部-fMRI －ポジショニング

準備とコイル配置

被検者が寝る前の準備

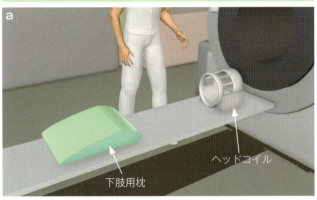

安定して楽に寝てもらうためにも下肢用枕は必須

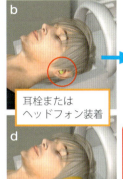

耳栓を装着 → スポンジで固定

耳栓またはヘッドフォン装着

ヘッドフォン装着

Point 室内マイクまたはヘッドフォンを通じて，操作側からのタスク指示が聞こえているか事前に確認することが必要である

ポジショニング

課題型－手の場合（手の掌握（hand grasping））

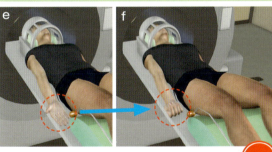

課題型－手の場合（指タップ（finger tapping））

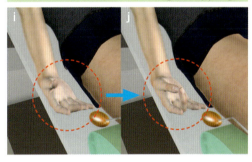

Point
- 手足は無刺激となるようにし，バスタオルは体幹など四肢の感覚に影響のない程度に掛ける
- 緊急用ブザーは体の横など，具合の悪い際すぐ知らせてもらえるようあらかじめ配置を説明しておくとよい

手足を撮像中に動かすため，体動が頭部に伝わらないように工夫する必要がある。特に足を動かす際は体動が頭部に伝わりやすいため下腿や体幹をしっかり固定する必要がある

課題型－足の場合（足関節の底背屈（flexion-extension of the foot））

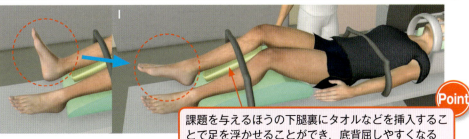

下腿および体幹部を固定することで頭部への足の動きによる振動を軽減することができる

Point 課題を与えるほうの下腿裏にタオルなどを挿入することで足を浮かせることができ，底背屈しやすくなる

頭部

頭部-fMRI－撮像範囲・断面

位置決め画像から撮像まで

位置決め画像：3方向

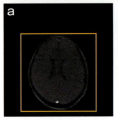
a 横断像

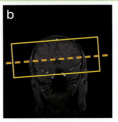
b 冠状断像

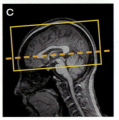
c 矢状断像

賦活部位に合わせた断面設定が必要
手足の運動：感覚運動野
（1次運動野・1次体性感覚野）
計算課題：頭頂連合野
言語想起：ブローカ野

T1強調画像 横断像　Real画像［FMR-1］

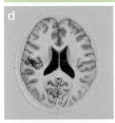
d

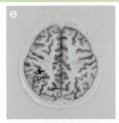
e

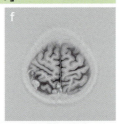
f

T2*強調画像 横断像 GREtype-EPI［FMR-2］

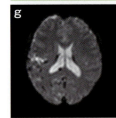
g

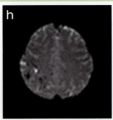
h

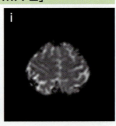
i

■頭部-fMRIの撮像シーケンス例：3T

	FMR-1	FMR-2
画像種と断面	T1w tra	fMRI
シーケンス情報	2D-TSE	2D-GRE-EPI
FOV[mm]	192	192
TR[ms]	3866	3000
TE[ms]	15	35
フリップ角	90	90
スライス厚	3	3
スライスギャップ	0	0
Matrix	256*200	64*62
バンド幅[Hz/px]	218	3642
ETL	5	35
加算回数	1	1
TI[ms]	400	—
スライス枚数	40	40

60 dynamics

fMRI（functional MRI）はBOLD（blood oxygenation level dependent）法を利用した撮像

課題（task）の有無により，脳の賦活された部分の局所血流量が増え（オキシヘモグロビン［反磁性］量が増え）単位体積あたりのデオキシヘモグロビン［常磁性］量が低下するため相対的な信号上昇が起こることを利用。

■撮像方法
- 局所的な磁場均一性の変化を捉えるためにT2*強調画像を用いる
- 加算回数および撮像時間の関係上EPIシーケンスを用いる
- 賦活部位を表示するためのリファレンス画像（T1強調画像）を得る

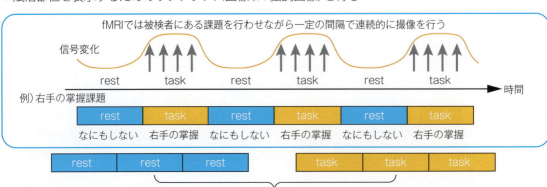

頭部-fMRI－解析画面

課題：右手の掌握運動

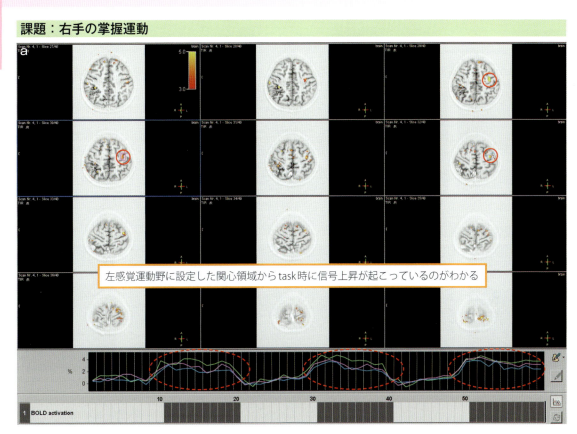

左感覚運動野に設定した関心領域からtask時に信号上昇が起こっているのがわかる

課題：左手の掌握運動

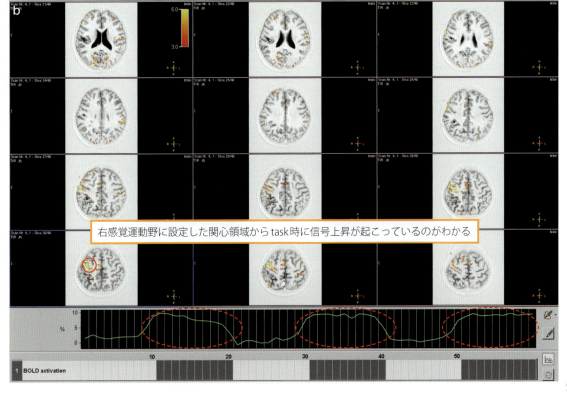

右感覚運動野に設定した関心領域からtask時に信号上昇が起こっているのがわかる

頭部-MRS－撮像範囲・断面

位置決め画像から撮像まで

位置決め画像：3方向

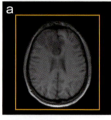
横断像

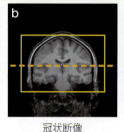
冠状断像

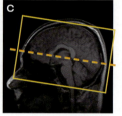
矢状断像

> **Point**
> VOIが対象を十分含んでいるか・対象以外がVOIに含まれていないかを確認するために，T2強調画像の3方向（横断像・冠状断像・矢状断像）を得ておくと，VOI設定の際に詳細に確認することが可能となる

T2強調画像 横断像［MRS-1］

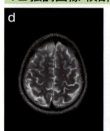
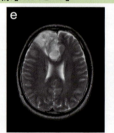
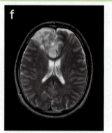
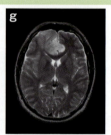
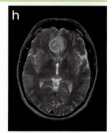

MRS（MR spectroscopy）

分子中原子核の磁場は，周囲の原子核によって作られる磁場の影響を受けるため，同じ原子核であっても周囲環境によりわずかな共鳴周波数の違いが生じる（ケミカルシフト）。ケミカルシフトの大きさや信号強度の大きさから生体内分子の種類や成分を調べることができる方法。

脳MRSでの代表的代謝物 （ppm）

脂肪/脂質（lipids）	Lip	0.9/1.3	細胞壊死・髄鞘崩壊を反映
乳酸（lactate）	Lac	1.33	嫌気性解糖を反映
NAA	NAA	2.02	神経細胞数の指標
クレアチン（creatine）	Cr	3.00	細胞のエネルギー代謝の指標
コリン（choline）	Cho	3.22	細胞膜の代謝回転の指標
ミオ-イノシトール	mIns	3.56	グリア細胞増殖の指標

テトラメチルシラン（tetramethylsilane, TMS, $Si(CH_3)_4$）を0ppmとしている

■撮像方法

●**single-voxel法**：代謝物を定量評価する場合

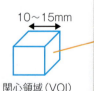
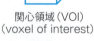
10〜15mm
関心領域（VOI）
（voxel of interest）

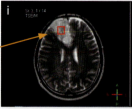
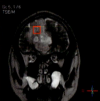
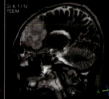

> single-voxel法でVOIを設定するときは，なるべく空気やその他の正常組織が入らないように設定する

●**multi-voxel法**：代謝物の分布を評価する場合

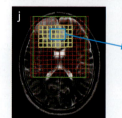

k（スペクトル表示）

複数のvoxelからの結果が得られvoxelごとの代謝物比も計算される

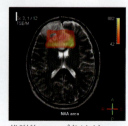
代謝物マップ（NAA）

頭部-MRS －解析結果

症例：右前頭葉脳腫瘍

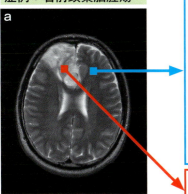

T2強調画像 横断像
VOI：15mm×15mm×15mm

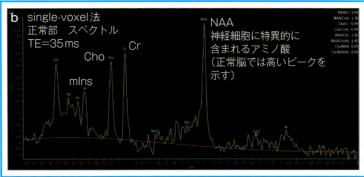

高度細胞増殖性腫瘍の
MRSでの特徴

Cho 上昇
（Cho/Cr 上昇）

NAA 低下
（NAA/Cr 低下）

Lac 上昇
（Lac/Cr 上昇）

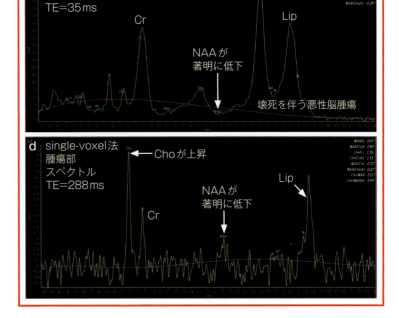

■頭部-MRSの撮像シーケンス例：3T

	MRS-1	MRS-2	MRS-3	MRS-4	MRS-5
画像種と断面	T2w tra	single-voxel	single-voxel	multi-voxel	multi-voxel
シーケンス情報	2D-TSE	PRESS	PRESS	PRESS	PRESS
FOV[mm]	240	VOI 15mm	VOI 15mm	110	110
TR[ms]	4000	2000	2000	2000	2000
TE[ms]	86	35	288	144	288
フリップ角	90	90	90	90	90
スライス厚	5	—	—	15	15
スライスギャップ	1.5	—	—	—	—
Matrix	512*398	—	—	11*11	11*11
バンド幅[Hz/px]	244	—	—	—	—
ETL	18	—	—	—	—
加算回数	1	112	96	1	1
脂肪抑制	—	water exitation	water exitation	water exitation	water exitation
スライス枚数	19	—	—	—	—

頭部-その他－撮像範囲・断面

voxel based morphometry（VBM）

■脳の容積および形態変化をボクセル単位で統計解析する方法
- VSRAD（Voxel-Based Specific Regional Analysis System for Alzheimer's Disease）やBAAD（Brain Anatomical Analysis using DARTEL［diffeomorphic anatomical registration through exponentiated Lie algebra］）などのソフトウェアによって解析することが可能。
- ソフトウェアなどによって必要な撮像条件が違うが，3D収集にてT1強調画像矢状断像を得る必要がある。

位置決め画像から撮像まで

位置決め画像：3方向

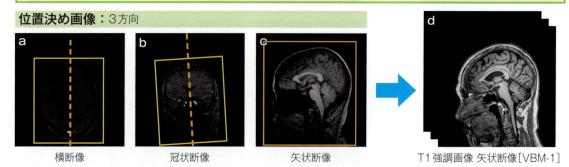

a 横断像　b 冠状断像　c 矢状断像　d T1強調画像 矢状断像［VBM-1］

手術ナビゲーションなどでの3Dデータ

脳神経外科手術の際のナビゲーション・脳磁図検査データとの融合など外部機器に画像データを取り込むことで脳構造や病変との位置関係を捉えるための撮像。スライス枚数を最小限にして脳全体をカバーするには矢状断像がよいが，入力側装置の制限で冠状断像で撮像しなければならない場合もある。

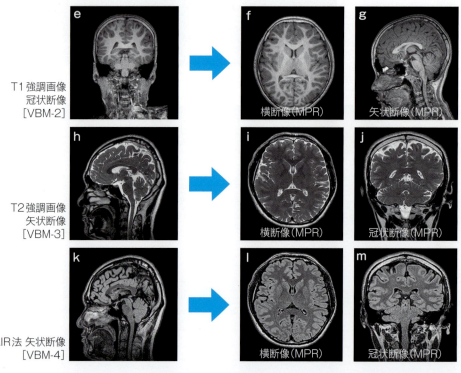

e T1強調画像 冠状断像［VBM-2］　f 横断像（MPR）　g 矢状断像（MPR）
h T2強調画像 矢状断像［VBM-3］　i 横断像（MPR）　j 冠状断像（MPR）
k FLAIR法 矢状断像［VBM-4］　l 横断像（MPR）　m 冠状断像（MPR）

頭部 - その他 - 画像処理

3D収集データの画像処理

MR 脳表撮像法（surface anatomy scan：SAS）は 3D収集の各画像種からワークステーションを用い画像再構成を行うことで手術支援画像などに利用される。

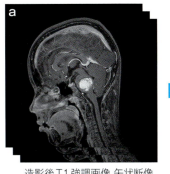
a
造影後T1強調画像 矢状断像 [VBM-1]

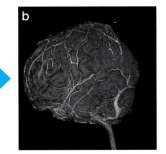
b
静脈情報付き脳表画像

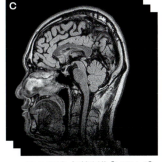
c
FLAIR法 矢状断像 [VBM-4]

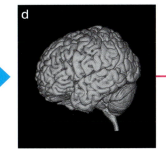
d
脳表画像

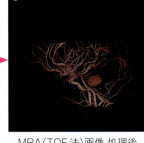
e
MRA（TOF法）画像 処理後 [VBM-6]

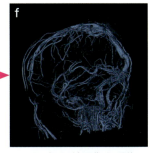
f
MRV（PC法）画像 処理後 [VBM-5]

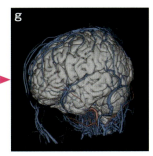
g
動静脈情報付き脳表画像

> 3D収集FLAIR画像＋MRA（TOF法）＋MRV（PC法）の画像を組み合わせることで非造影で動脈・静脈の情報がある脳表画像を作成することが可能

頭部-その他の撮像シーケンス例：3T

	VBM-1	VBM-2	VBM-3	VBM-4	VBM-5	VBM-6
画像種と断面	T1w sag	T1w cor	T2w sag	FLAIR sag	MRV(PC)	MRA(TOF)
シーケンス情報	3D-GRE	3D-GRE	3D-TSE	3D-TSE	3D-GRE	3D-GRE
FOV[mm]	256	240	256	256	260	200
TR[ms]	6.76	6.33	2000	4800	17.21	20
TE[ms]	3.15	2.89	120	302	6.2	3.46
フリップ角	8	8	90	90	15	18
スライス厚	1.2	1	0.6	0.6	1	0.5
スライスギャップ	0	0	0	0	0	0
Matrix	256*256	240*240	224*200	224*224	272*275	512*256
バンド幅[Hz/px]	241	255	893	893	183	217
ETL	240	282	77	178	1	1
加算回数	1	1	1	2	1	1
TI[ms]	762	—	—	1660	—	—
スライス枚数	170	220	320	320	360	160

VENC=15cm/s

頭部 下垂体－撮像範囲・断面①
位置決め画像から撮像まで

位置決め画像から撮像まで

位置決め画像：3方向

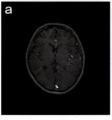
a 横断像

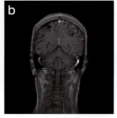
b 冠状断像

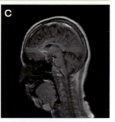
c 矢状断像

全脳撮像と同様の3方向の位置決め画像を取得する

> **Point**
> 下垂体はトルコ鞍内の小さな構造であるため，通常の脳全体撮像で使用するFOVサイズよりも小さくする必要がある。矢状断像撮像ではflow compensation（流速補正）を使用したり飽和パルスを使用し，上矢状静脈洞からのアーチファクトを抑える必要がある

矢状断像撮像：下垂体が含まれるように撮像する

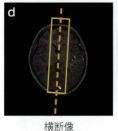
d 横断像

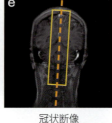
e 冠状断像

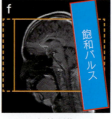
f 矢状断像（飽和パルス）

g 後頭部の折り返しが発生しないようオーバーサンプリングを行う

冠状断像撮像：下垂体柄に角度を合わせて撮像する

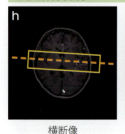
h 横断像

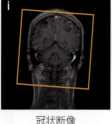
i 冠状断像

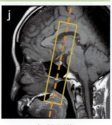
j 矢状断像

k 視交叉／下垂体柄／下垂体前葉／下垂体後葉

冠状断像は下垂体柄角度に合わせて断面を設定する

ダイナミック撮像：下垂体が含まれるように撮像する

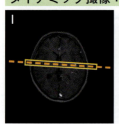
l 横断像

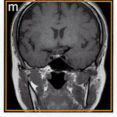
m 冠状断像

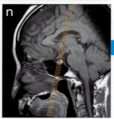
n 矢状断像

o 薄いスライス厚で下垂体が含まれるように調整する

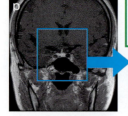
p ダイナミック冠状断像（全体像）

下垂体は血液脳関門（blood-brain barrier：BBB）が存在しないため，造影剤によって高信号を示す。下垂体腺腫は造影効果が弱いため，ダイナミック撮像において信号差により低信号で小さな下垂体腺腫を捉えることができる

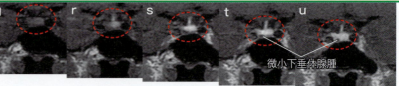
q　r　s　t　u（微小下垂体腺腫）

頭部　下垂体－撮像範囲・断面②
造影剤を使用する場合の撮像順序

造影剤を使用する場合の撮像順序

①矢状断像撮像
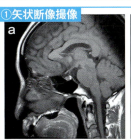
a
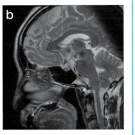
b
下垂体柄に合わせた断面設定

③ダイナミック撮像
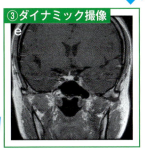
e

④造影後冠状断像撮像
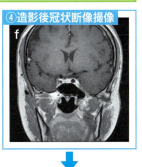
f

②冠状断像撮像
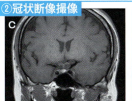
c
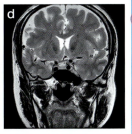
d

⑤造影後矢状断像撮像
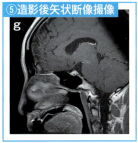
g

ダイナミック撮像を施行しない場合は，造影後に冠状断像撮像を得たほうが下垂体腺腫と正常下垂体のコントラストを把握しやすい．時間経過とともに腺腫部分の造影効果が上がり確認しづらくなる場合がある

大きい下垂体腺腫の場合の冠状断設定

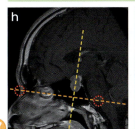
h
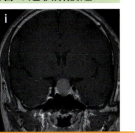
i

大きい下垂体腺腫により下垂体柄が確認できない場合は，鼻根部-橋下縁に垂直な断面に冠状断像を設定するとよい

T1強調画像 矢状断像

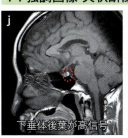
j
下垂体後葉が高信号

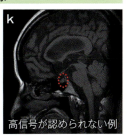
k
高信号が認められない例

下垂体後葉は通常バゾプレッシンによってT1強調画像で高信号を示す．中枢性尿崩症の場合，下垂体後葉の高信号が消失することがある

■下垂体の撮像シーケンス例：3T

	PIT-1	PIT-2	PIT-3	PIT-4	PIT-5
画像種と断面	T2w cor	T1w cor	T2w sag	T1w sag	dynamic
シーケンス情報	2D-TSE	2D-TSE	2D-TSE	2D-TSE	3D-TSE
FOV[mm]	180	180	180	180	160
TR[ms]	4020	500	4020	500	401
TE[ms]	92	8.46	92	8.46	8.1
フリップ角	111	111	111	111	111
スライス厚	3	3	3	3	2
スライスギャップ	0.3	0.3	0.3	0.3	0.2
Matrix	320*288	320*224	320*288	320*224	224*160
バンド幅[Hz/px]	163	139	163	139	139
ETL	16	6	16	3	7
加算回数	2	1	2	1	1
脂肪抑制	—	—	—	—	—
スライス枚数	13	13	13	13	4

頭部

小脳橋角部・内耳ー撮像範囲・断面①

位置決め画像から撮像まで

位置決め画像から撮像まで

位置決め画像：3方向
全脳の撮像と同様の3方向の位置決め画像（横断像，冠状断像，矢状断像）を取得する

横断像撮像：位置決め画後，頭蓋窩が含まれるように撮像する

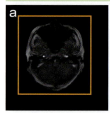
a 横断像

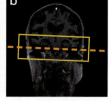
b 冠状断像

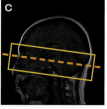
c 矢状断像

Point
- 小脳橋角部・内耳の撮像はMR cisternography（脳槽撮像）とよばれ，脳脊髄液や蝸牛・三半規管内のリンパ液を高信号に描出することによる病変検索や神経走行評価に用いられる
- 撮像の主となるのはSSFPシーケンスや3D-TSEシーケンスを用いた撮像である

⚠ 横断面はAC-PCまたは鼻根部-橋下縁に平行な断面を設定する

T2強調画像 横断像 [CPA-1]

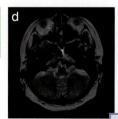 d
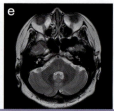 e
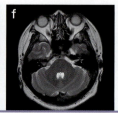 f
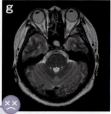 g

スライス厚4〜5mmでの撮像では神経描出は難しい

T1強調画像 横断像 [CPA-2]

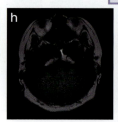 h
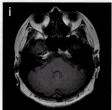 i
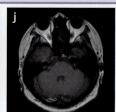 j
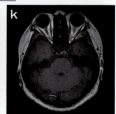 k

SSFP 横断像 [CPA-3]

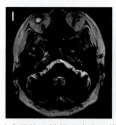 l
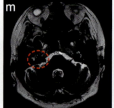 m
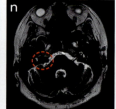 n
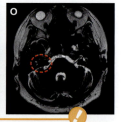 o

上記SSFPの元画像から目的の神経や病変の描出に適切なMPR再構成を行い画像を出力する

⚠ 右内耳道から小脳橋角部に突出する聴神経腫瘍が認められる。左側は正常であり顔面神経・聴神経が描出されている

SSFP MPR横断像と階調反転画像

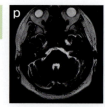 p
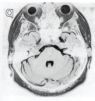 q

SSFP MPR冠状断像と階調反転画像

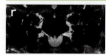 r
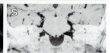 s

頭部　小脳橋角部・内耳－撮像範囲・断面②
内耳（蝸牛・前庭・三半規管）の描出

①SSFPの元画像をMIP処理して足側から観察

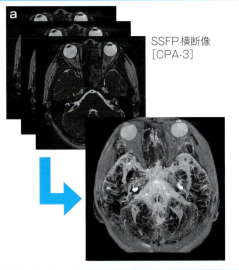

SSFP横断像
[CPA-3]

蝸牛・前庭・三半規管の位置

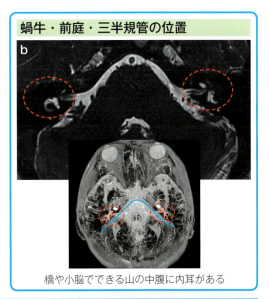

橋や小脳でできる山の中腹に内耳がある

②内耳道を中心に回転させながら周囲の高信号を取り除く処理をする（回転と消去の繰り返し）

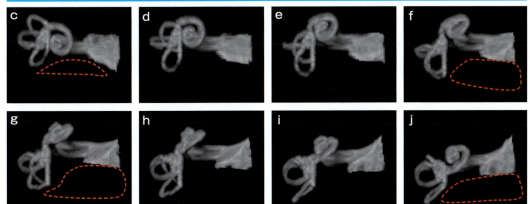

③MIPまたはVR処理にて左右同時または左右それぞれを回転させ出力する

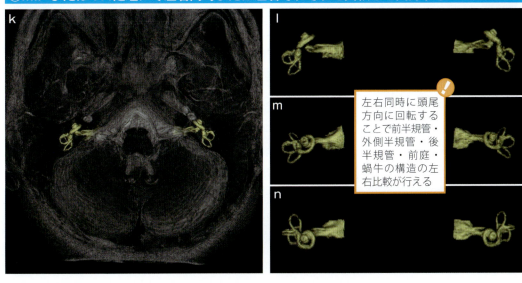

左右同時に頭尾方向に回転することで前半規管・外側半規管・後半規管・前庭・蝸牛の構造の左右比較が行える

頭部 小脳橋角部・内耳―撮像範囲・断面③
神経血管圧迫症候群の評価

血管が脳神経を圧迫するために症状が生じるので，脳幹から分岐する部位で脳神経が血管に圧迫されているか観察したい．REZ（root entry［exit］zone）の血管圧迫有無の確認には神経と血管（動脈）の走行比較ができるような撮像が必要となる．

横断像撮像：後頭蓋窩が含まれるように撮像する

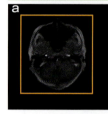
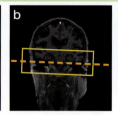
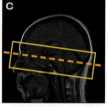

横断像　　　冠状断像　　　矢状断像

> MRAを1スラブ撮像にしSSFPのスライス厚やスライス枚数をMRAの条件に合わせると設定が容易

SSFP 横断像［CPA-3］

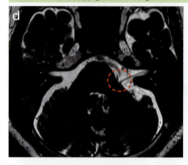
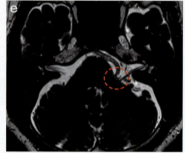
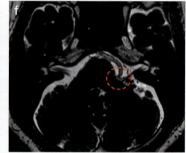

MRA 横断像［CPA-4］

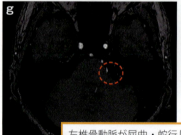
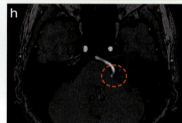

左椎骨動脈が屈曲・蛇行し，椎骨動脈合流直後に脳底動脈から太い左前下小脳動脈が分岐し，背側へのloop（meatal loopへ入る手前）が左顔面神経のREZを圧迫している

SSFP 顔面神経の走行に合わせたMPR斜矢状断像

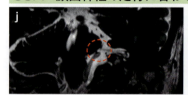
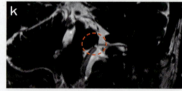
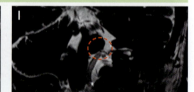

MRA 顔面神経の走行に合わせたMPR斜矢状断像

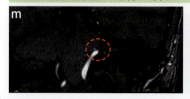
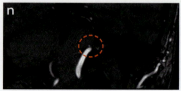
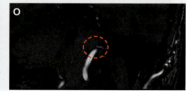

頭部　小脳橋角部・内耳－症例

症例：真珠腫性中耳炎

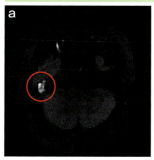
拡散強調画像 横断像[CPA-5]

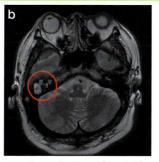
T2強調画像 横断像[CPA-1]

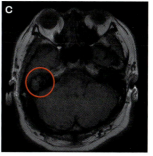
T1強調画像 横断像[CPA-2]

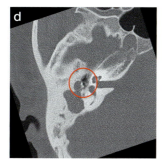
CT画像 右側頭骨 横断像

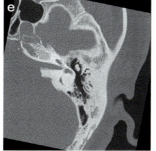
CT画像 左側頭骨 横断像

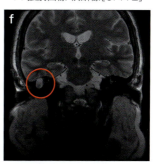
T2強調画像 冠状断像[CPA-6]

Point 真珠腫性中耳炎はTSE-DWIを撮像する

側頭骨は乳突蜂巣の含気のため，通常のEPI（echo planar imaging）リードアウトでは歪みの影響で，もし真珠腫が存在していても適切に表示されない可能性がある。EPIより信号強度が低下するが歪みの影響が少ない高速スピンエコー（TSE）リードアウトの拡散強調画像を選択する必要がある。

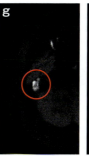
TSE-DWI

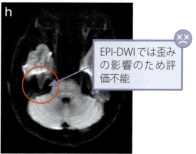
EPI-DWI

EPI-DWIでは歪みの影響のため評価不能

■小脳橋角部・内耳の撮像シーケンス例：3T

	CPA-1	CPA-2	CPA-3	CPA-4	CPA-5	CPA-6
画像種と断面	T2w tra	T1w tra	SSFP	MRA	TSE-DWI	T2w cor
シーケンス情報	2D-TSE	3D-TSE	3D-SSFP	3D-TOF	TSE-DWI	2D-TSE
FOV[mm]	200	200	180	180	220	200
TR[ms]	4632	640	5.4	22	2280	4596
TE[ms]	82	12	2.05	5.7	90	81
フリップ角	111	65	55	20	90	111
スライス厚	4	4	0.8	0.8	4	4
スライスギャップ	0.4	0.4	0.4	0.4	0	0.4
Matrix	384*320	320*224	288*256	384*224	192*192	384*320
バンド幅[Hz/px]	326	122	244	139	651	326
ETL	18	1	1	1	20	18
加算回数	2	1	2	1	3	2
脂肪抑制	—	—	—	—	—	—
スライス枚数	19	19	172	172	9	19

眼窩-撮像範囲・断面①

頭部

位置決め画像から撮像まで

位置決め画像：3方向

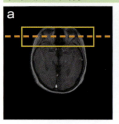
a
横断像

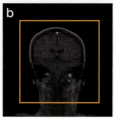
b
冠状断像

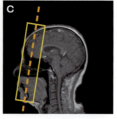
c
矢状断像

位置決め画像取得後前額部に断面を設定し，眼球が観察できる冠状断面を設定する

- 眼窩のMRI検査は眼球・視神経・外眼筋などの評価を中心に行われる
- 撮像は視神経の走行を基準とした断面設定となるため，本撮像までの位置決め画像において視神経がしっかり確認できる断面を設定する必要がある

視神経が観察できる横断像の設定（冠状断像と正中矢状断像で設定する）

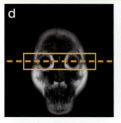
d

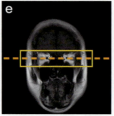
e

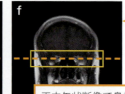
f

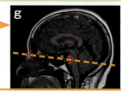
g

正中矢状断像で鼻根部と橋の中心を通る断面設定にすると視神経の走行となる（本撮像では斜矢状断像で修正・確認する）

視神経が観察できる斜矢状断面の設定

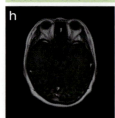
h

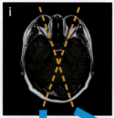
i

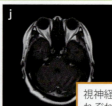
j

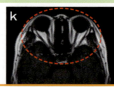
k

視神経が描出されている横断像を観察し，左右それぞれの視神経に沿った斜矢状断面を設定する

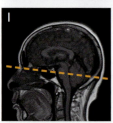
l
正中矢状断像

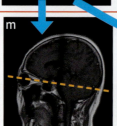
m
斜矢状断像（左）

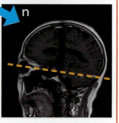
n
斜矢状断像（右）

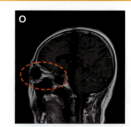
o

視神経の走行がわかる斜矢状断像を横断像設定に用いる

横断像撮像：眼窩・視神経が含まれるように範囲を設定する

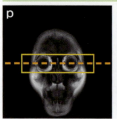
p
冠状断像

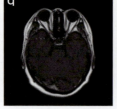
q
視神経が観察できる横断像

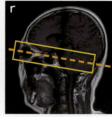
r
斜矢状断像

眼窩MRI検査における横断像は眼球・視神経が確認できる3断面を揃えてから撮像を開始する

頭部　眼窩－撮像範囲・断面②／症例

冠状断像撮像：眼球～視交叉が含まれるように範囲を設定する

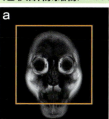
冠状断像

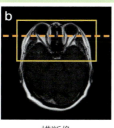
横断像

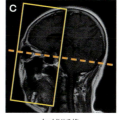
矢状断像

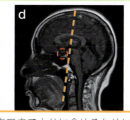

斜矢状断像を観察しながら視神経に垂直に断面を設定する

視交叉まで十分に含めるためには背側のスライス設定をトルコ鞍まで含むようにすればよい

症例：視神経炎

T1強調画像 横断像[OBT-1]

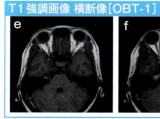
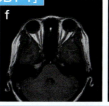
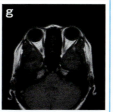

STIR法 冠状断像[OBT-2]

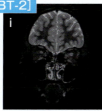
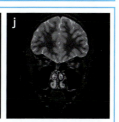

T1強調画像 冠状断像[OBT-3]

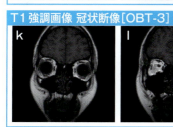
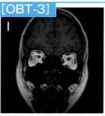
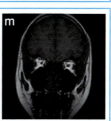

脂肪抑制T2強調画像 冠状断像[OBT-4]

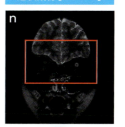

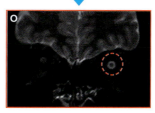

右の視神経に比べて左の視神経周囲が高信号を示している。視神経も左側の方が腫大している

■眼窩の撮像シーケンス例：1.5T

	OBT-1	OBT-2	OBT-3	OBT-4	OBT-5
画像種と断面	T1w tra	STIR cor	T1w cor	fsT2w cor	fsT1 cor
シーケンス情報	2D-SE	2D-TSE	2D-SE	2D-TSE	2D-SE
FOV[mm]	180	180	180	180	180
TR[ms]	500	5403	540	4000	697
TE[ms]	14	22	14	96	12
フリップ角	60	180	90	180	90
スライス厚	3	3	3	3	3
スライスギャップ	0.3	0.6	0.6	0.6	0.6
Matrix	512*219	512*340	512*221	512*420	512*384
バンド幅[Hz/px]	130	130	130	80	130
ETL	1	7	1	9	1
加算回数	1	1	2	1	1
脂肪抑制	—	—	—	CHESS	CHESS
スライス枚数	15	19	19	19	19

頭部　副鼻腔－撮像範囲・断面①

位置決め画像から撮像まで

位置決め画像：3方向

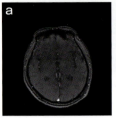 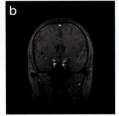 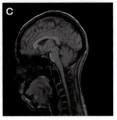

a　横断像　　b　冠状断像　　c　矢状断像

横断像撮像：咬合平面から前頭洞までの範囲を設定する

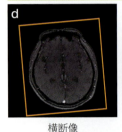 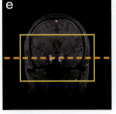 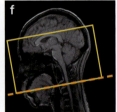

d　横断像　　e　冠状断像　　f　矢状断像

> **Point**
> ● 副鼻腔のみを評価する場合，通常ヘッドコイルのみで感度範囲が足りる
> ● コイルセッティング時に咬合平面がコイル内に含まれているか確認するとよい

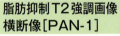

g

⚠ 歯に起因して起こる歯性上顎洞炎もあるため，咬合平面から横断像を含めると十分に上顎を含めることができる

脂肪抑制T2強調画像 横断像［PAN-1］

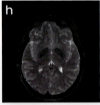 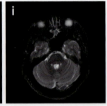 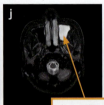 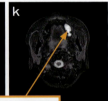

h　　i　　j　　k

左上顎洞の貯留嚢胞

T1強調画像 横断像［PAN-2］

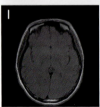 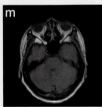 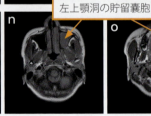 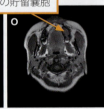

l　　m　　n　　o

T2強調画像 横断像 small FOV［PAN-3］

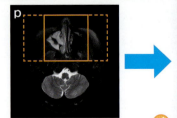

p

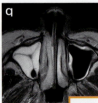 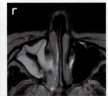 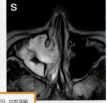

q　　r　　s

右中鼻道・上鼻道を充満する乳頭腫

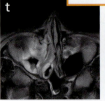 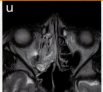 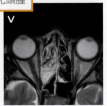

t　　u　　v

⚠ 小さなFOVを設定することで詳細な構造を描出することが可能．折り返し防止のためにオーバーサンプリングを行う

頭部 副鼻腔−撮像範囲・断面②

冠状断像撮像：前頭洞〜蝶形骨洞が含まれるように範囲を設定する

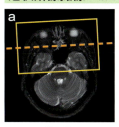
a
横断像

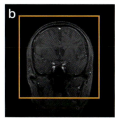
b
冠状断像

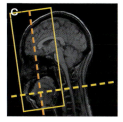
c
矢状断像

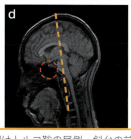
d

冠状断面は矢状断像を参照し咬合平面に垂直に設定する

蝶形骨洞はトルコ鞍の尾側，斜台の前方に位置する．斜台まで撮像範囲に含めることができれば蝶形骨洞が範囲に含まれる

脂肪抑制T2強調画像 冠状断像[PAN-4]

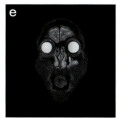
e

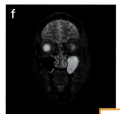
f

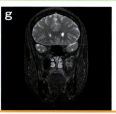
g

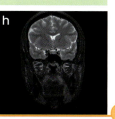
h

副鼻腔におけるT2強調画像は周囲脂肪組織からの信号を抑制するため脂肪抑制を併用することが一般的である

T1強調画像 冠状断像[PAN-5]

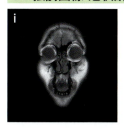
i

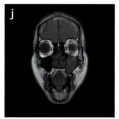
j

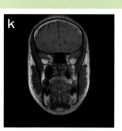
k

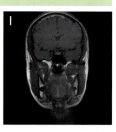
l

■ 副鼻腔の撮像シーケンス例：3T

	PAN-1	PAN-2	PAN-3	PAN-4	PAN-5
画像種と断面	fsT2w tra	T1w tra	T2w tra(small FOV)	fsT2w cor	T1w cor
シーケンス情報	2D-TSE	2D-TSE	2D-TSE	2D-TSE	2D-TSE
FOV[mm]	220	220	100	250	250
TR[ms]	3564	885	5057	3158	688
TE[ms]	76	12	70	84	14
フリップ角	142	142	90	142	142
スライス厚	5	5	5	5	5
スライスギャップ	2.5	2.5	1.5	1	1
Matrix	320*224	352*256	212*171	320*224	320*224
バンド幅[Hz/px]	326	244	242	326	163
ETL	18	3	9	16	3
加算回数	1	1	3	1	1
脂肪抑制	DIXON	—	—	DIXON	—
スライス枚数	19	19	19	19	19

頭部 顎関節－撮像範囲・断面

位置決め画像から撮像まで

位置決め画像：3方向

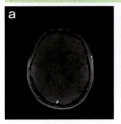
a
横断像

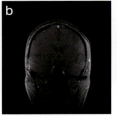
b
冠状断像

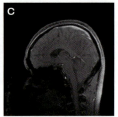
c
矢状断像

d

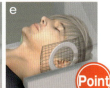
e

Point 耳栓装着後，外耳孔より2横指前方が中心となるように表面コイルをハンドタオルなどの上から当てて固定する

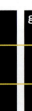
f

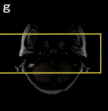
g

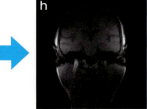
h

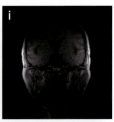
i

耳介(耳)周囲の横断像を位置決め画像として撮像し，さらに耳介より前方の冠状断像を位置決め画像として撮像

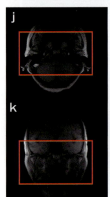
j

k

横断像と冠状断像を用いて断面設定

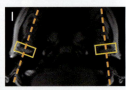
l

下顎頭左右方向に垂直な断面設定

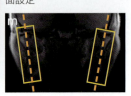
m

下顎枝に平行な断面設定

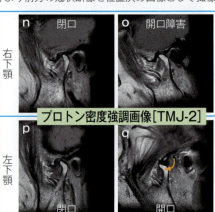
n 閉口　　o 開口障害
右下顎
プロトン密度強調画像[TMJ-2]
p 閉口　　q 開口
左下顎

■顎関節の撮像シーケンス例：3T

	TMJ-1	TMJ-2	TMJ-3	TMJ-4	TMJ-5
画像種と断面	localizer	PDw sag	fsT2w sag	T1w sag	CINE
シーケンス情報	2D-GRE	2D-TSE	2D-TSE	2D-TSE	2D-SSFP
FOV[mm]	250	100	100	100	100
TR[ms]	51.78	2000	2253	600	536
TE[ms]	3.11	30	90	7.85	2.6
フリップ角	40	90	90	90	10
スライス厚	6	2.5	2.5	2.5	5
スライスギャップ	1	0	0	0	0
Matrix	196*164	208*177	168*142	156*137	84*84
バンド幅[Hz/px]	244	233	290	256	290
ETL	1	11	15	3	1
加算回数	1	1	1	1	1
脂肪抑制	―	―	CHESS	―	―
スライス枚数	9	24	24	24	1

頸部－撮像準備

【入室前特に気を付けること】
- ☑ ヘアピン・イヤリング・ネックレス
- ☑ 補聴器
- ☑ ウイッグ
- ☑ コンタクトレンズ
- ☑ 目の周りの化粧
- ☑ 入れ歯

> 頸部撮像の場合，特に女性被検者の肌着・下着のホックや長さ調節の金具から金属アーチファクトが発生するため，脱いで（外して）検査してもらうようにする

【準備するもの】
- ☑ 耳栓
- ☑ 下肢用枕（脚の下へ挿入する）

【装着するもの】
- ☑ 緊急ブザー
- ☑ 酸素飽和度モニター（造影時）

【撮像体位】
- 仰臥位・head-first

> 皮膚の露出している部分のガントリーへの直接の接触を避ける。体格的に難しい場合はハンドタオルなどを間にはさむ

【基準位置（コイル中心）】
- 耳下腺・MR シアログラフィ（MR sialography）：咬合平面
- 口腔内・舌・咽頭・喉頭・頸部血管：オトガイ隆起（下顎骨先端）

【気を付けること】
- ☑ 閉所恐怖感はないか
- ☑ ガントリー内部に肌が直接触れていないか
- ☑ ループ形成はないか（腕組みなど）
- ☑ コイルのケーブルが皮膚に直接触れていないか

> 胸腹部上で手を組む体勢は被検者にとって楽な体勢である場合があるが，ループ形成を避けるため手を組ませないように注意する

【画像履歴・患者情報の確認】
- ☑ 他モダリティで撮像された情報の確認（X線画像・CT画像など）

【撮像シーケンス選びのポイント】
- 耳下腺　　　　　　　：T1強調画像・T2強調画像（横断像・冠状断像）
- MR シアログラフィ　　：脂肪抑制T2強調画像（斜冠状断像）
- 口腔内・舌・咽頭・喉頭：T1強調画像・脂肪抑制T2強調画像（横断像）
　　　　　　　　　　　　造影後脂肪抑制T1強調画像3方向
- 甲状腺　　　　　　　：T1強調画像・脂肪抑制T2強調画像
　　　　　　　　　　　　（横断像・冠状断像）
- 頸部MRA　　　　　　：3D-TOF（複数スラブ設定）
- 頸部血管プラーク評価　：black-blood法を用いた脂肪抑制T1強調画像
　　　　　　　　　　　　black-blood法を用いた脂肪抑制T2強調画像
　　　　　　　　　　　　（要TOF法による画像からの断面設定）

頸部－ポジショニング

準備とコイル選択

被検者が寝る前の準備

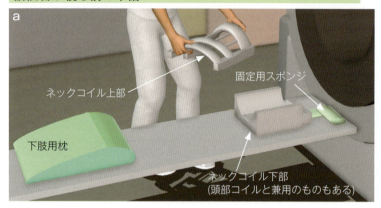

- ネックコイル上部
- 固定用スポンジ
- 下肢用枕
- ネックコイル下部（頭部コイルと兼用のものもある）

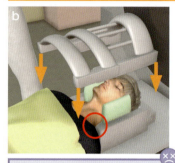

⚠ 耳栓を装着し，さらにスポンジを当てると頭部の固定性が高まる

❌ ネックコイルの首周りは狭い構造であることが多いため，コイル装着時に肩部の衣類や皮膚を挟み込まないように注意する

ポジショニング

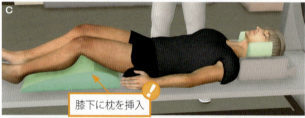

膝下に枕を挿入

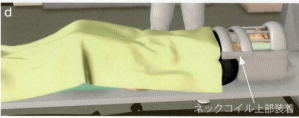

ネックコイル上部装着

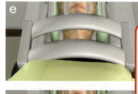

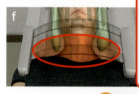

Point 頸部は形状などにより静磁場不均一になりやすいため，空間を埋め静磁場不均一を軽減する補助具を工夫することで脂肪抑制効果向上を図ることができる

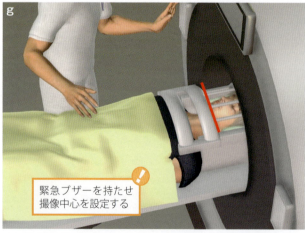

緊急ブザーを持たせ撮像中心を設定する

オトガイ隆起（下顎骨先端）を中心に設定する
［耳下腺撮像の場合は咬合平面］

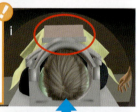

⚠ ネックコイルは閉塞感が強いため足元を含めた室内が鏡に写り込むことで落ち着いて検査に臨むことができる

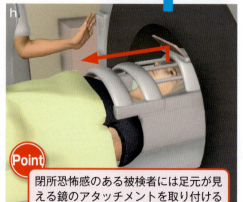

Point 閉所恐怖感のある被検者には足元が見える鏡のアタッチメントを取り付ける

頭部 / 耳下腺－撮像範囲・断面

位置決め画像から撮像まで

位置決め画像：3方向

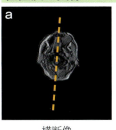
a
横断像

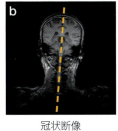
b
冠状断像

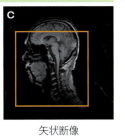
c
矢状断像

同位置での撮像

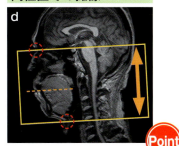
d

横断像撮像：耳下腺が含まれるように範囲を設定する

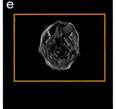
e

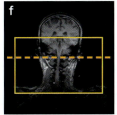
f

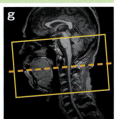
g

Point　耳下腺は外耳孔レベルより下に存在する。正中矢状断像では外耳孔が確認できないため咬合平面と水平な断面で鼻根部を上縁として横断像を設定すると耳下腺を十分に含めることができる。顎下腺・唾液腺を含めるためには舌骨レベルまで範囲を設定するとよい

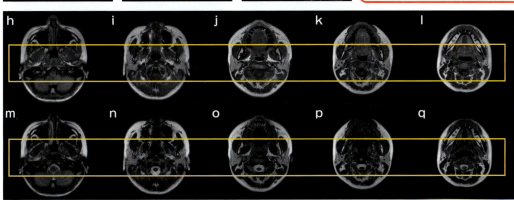

h～l：T1強調画像 横断像[SIA-1]，m～q：T2強調画像 横断像[SIA-2]

冠状断像撮像：咬合平面に垂直に設定する

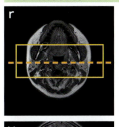
r

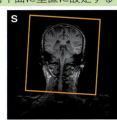
s

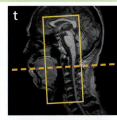
t

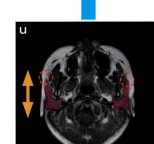
u

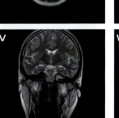
v

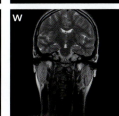
w

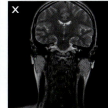
x

横断像で耳下腺は外側前方に確認できるが，脂肪の高信号でコントラストがつかないため，横断像で位置を確かめながら冠状断面を設定し欠けないように気を付ける

T2強調画像 冠状断像[SIA-3]

頸部 MRシアログラフィー 撮像範囲・断面

位置決め画像から撮像まで

位置決め画像：3方向

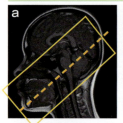
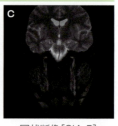
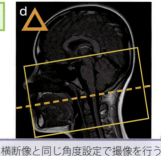

a 矢状断像　b 横断像[SIA-6]　c 冠状断像[SIA-5]

d 横断像と同じ角度設定で撮像を行うと薄いスライス厚なので時間がかかるため斜冠状断で撮像した方がよい

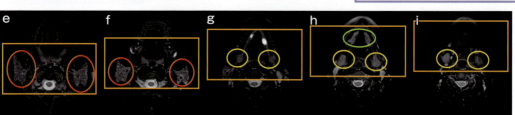

脂肪抑制T2強調画像 横断像[SIA-4]

頭頂側 ← → 下顎側

Point 矢状断像でオトガイ隆起と橋下縁を基準に角度をつけてから，あらかじめ撮像された横断像で耳下腺・顎下腺・舌下腺が含まれているか確認しながら，矢状断での角度を調整するとよい

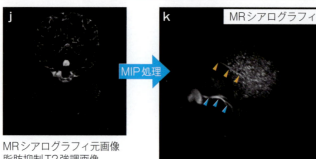
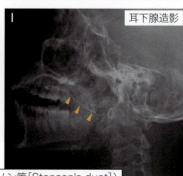

j MRシアログラフィ元画像　脂肪抑制T2強調画像　冠状断像[SIA-7]

MIP処理 →

k MRシアログラフィ　l 耳下腺造影

▶ 耳下腺の主導管（ステノン管[Stensen's duct]）
▶ 顎下腺の主導管（ワルトン管[Wharton's duct]）

■耳下腺の撮像シーケンス例：1.5T

	SIA-1	SIA-2	SIA-3	SIA-4	SIA-5	SIA-6	SIA-7
画像種と断面	T1w tra	T2w tra	T2w cor	fsT2w tra	SSFP cor	SSFP tra	T2w cor
シーケンス情報	2D-TSE	2D-TSE	2D-TSE	2D-TSE	2D-SSFP	2D-SSFP	3D-TSE
FOV[mm]	220	220	250	220	230	230	230
TR[ms]	876	3534	3193	4050	538	538	8000
TE[ms]	11	84	85	89	269	269	249
フリップ角	142	142	142	150	70	70	150
スライス厚	5	5	4	5	4	4	0.9
スライスギャップ	1.5	1.5	0.8	0.5	0	0	0
Matrix	352*256	320*224	320*224	320*224	256*256	256*256	384*307
バンド幅[Hz/px]	244	326	326	100	501	501	150
ETL	3	18	16	9	1	1	256
加算回数	1	1	1	2	1	1	1
TI[ms]	—	—	—	—	—	—	200
スライス枚数	19	19	19	19	21	29	72

頸部

口腔内・舌－撮像範囲・断面①

位置決め画像から撮像まで

位置決め画像：3方向

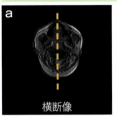 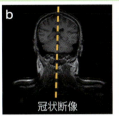 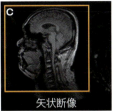

a 横断像　　b 冠状断像　　c 矢状断像

> 舌の撮像は嚥下や舌の動きによって画像に影響を与える。口や舌を動かさないように事前指示したほうがよいが，逆に集中するあまり嚥下が増えるなど逆効果となる場合もあり難しい。ガーゼやマウスピースを使用して固定性を高める方法もある

横断像撮像：咬合平面に水平で舌が含まれるように範囲を設定する

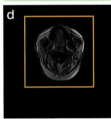 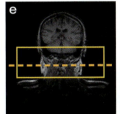 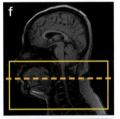

d　　e　　f

> 舌は舌中隔とよばれる脂肪を含む筋膜で左右に隔てられている。頸部の周囲脂肪信号を抑え病変とのコントラストをつけるためにも造影後は脂肪抑制T1強調画像で撮像したほうがよい

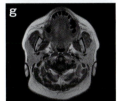 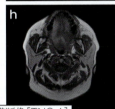 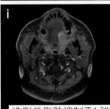 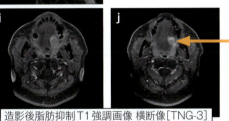

g　　h　T1強調画像 横断像[TNG-1]　　i　　j 造影後脂肪抑制T1強調画像 横断像[TNG-3]

症例：左舌癌

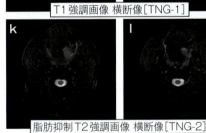 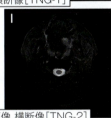 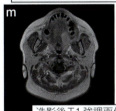 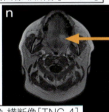

k　　l 脂肪抑制T2強調画像 横断像[TNG-2]　　m　　n 造影後T1強調画像 横断像[TNG-4]

矢状断像撮像：横断像を確認し下顎が含まれる範囲を設定する

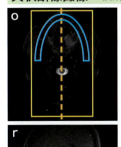 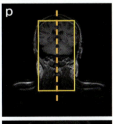 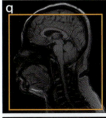

o　　p　　q

> 前頸部や項部はCHESS法を用いた撮像において脂肪抑制不良を起こしやすい（uの赤破線）。舌根部から喉頭部にかけて水抑制（脂肪が高信号で残り脂肪以外の部分が低信号の状態）が起きたときは局所シミングを設定するか，DIXON法で撮像しWATER画像を使用する

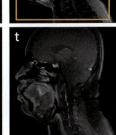 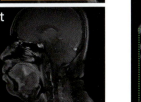 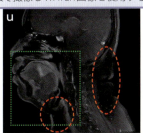

r　　s　　t 造影後脂肪抑制T1強調画像 矢状断像[TNG-5]　　u 局所シミング領域（緑破線）

頭部 口腔内・舌－撮像範囲・断面②

冠状断像撮像：横断像を確認し下顎から脊髄腔背側までの範囲を設定する

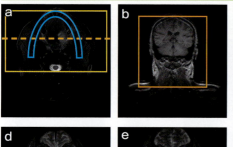

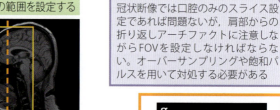

冠状断像では口腔のみのスライス設定であれば問題ないが，肩部からの折り返しアーチファクトに注意しながらFOVを設定しなければならない。オーバーサンプリングや飽和パルスを用いて対処する必要がある

g　オーバーサンプリングで対処

h　飽和パルスで対処

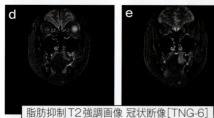

脂肪抑制T2強調画像 冠状断像[TNG-6]

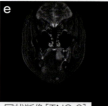

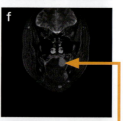

症例：左舌癌

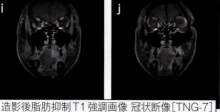

造影後脂肪抑制T1強調画像 冠状断像[TNG-7]

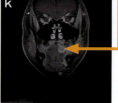

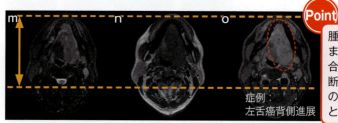

症例：左舌癌背側進展

| l 造影後脂肪抑制 T1強調画像 矢状断像 | m 脂肪抑制T2強調画像 横断像 | n T1強調画像 横断像 | o 造影後脂肪抑制 T1強調画像 横断像 |

Point：腫瘍が背側（咽頭部）まで浸潤している場合もあるので，冠状断像の設定は脊髄腔の背側まで設定するとほぼ確実である

■ 口腔内・舌の撮像シーケンス例：3T

	TNG-1	TNG-2	TNG-3	TNG-4	TNG-5	TNG-6	TNG-7
画像種と断面	T1w tra	fsT2w tra	fsT1w tra	T1w ax	fsT1w sag	fsT2w cor	fsT2w cor
シーケンス情報	2D-FSE	2D-FSE	2D-FSE	2D-FSE	2D-FSE	2D-FSE	2D-FSE
FOV[mm]	220	220	220	220	250	250	250
TR[ms]	878	4050	649	903	570	4020	572
TE[ms]	11	89	12	12	12	93	12
フリップ角	142	142	142	142	142	142	142
スライス厚	5	5	5	5	5	5	5
スライスギャップ	2.5	2.5	2.5	2.5	1	1	1
Matrix	352*256	384*256	352*256	352*256	352*256	416*288	352*256
バンド幅[Hz/px]	244	163	326	244	326	163	326
ETL	3	16	4	3	4	16	4
加算回数	1	1	1	1	1	1	1
脂肪抑制	—	—	—	—	—	—	—
スライス枚数	19	19	19	19	19	19	19

頸部

咽頭・喉頭－撮像範囲・断面①

位置決め画像から撮像まで

位置決め画像：3方向

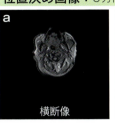
a 横断像

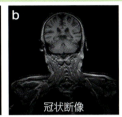
b 冠状断像

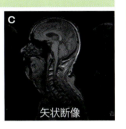
c 矢状断像

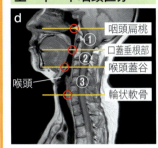
d 上・中・下咽頭区分

- 咽頭扁桃
- ①口蓋垂根部
- ②喉頭蓋谷
- 喉頭
- ③輪状軟骨

咽頭扁桃～口蓋垂根部
①上咽頭（epipharynx）

口蓋垂根部～喉頭蓋谷
②中咽頭（mesopharynx）

喉頭蓋谷～輪状軟骨下縁
③下咽頭（hypopharynx）

横断像撮像：目的の部位が十分含まれるように設定する

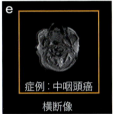
e 症例：中咽頭癌 横断像

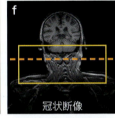
f 冠状断像

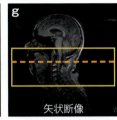
g 矢状断像

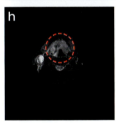
h 脂肪抑制T2強調画像 横断像[PHA-1]

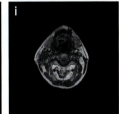
i T1強調画像 横断像[PHA-2]

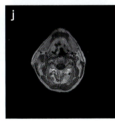
j 造影後T1強調画像 横断像[PHA-3]

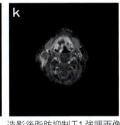
k 造影後脂肪抑制T1強調画像 横断像[PHA-4]

矢状断像撮像：横断像を確認し目的の部位が含まれる範囲を設定する

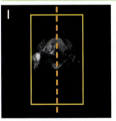
l 横断像

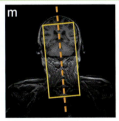
m 冠状断像

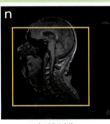
n 矢状断像

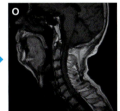
o T1強調画像 矢状断像[PHA-5]

冠状断像撮像：咽頭・喉頭に水平で目的の部位が含まれるように範囲を設定する

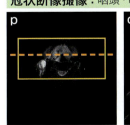
p 横断像

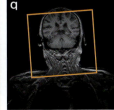
q 冠状断像

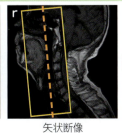
r 矢状断像

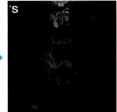
s 脂肪抑制T2強調画像 冠状断像[PHA-6]

咽頭・喉頭―撮像範囲・断面②

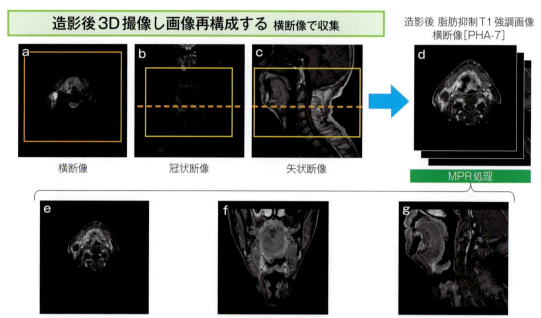

■咽頭・喉頭の撮像シーケンス例：1.5T

画像種と断面	T1w tra	fsT2w tra	fsT1w tra	fsT2w cor	T1w cor	fsT1w cor	fsT1w sag
シーケンス情報	2D-TSE	2D-TSE	2D-TSE	2D-TSE	2D-TSE	2D-TSE	2D-TSE
FOV[mm]	220*220	198*220	199*220	218*250	250*250	218*250	250*250
TR[ms]	600	4500	55	4500	600	600	600
TE[ms]	14	92	13	92	14	13	13
フリップ角	150	180	180	180	150	180	180
スライス厚	5	5	5	5	5	5	4
スライスギャップ	2.5	2.5	2.5	1	1	1	0.8
Matrix	320*256	320*245	320*232	320*252	320*256	320*224	320*256
バンド幅[Hz/px]	130	381	381	381	130	381	381
ETL	3	15	3	15	3	3	3
加算回数	1	1	1	1	1	1	1
脂肪抑制	―	DIXON	DIXON	DIXON	―	DIXON	DIXON
スライス枚数	19	19	19	19	19	19	19

■咽頭・喉頭の撮像シーケンス例：3T

	PHA-1	PHA-2	PHA-3	PHA-4	PHA-5	PHA-6	PHA-7
画像種と断面	fsT2w tra	T1w tra	T1w tra	fsT1w tra	T1w sag	fsT2w cor	fsT1w tra
シーケンス情報	2D-TSE	2D-SE	2D-TSE	2D-TSE	2D-SE	2D-TSE	3D-GRE
FOV[mm]	240	240	240	240	240	240	240
TR[ms]	4462	600	746	787	521	4986	366
TE[ms]	70	12	13	13	10	80	1.61
フリップ角	90	80	80	80	80	90	8
スライス厚	5	5	5	5	4	4	1
スライスギャップ	1.5	1.5	1.5	1.5	1.2	1.2	−0.5
Matrix	512*404	288*216	304*209	304*209	288*202	512*296	240*240
バンド幅[Hz/px]	242	196	327	327	189	242	748
ETL	9	1	3	3	1	10	21
加算回数	1	1	1	1	1	1	2
脂肪抑制	CHESS	―	―	CHESS	―	CHESS	CHESS
スライス枚数	19	19	19	19	19	19	300

頸部 甲状腺―撮像範囲・断面

位置決め画像から撮像まで

位置決め画像：3方向

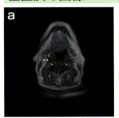
a 横断像　b 冠状断像　c 矢状断像

甲状腺の位置

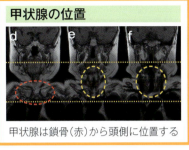
d　e　f
甲状腺は鎖骨（赤）から頭側に位置する

横断像撮像：甲状腺が含まれるように範囲を設定する

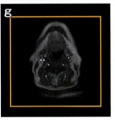
g 横断像

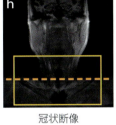
h 冠状断像

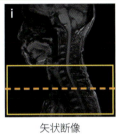
i 矢状断像

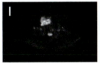
j T1強調画像 横断像 [THY-1]
k 脂肪抑制T2強調画像 横断像 [THY-2]

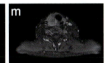
l 拡散強調画像 横断像 [THY-3]
m 脂肪抑制T1強調画像 造影後 [THY-4]

冠状断像撮像：横断像で甲状腺が含まれる範囲を設定する（矢状断像で頸椎と水平に設定）

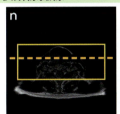
n T2強調画像 横断像 [THY-5]

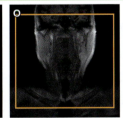
o 冠状断像

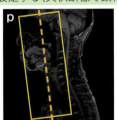
p 矢状断像

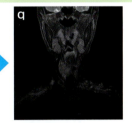
q 脂肪抑制T2強調画像 冠状断像 [THY-6]

■ 甲状腺の撮像シーケンス例：3T

	THY-1	THY-2	THY-3	THY-4	THY-5	THY-6	THY-7
画像種と断面	T1w tra	fsT2w tra	DWI tra	fsT1w tra	T2w tra	fsT2w cor	fsT1w cor
シーケンス情報	2D-TSE	2D-TSE	2D-EPI	2D-FSE	2D-TSE	2D-TSE	2D-TSE
FOV[mm]	220	220	220	220	220	250	250
TR[ms]	882	3682	4843	500	4000	3495	466
TE[ms]	12	78	86	12	91	85	12
フリップ角	142	142	90	142	142	142	142
スライス厚	5	5	5	5	3	4	4
スライスギャップ	2.5	2.5	2.5	2.5	0.3	0.4	0.4
Matrix	352*256	384*256	128*192	320*224	384*256	320*224	320*224
バンド幅[Hz/px]	244	326	1950	195	163	326	195
ETL	3	18	1	3	16	16	3
加算回数	1	1	1	1	1	1	1
脂肪抑制	―	DIXON	―	DIXON	―	DIXON	DIXON
スライス枚数	19	19	19	19	24	19	19

b=1000

頸部MRA－撮像範囲・断面

位置決め画像から撮像まで

位置決め画像：3方向

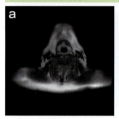
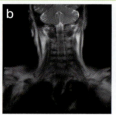
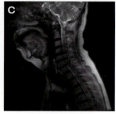

a 横断像　　b 冠状断像　　c 矢状断像

横断像撮像：弓部大動脈が含まれるように範囲を設定する

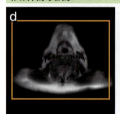
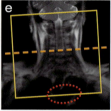
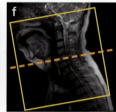

d 横断像　　e 冠状断像　　f 矢状断像

内頸動脈／外頸動脈の分岐はおよそ第3～第5頸椎レベル

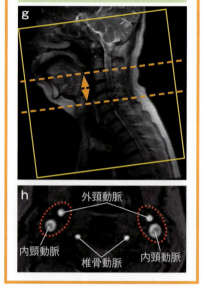

 分割スラブ数は撮像範囲によっても設定が異なる。下縁を弓部大動脈から撮像開始する場合は1スラブあたりのスライス枚数を少なく設定しないとスラブ内の流入側と流出側スライスでの血液信号強度が異なり，MIPにした場合スラブ間の信号ムラが生じる。FAの制御によって軽減することは可能

頸部MRA 横断像［NMA-1］

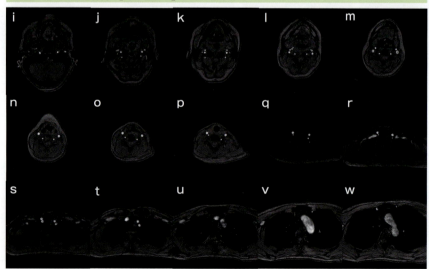

上記画像のMIP処理後

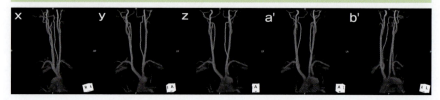

頸部

頸部MRA－撮像後処理

頸部MRAのMIP処理

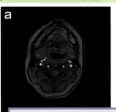
a

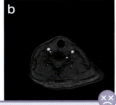
b

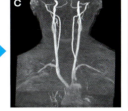
c

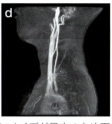
d

MRAの元画像を単にMIP処理するのみでは，頸部周囲の脂肪信号のため，血管が明瞭に描出できていない

このままだと輝度調節時にノイズが目立つため下記の追加処理が必要

①側面MIP像からの切り出し

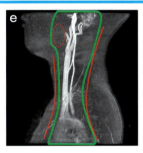
e

側面MIP像で被検者前側は上行大動脈から総頸動脈が頭側へ走行するのに合わせ，舌動脈・顔面動脈・上顎動脈など被検者前面へ延びる明らかな血管がある場合は避け，被検者背側は下行大動脈と椎骨動脈の走行に合わせて囲み領域外を消去する。

②正面MIP像からの切り出し

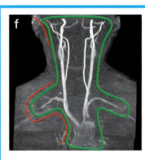
f

正面MIP像で胸部側の被検者左右は，胸部大動脈，鎖骨下動脈に合わせ囲み，頭側は外頸動脈が頭側に走行し浅側頭動脈が左右横に広がるのに合わせて囲み領域外を消去する。

③右前/左前MIP像からの切り出し

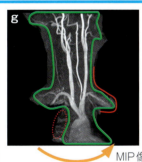
g

MIP像を正面から45度回転

正面で消去できなかった部分を囲うために左右45度から観察し鎖骨下動脈の頭側や総頸動脈に沿って領域を設定し，胸部大動脈周囲も血管に沿って囲み領域外を消去する。

④上斜めMIP像からの切り出し

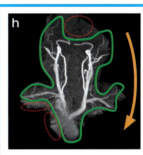
h

上斜めより見下ろす角度で鎖骨下動脈の前面，胸部大動脈の右側，後頭部を血管に沿って囲み領域外を消去する。

⑤ウィンドウレベルを調整してMIP像を回転

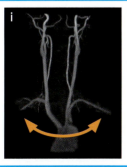
i

頸部周囲の脂肪信号などが消去されているため，血管を高輝度描出させるためのレベル調整を行っても周囲ノイズが目立たなくなっている。

⑥左右を切り分けて側面から観察できるMIP像を回転

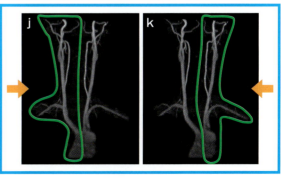
j k

頸部

頸部血管プラーク評価－撮像範囲・断面

横断像撮像：頸部MRA撮像後横断像とMIP像正面から断面を設定する

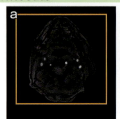
a 横断像

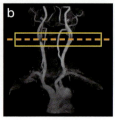
b MIP像正面

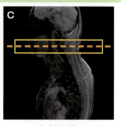
c 矢状断像

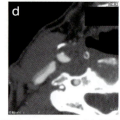
d 頸部造影CT横断像（右側拡大）

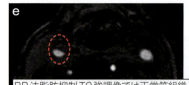

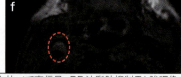

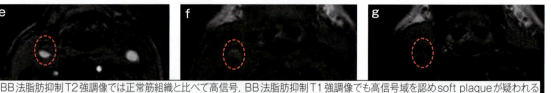

BB法脂肪抑制T2強調像では正常筋組織と比べて高信号，BB法脂肪抑制T1強調像でも高信号域を認めsoft plaqueが疑われる

e 頸部MRA 横断像[NMA-1]　　f BB法脂肪抑制T1強調画像横断[NMA-2]　　g BB法脂肪抑制T2強調画像横断像[NMA-3]

斜矢状断像：頸部MRA横断像で内頸動脈/外頸動脈両方を通るように断面を設定する

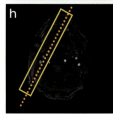
h 横断像

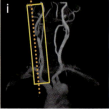
i MIP像正面

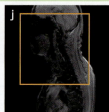
j 矢状断像

BB法＝black-blood法

Point

斜矢状断1断面に総頸/内頸/外頸動脈を収めることは難しいが，撮像時に冠状断MIP像で総頸動脈の走行に合わせると1枚に収めやすい。さらに画像処理にて，加算処理で脂肪抑制T1強調画像で高信号の部分を，minIP処理で血管内腔のみを描出することで全体を把握できる

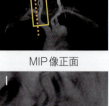
k BB法脂肪抑制T1強調画像[NMA-4]

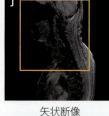
l 加算処理画像（5スライス）

m minIP処理画像（5スライス）

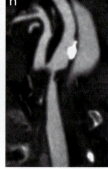
n 頸部造影CT斜矢状断像

■頸部MRAの撮像シーケンス例：3T

	NMA-1	NMA-2	NMA-3	NMA-4
画像種と断面	Neck MRA	BB-fsT2w tra	BB-fsT1w tra	fsT1w sag
シーケンス情報	3D-TOF	2D-TSE	2D-TSE	3D-TSE
FOV[mm]	220	200	200	220
TR[ms]	20	2500	500	600
TE[ms]	3.5	88	12	13
フリップ角	17	90	90	90
スライス厚	2	4	4	1
スライスギャップ	-1	1	1	-0.5
Matrix	256*192	320*302	320*302	256*192
ETL	—	18	1	15
加算回数	1	4	2	1
脂肪抑制	—	CHESS	CHESS	CHESS
スライス枚数	35*7	7	7	360
	7 slab	RadialScan RefocusFA=90	RadialScan RefocusFA=70	RefocusFA=90

2章 胸部・腹部

胸部 心臓－撮像準備

【入室前特に気を付けること】
- ☑ ヘアピン
- ☑ イヤリング
- ☑ 補聴器
- ☑ ウイッグ
- ☑ コンタクトレンズ
- ☑ 目の周りの化粧
- ☑ 入れ歯

> 近年の補聴器は小型で目立ちにくく，被検者自身も装着している意識が低い場合があるので，問診票を確認するとともに，口頭で再確認する

【準備するもの】
- ☑ 耳栓またはヘッドフォン
- ☑ 下肢用枕（脚の下へ挿入する）
- ☑ 左腕下に置くスポンジまたはタオル

> 呼吸停止下で撮像を行うためヘッドフォン装着は必須

【装着するもの】
- ☑ ヘッドフォン
- ☑ 緊急ブザー
- ☑ 酸素飽和度モニター
- ☑ 呼吸センサー
- ☑ 心電計（脈波計）
- ☑ 血圧計（負荷パフュージョン検査の場合）

【撮像体位】
- 仰臥位・head-first

【基準位置（コイル中心）】
- 心臓（剣状突起レベル）

> 皮膚の露出している部分のガントリーへの直接の接触を避ける。体格的に難しい場合はハンドタオルなどを間にはさむ

【気を付けること】
- ☑ 閉所恐怖感はないか
- ☑ ガントリー内部に肌が直接触れていないか
- ☑ ループ形成はないか（腕組みなど）
- ☑ コイルのケーブルが皮膚に直接触れていないか

> 胸腹部上で手を組む体勢は被検者にとって楽な体勢である場合があるが，ループ形成を避けるため手を組ませないように注意する

【画像履歴・患者情報の確認】
- ☑ 他モダリティで撮像された情報の確認（X線画像・CT画像など）

【撮像シーケンス選びのポイント】
- 基本撮像断面　　　：左室短軸像，左二腔像，四腔像
- 心筋性状の評価　　：black-blood（BB）脂肪抑制T2強調画像
- 心筋壁運動の評価　：シネ画像，ストレイン撮像
- 心筋壊死などの評価：造影後遅延造影画像（脂肪抑制T1強調画像）
- 心筋虚血の評価　　：負荷心筋パフュージョン撮像

胸部　心臓－ポジショニング①

ポジショニングをする前に　心電計を適切に貼付する

心電計の装着

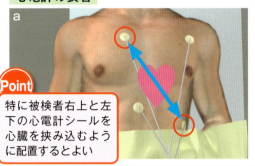
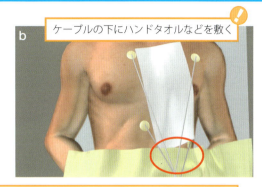

a **Point** 特に被検者右上と左下の心電計シールを心臓を挟み込むように配置するとよい

b ケーブルの下にハンドタオルなどを敷く

⚠ 心臓検査はhead-first挿入のため，心電計ケーブルは肌着の下から腹部方向に出るように配置する

体格と心臓（左心室）の位置関係

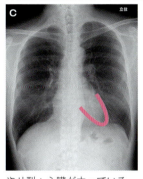

c やせ型：心臓が立っている

Point 体格によって心臓の位置が異なるため，検査前に胸部X線画像を確認し心臓の位置を確かめる

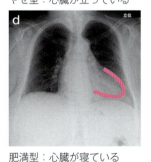

d 肥満型：心臓が寝ている

⚠ 身長によって肺の大きさが異なるため，事前に胸部X線画像を確認することは心臓位置把握のために重要である

e ○ 装置がR波のみ検出している　R波　R波　R波

× 波高が低くT波やノイズを検出している　R波　R波　R波　T波　T波　T波

⚠ 心電計を貼付したらR波が検出されていることを確認し，うまくR波が検出できていなければ貼り直す

☹ R波が検出できていないのに検査を始めてしまった場合，同期が適切にかからなくなり，結局，心電計を貼り直す羽目になるので妥協しない

どうしてもR波が検出できない場合

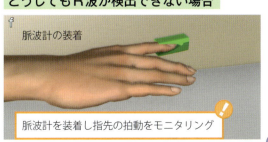

f 脈波計の装着　脈波計を装着し指先の拍動をモニタリング

☹ シネ画像は脈波で検知したところから画像が得られるため，実際の心拍動とずれが生じるので注意

g 心電同期　シネ画像の周期　R波　R波　R波

脈波同期　シネ画像の周期　脈波　脈波　脈波

この間隔は被検者によって異なる（心臓からの距離・心機能などの要因）

胸部　心臓－ポジショニング②

ポジショニング　心電計を貼り終えたらポジショニングを開始する

①被検者位置の調節　　　　　　　　　②呼吸のモニタリングセンサー装着

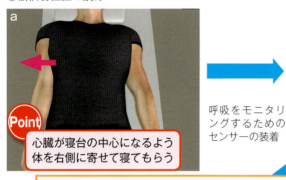
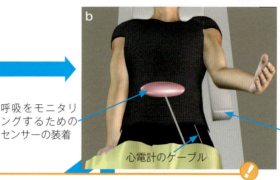

a：**Point** 心臓が寝台の中心になるよう体を右側に寄せて寝てもらう

b：呼吸をモニタリングするためのセンサーの装着／心電計のケーブル／腕を持ち上げるためのスポンジやタオルを入れる

! 呼吸センサーは冠動脈撮像において呼吸同期に使用するが，心臓検査は息止めが多い検査であり被検者が撮像中しっかり息を止めているかモニタリングするために使用する

③負荷パフュージョン検査なしの場合　　　③負荷パフュージョン検査施行の場合

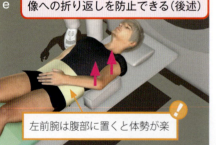

負荷薬剤を用いたパフュージョン検査の際は血圧計を装着する

Point 腹部をベルトでしっかり固定する

c：造影剤用静脈路　　d：造影剤用静脈路／負荷薬剤用静脈路

造影剤を使用する場合は右肘に静脈路を確保してもらうほうが良い

造影剤は上肢の静脈・上大静脈を経て右心房へ流入するため，右のほうが右心房までの経路が短く造影剤のうっ滞が少ない

造影剤注入用は右に，負荷薬剤注入用は左に静脈路を確保してもらう

×× 同じ静脈路から負荷薬剤と造影剤注入を行うとチューブ内に残留の負荷薬剤が急速注入されて危険なため，負荷薬剤を用いる場合は必ず別々の静脈路を確保してもらう

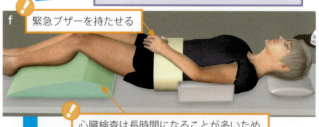

Point 左腕を持ち上げておくことで腕の画像への折り返しを防止できる（後述）

f：! 緊急ブザーを持たせる

e：! 左前腕は腹部に置くと体勢が楽

! 心臓検査は長時間になることが多いため膝下に枕を挿入すると被検者が楽である

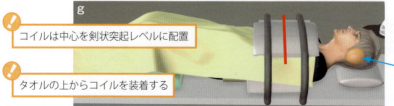

g：! コイルは中心を剣状突起レベルに配置

! タオルの上からコイルを装着する

息止めの指示が聞こえるようにヘッドフォンを装着する

コイル・ヘッドフォン・緊急ブザー・心電計・呼吸センサーのケーブルや静脈路ルートなど複数が寝台に巻き込まれないように気をつける

胸部 心臓－撮像範囲・断面①
位置決め画像

心臓MRI検査の流れ

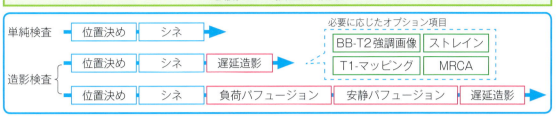

心臓MRI検査では検査目的により撮像する項目が異なるが，心臓の動きを把握するため心電同期を用いR-R間隔を複数に分割した画像を得る「シネ」画像を必ず得ることになる。体幹部では横断像・矢状断像・冠状断像を得ることができれば，撮像範囲のみに留意して検査を進めていくが，心臓検査の場合は心臓の基準断面を設定しながらシネ画像を得るという手順となる。

心臓の位置や傾きは被検者により異なることから，まず心臓に対する基準断面である「左二腔像」「左室短軸像」「四腔像」の3方向を適切に設定することが重要であり，必要に応じたオプション項目を撮像する場合に断面を適用するためにも必要である。

位置決め画像から基準断面まで

①位置決め画像：3方向

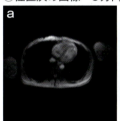
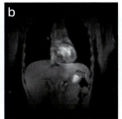
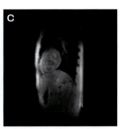

> コイル感度が心臓中心にない場合は，もう一度コイルセッティングからやり直す

②横断像の断面設定（シネ画像を得る）

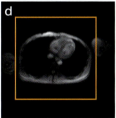
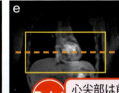
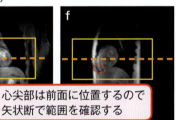

> 心臓（左心室）を円錐形とすると，先端を心尖部，底を心基部とよぶ

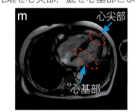

左心室を覆う心筋は厚いため断面像ではU字として観察できる

Point 心尖部は前面に位置するので矢状断で範囲を確認する

③横断像を観察し，斜矢状断の断面を設定

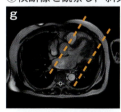
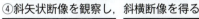
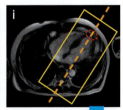

横断像を確認し，心尖部を通り左室心筋を2等分する断面を設定する

> 断面設定のスライス枚数は奇数枚にして，必ず心尖部を通る断面を得る

④斜矢状断像を観察し，斜横断像を得る

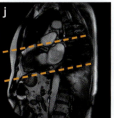

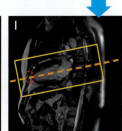

斜矢状断像を確認し，心尖部を通り左室心筋を2等分する断面を設定する

> 斜矢状断像は左心室と左心房が描出された左二腔像に見えるが，あくまでも「斜矢状断」であるためこの断面を左二腔像としない

（次ページへつづく）

胸部 心臓－撮像範囲・断面②
基準断面設定

(前ページのつづき)

⑤左室短軸像(LV-short axis view)の断面設定(シネ画像を得る)

もう1枚は何が表示されていても絶対に角度を調整してはいけない

[斜矢状断像]と[斜横断像]で角度を調節する

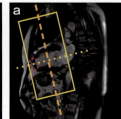
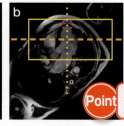
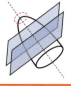

斜矢状断像と斜横断像を確認し，両方の断面上で心尖部を通り左室心筋を2等分する線に垂直な断面を設定する

Point 2方向から左心室断面を設定することで正確な軸位(左室短軸断面)が得られる

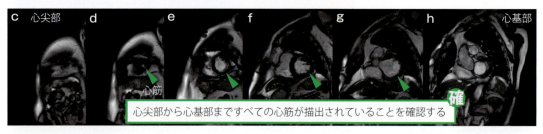

c 心尖部　d　e　f　g　h 心基部

心尖部から心基部まですべての心筋が描出されていることを確認する

⑥四腔像(4-chamber view)の断面設定(シネ画像を得る)

もう1枚は何が表示されていても絶対に角度を調整してはいけない

[左室短軸像]と[斜矢状断像]で角度を調節する

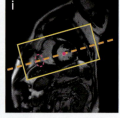
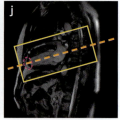

- 左心室短軸の中点を通り右心室の角を結ぶ線を2等分する面
- 斜矢状断で心尖部を通り左室心筋を2等分する面

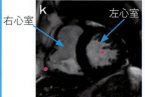

左室短軸像での四腔像の断面設定

k 右心室　左心室
右心室　左心室

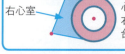

心基部では右心室が台形である

⑦左二腔像(left 2-chamber view)の断面設定(シネ画像を得る)

もう1枚は何が表示されていても絶対に角度を調整してはいけない

[左室短軸像]と[四腔像]で角度を調節する

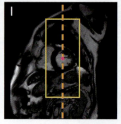
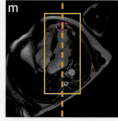

- 左心室短軸の中点を通り右心室付着部を結ぶ線に平行な面
- 四腔像で心尖部を通り左室心筋を2等分する面

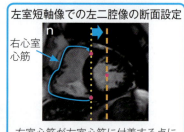

左室短軸像での左二腔像の断面設定

n 右心室心筋

右室心筋が左室心筋に付着する点に断面を合わせてから平行移動する

心臓3方向は上記⑤⑥⑦から得られた3画像が基準断面となる

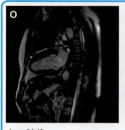
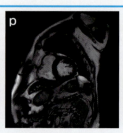
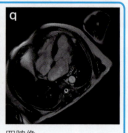

o 左二腔像 (left 2-chamber view)
p 左室短軸像[HRT-2] (LV-short axis view)
q 四腔像 (4-chamber view)

胸部 心臓－撮像範囲・断面③
その他の基準断面

その他の基準断面

右二腔像(right 2-chamber view)の断面設定（シネ画像を得る）

もう1枚は何が表示されていても絶対に角度を調整してはいけない

[左室短軸像]と[四腔像]で角度を調節する

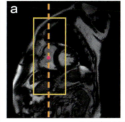
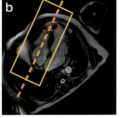

- 右室付着部を結ぶ線に平行な面
- 三尖弁中心と右室尖部を通る面

左室短軸像での右二腔像の断面設定

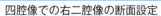
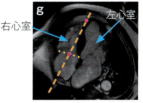

右室心筋が左室心筋に付着する点に断面を合わせてから平行移動する

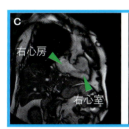
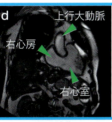
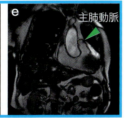

c 右心房／右心室　d 上行大動脈／右心房／右心室　e 主肺動脈

右二腔像

四腔像での右二腔像の設定

右心室／左心室／右心室

右室は直角三角形に近い形状で右心室尖部は左心室寄りである

右室流出路(right ventricular outflow tract)の断面設定（シネ画像を得る）

h 横断像　i 斜矢状断像　j 斜冠状断像　k 右室流出路

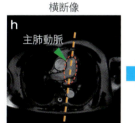
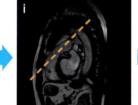
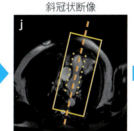
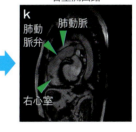

h 主肺動脈　k 肺動脈／肺動脈弁／右心室

横断像で主肺動脈を探し傾きに合わせ斜矢状断で撮像

主肺動脈と右心室を通る斜冠状断で撮像

主肺動脈と右心室を2分する断面で撮像

左室流出路(left ventricular outflow tract)の断面設定（シネ画像を得る）

l　m　n　o

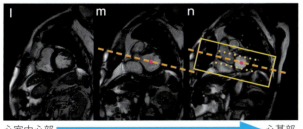
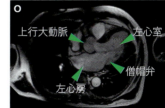

o 上行大動脈／左心室／左心房／僧帽弁

心室中心部　→　心基部

心室中心部では角度設定しない（左心室中心／心筋）

心基部の「C字」解放方向に傾ける（心筋）

上行大動脈（バルサルバ洞）を通ることを確認

心筋が描出されていないレベル

左室短軸像がしっかり軸位で撮像されていない場合，左室流出路画像で心尖部が描出されていないことになる。以上のことからも心臓基準断面3方向を正確に撮像することが重要である

胸部 心臓－シネ画像について

シネ画像のデータ収集について

シネ画像はパラメータ設定によりR-R間隔を分割し同じ時相のデータをk-spaceに充填し画像化することによって各時相での画像を連続的に観察し，動画として心筋の動きを把握することが可能である。
画像化には複数心拍分のデータが必要であるため，途中で心拍変動や不整脈があると異なる時相のデータが紛れ込み画像ボケの原因となる。

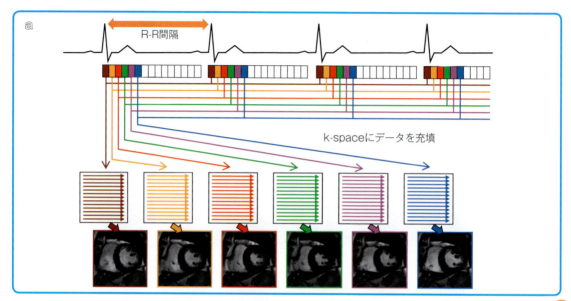

心電同期の方法

被検者の心拍数[bpm]に変動がある場合は心拍数の最も小さい値を基準に設定するとよい。例：72-70-75-71-73と観察されているときは心拍数「70」として設定する。最もR-R間隔が長い状態を採用する。
6万÷bpm＝R-R間隔[ms]

● プロスペクティブ ゲーティング（prospective gating）
　R波を検知してすぐ指定した時相（phase）分のデータを収集する
　（＝R波が検知されれば心拍がどのような状態であってもデータを得る）

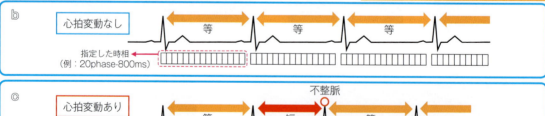

● レトロスペクティブ ゲーティング（retrospective gating）
　連続的にデータを収集し，得たデータのR-R間隔が指定時相分得られていれば使用し，足りなければ使用しない（＝不整脈や心拍変動で設定した長さのデータが得られていなければ，そのデータはなかったものとする）

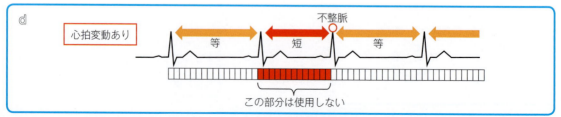

胸部 心臓－シネ画像～不整脈・心拍変動の対策

 A 既定のR-R間隔 B 延長したR-R間隔

①不規則にR-R間隔が変化する場合

retrospective gatingを使い不整脈除去機能を有効にする（Bをデータに入れない）

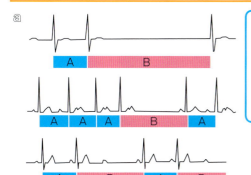

利点
- 心周期ぎりぎりまでデータを取得できる
- 不整脈発生時のデータを入れないことで画像ボケを低減できる

欠点
- 不整脈多発のときは撮像時間が延長する

prospective gatingを使い不整脈除去機能をoffにする（すべてのデータを使う）

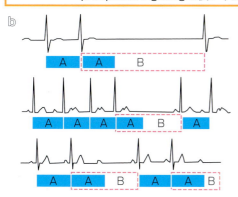

利点
- 過度の時間延長なしに撮像できる

欠点
- 収集心時相の違いにより画像ボケが発生する
- 定常状態移行期の影響によりシネ画像最初の数コマの心筋-内腔コントラストが低下する

②常にR-R間隔が大きく変化する場合

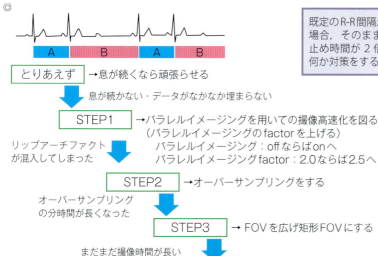

既定のR-R間隔から連続して逸脱する場合，そのまま撮像すると単純に息止め時間が2倍になってしまうので何か対策をする必要がある

とりあえず →息が続くなら頑張らせる

息が続かない・データがなかなか埋まらない

STEP1 →パラレルイメージングを用いての撮像高速化を図る
（パラレルイメージングのfactorを上げる）
パラレルイメージング：offならばonへ
パラレルイメージングfactor：2.0ならば2.5へ

リップアーチファクトが混入してしまった

STEP2 →オーバーサンプリングをする

オーバーサンプリングの分時間が長くなった

STEP3 →FOVを広げ矩形FOVにする

まだまだ撮像時間が長い

最終手段 →位相方向のmatrix数を減らす（分解能が落ちるので注意）

呼吸同期・心電同期を両方使うnavigator echo法など

利点
- 息止めが不要

欠点
- データ収集時間が長い

分解能は落としたくないので別の方法を使いたい

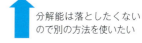

胸部 心臓－画像折り返しの対策

折り返しアーチファクト

a
位相方向

パラレルイメージング
を使用していない場合

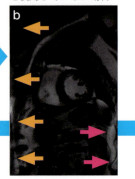
b

パラレルイメージング
を使用している場合

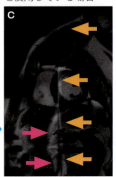
c

> k-spaceドメインパラレルイメージング（GRAPPA、ARC）を使用できない場合はFOVサイズやオーバーサンプリングなどの折り返しアーチファクト防止対策が必須である

黄色枠のFOVで撮像する予定でFOV外の位相方向に撮像対象があると，得られる画像には折り返しアーチファクトが生じる

イメージドメインパラレルイメージング（SENSE、ASSET、SPEEDER）はリップアーチファクトとして画像中心に現れてしまうという問題がある

折り返しアーチファクトの要素を除去する①

左腕を浮かす　左室短軸像設定時に左上腕が邪魔になる

四腔像での左室短軸の断面設定

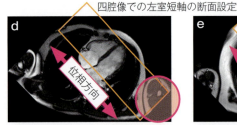

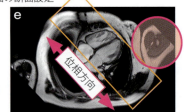

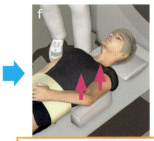

d このままだと左上腕からの折り返しを避けるためにオーバーサンプリングが必要となる

e FOV外に左上腕がないため折り返しアーチファクトは生じない

f タオルなどで左腕を浮かせておく理由はここにある

折り返しアーチファクトの要素を除去する②

位相方向を変更する
- 左室短軸像は被検者の心臓の傾きによって得られる断面が異なる
- 得られる断面は主に「矢状断」「ダブルオブリーク」「冠状断」のいずれかである
- どの断面で得られるかにより対処の方法が異なる

矢状断で短軸が得られる場合

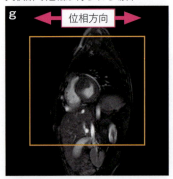
g 位相方向

ダブルオブリークで短軸が得られる場合

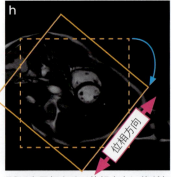
h 位相方向

冠状断で短軸が得られる場合

i

位相方向をH-FではなくA-P方向に設定する

FOVを回転させて位相方向に体が収まるように設定する

FOVを回転させても回避できない場合はFOVを拡大したうえで適切な位相方向を探す（R-L？ H-F？）

※ダブルオブリーク：斜めに撮像された断面をさらに斜めに撮像し得られた断面

胸部 心臓－black-blood法T2強調画像

black-blood（BB）法T2強調画像

spin echo（SE）法で直交する血管の血液信号は低信号になる（flow void）

ⓐ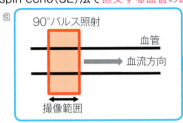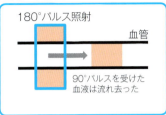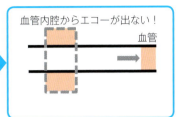

spin echo法であっても心内腔の血液信号は低信号にならない

ⓑ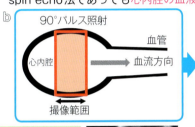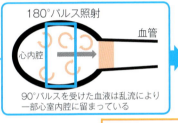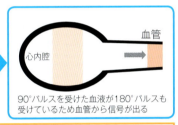

心電同期T2強調画像

ⓒ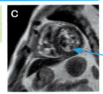
心内腔血液からの信号がある

心内腔は90°パルスを受けた血液すべてが流れ出ないため血液からの信号を抑制する必要がある

心筋炎や浮腫を検出するために血液の信号を抑制したい
→black-blood法が必須

black-blood法：double inversion recovery（DIR）とtriple inversion recovery（TIR）

double inversion recovery
①非選択的IRパルス（スライス断面によらず広く照射）
②選択的IRパルス（スライス断面のみ照射）
｝ダブル

ⓓ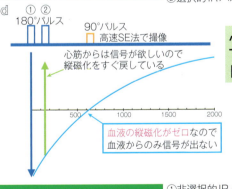
①②180°パルス
90°パルス 高速SE法で撮像
心筋からは信号が欲しいので縦磁化をすぐ戻している
血液の縦磁化がゼロなので血液からのみ信号が出ない

心電同期BB法T2強調画像[HRT-1]

ⓔ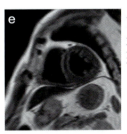
血液の縦磁化がゼロのとき励起RFを印加しているので，血液から信号が出ない画像が得られる

triple inversion recovery
①非選択的IRパルス（スライス断面によらず広く照射）
②選択的IRパルス（スライス断面のみ照射）
③選択的IRパルス（スライス断面のみ照射）
｝トリプル

ⓕ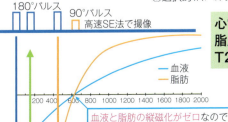
①②③180°パルス
90°パルス 高速SE法で撮像
血液
脂肪
血液と脂肪の縦磁化がゼロなので血液と脂肪から信号が出ない

心電同期BB法脂肪抑制T2強調画像

ⓖ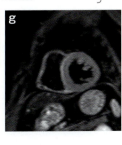
血液・脂肪の縦磁化がゼロのとき励起RFを印加しているので，血液・脂肪から信号が出ない画像が得られる

胸部 心臓-心筋パフュージョン検査

心筋パフュージョン(perfusion)検査

パフュージョン検査ありの場合の心臓MRI検査の流れ

→ 位置決め → シネ → 負荷パフュージョン → 安静パフュージョン → 遅延造影 →
→ 位置決め → シネ → 安静パフュージョン → 遅延造影 →

負荷心筋パフュージョン検査の流れ(例) 用量0.2mL/kgのGd造影剤使用の場合

負荷パフュージョン撮像のテストスキャン
　→画像に折り返しがないか，連続的に撮像できているか確認
　　インジェクターに造影剤量の入力(体重×0.06mL)
薬剤負荷開始
　→被検者の頭側からperfusionの息止めの説明
　　負荷薬剤投与後1分半後くらいで心拍数の変動を確認してパフュージョンシーケンスを確定(設定心拍数は現在の心拍数に設定するが負荷薬剤によっても心拍に変動ない場合は負荷前の心拍数+15bpm)
負荷パフュージョン撮像
　→画像がプレビューウィンドウに表示されてからインジェクタースタート
　　造影剤の効果が残るため最低でも5分は時間を空ける
安静パフュージョン撮像
　→撮像前に心拍数・血圧を確認
　　被検者にパフュージョンの息止めの説明
　　インジェクターに造影剤量の入力(体重×0.06mL)
　　画像がプレビューウィンドウに表示されてからインジェクタースタート
残りの造影剤注入
　→(投与規定量)−(パフュージョンで使用した造影剤mL)
TIを決定する撮像
遅延造影撮像
　→パフュージョン検査ですでに造影剤が投与されているため正常心筋信号強度がゼロのTIは延長してる場合が多い

負荷開始前の心拍数の把握
血圧測定
負荷薬剤に使用に関する直前の説明(医師)
負荷薬剤投与の設定(医師)

血圧測定
負荷薬剤の効果を考慮したパフュージョン開始タイミングの決定(医師)

注入速度：4mL/s(生理食塩水：20mL後押しあり)

血圧測定
負荷薬剤の効果が切れているかの判断(医師)

注入速度：4mL/s(生理食塩水：20mL後押しあり)

> パフュージョン検査は造影剤が心筋に入る初回循環を観察する。何スライスを得るかによっても異なるが，1心拍で数スライス撮像できるように設定するため，最低でも50心拍は撮像するようにする。心拍変動と設定心拍数の違いによりシーケンスがエラーを起こすこともあるため，必ず画像を確認してから造影剤投与を始めるようにする

負荷心筋パフュージョン撮像[HRT-9]　　　造影剤灌流が遅延し低信号を示している(赤丸)

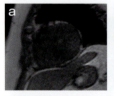 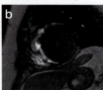 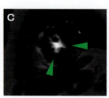 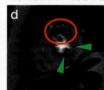 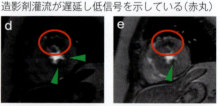

a　　b　　c　　d　　e

安静心筋パフュージョン撮像[HRT-9]　　　虚血部では安静時に比べて負荷時の初回循環での低信号が顕著

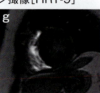 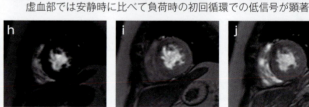 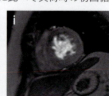 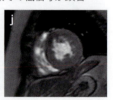

f　　g　　h　　i　　j

造影剤の心内腔流入直後は周囲が黒くなるアーチファクト(dark rim)の場合があるため安静パフュージョン検査での画像と注意深く比較する必要がある(※安静心筋パフュージョン画像でもdark rimが表れている場合はアーチファクトの可能性がある)

　　　　　　　　　　　　　　　左室短軸像[HRT-11]　　　　　左二腔像

同一被検者の
遅延造影画像 →
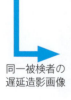 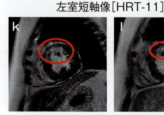 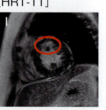

k　　l　　m

心筋前壁に遅延造影を認める

胸部 心臓－心筋遅延造影①
画像取得

心筋の遅延造影画像取得

正常心筋も病変もどちらとも造影剤によって一度T1値が短縮してしまうため病変を強調させて描出するには正常心筋が高信号に造影されているのは困る。そのため，少し時間を置き正常心筋の造影剤が少し抜けた時点で撮像をする必要がある。しかしながら，正常心筋から完全に造影剤が抜けているわけではないため，正常心筋の信号強度が「ゼロ」(または低信号)の状態で撮像し病変のみ高信号として描出したい。

上記条件を満たして撮像するにはIR (inversion recovery) 法を用いて正常心筋が「ゼロ」の時点のTI (inversion time) を設定し撮像すればよいが，造影剤を投与してから時間が経つと正常心筋から造影剤が抜けていくのでTIは変化する。そのために，撮像時点での正常心筋の信号強度が「ゼロ」のTIを探して撮像する必要がある (Look-locker, TI scoutなど複数TIを一度で取得できる撮像シーケンスを用いる)。

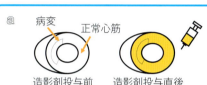

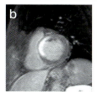

ⓐ 病変 / 正常心筋 / 造影剤投与前 / 造影剤投与直後(T1値が1番短い状態) / 時間経過とともに正常心筋の造影剤は抜ける(washoutする) / 正常心筋のT1値は長くなっていく(病変のT1値に比べて)

ⓑ 遅延造影画像

時間経過で正常心筋のT1緩和曲線が変化する

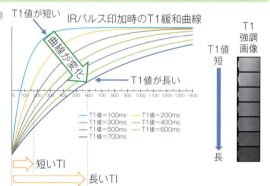

ⓒ T1値が短い → T1値が長い / 曲線が変化 / IRパルス印加時のT1緩和曲線
T1値=100ms, T1値=200ms, T1値=300ms, T1値=400ms, T1値=500ms, T1値=600ms, T1値=700ms
短いTI / 長いTI

T1強調画像 T1値 短→長

設定するTIによって黒くなっている場所が変わっている
異なるinversion time (TI) で撮像された画像
信号が「ゼロ」の位置が変化
短いTI ← → 長いTI

TIを決定するための撮像で得られた画像 [HRT-10]

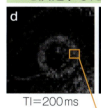 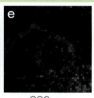 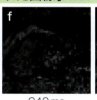 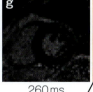 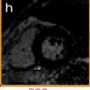 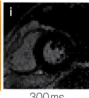

ⓓ TI=200ms　ⓔ 220ms　ⓕ 240ms　ⓖ 260ms　ⓗ 280ms　ⓘ 300ms

正常心筋の信号強度を観察

null point

Point：実際の検査では心筋が「白」から「黒」になるところを目視で確認し"null point"を定め，遅延造影の撮像パラメータ「TI」の参考とする

実際の画像(信号強度)は絶対値で表されるため橙色の曲線を観察していることとなる

胸部 心臓－心筋遅延造影②
TIの設定

TIの設定を誤るとコントラストが逆転する

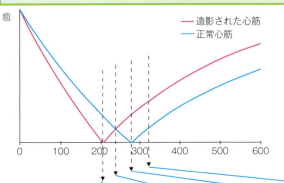

遅延造影像は造影後一定時間経過したのちに撮像し，壊死部位や線維化部位などに遅延して分布している造影剤を正常心筋とコントラストをつけ撮像する方法であるが，TIの設定を間違えると正常心筋と病変のコントラストが逆転するので注意が必要。

― 造影された心筋
― 正常心筋

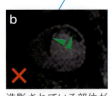
b ✗
造影されている部位が黒くなっている

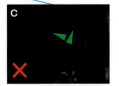
c ✗
正常心筋と信号差が少ない

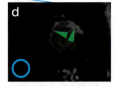
d ○
正常心筋と造影部位のコントラストが高い

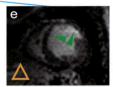
e △
正常心筋・内腔の信号強度が上昇しコントラストが低い

TIを見極めて撮像したがうまくいかなかった場合

例：正常心筋の信号強度が「ゼロ」なのはどこか探し280 msと決定した

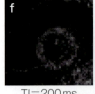
f TI=200 ms

g 220 ms

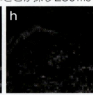
h 240 ms

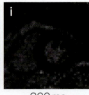
i 260 ms

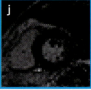
j 280 ms

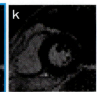
k 300 ms

TIを決定して遅延造影本スキャン撮像までに時間が経過したので正常心筋のwashoutを考慮し「20 ms」足してTI=300 msで撮像した

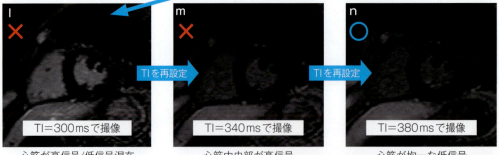

l ✗ TI=300 msで撮像 — 心筋が高信号/低信号混在
→ TIを再設定
m ✗ TI=340 msで撮像 — 心筋中央部が高信号
→ TIを再設定
n ○ TI=380 msで撮像 — 心筋が均一な低信号

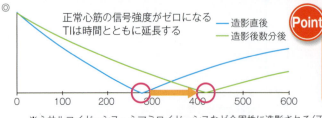

正常心筋の信号強度がゼロになるTIは時間とともに延長する
― 造影直後
― 造影後数分後

Point：造影後正常心筋の信号は時間とともに変化するということを理解し，設定TIを撮像ごとに延長しながら検査を進めるとよい。特に造影剤投与直後は信号変化が大きいため，何か変だと感じたら大きめのTIを設定し撮像すると失敗を防ぐことができる

※心サルコイドーシス・心アミロイドーシスなど全周性に造影される（正常心筋がほとんどない）ものもあるので注意する

胸部　心臓－ストレイン

ストレイン（タギング）　SPAMM法：撮像面に磁気標識（tag）を印加してシネ撮像[HRT-12]

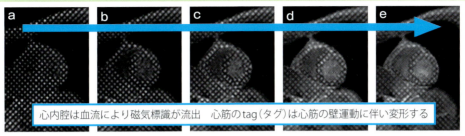

心内腔は血流により磁気標識が流出　心筋のtag（タグ）は心筋の壁運動に伴い変形する

SPAMM法での撮像は造影剤投与前に！（推奨）
→タグは対象組織のT1値に依存する＝T1値が短い組織（造影後の心筋）はタグが早期に消失する

■心臓の撮像シーケンス例：1.5T

	HRT-1	HRT-2	HRT-3	HRT-4	HRT-5	HRT-6
画像種と断面	BBT2WI SA	Cine SA	perfusion	Look-locker	LGE SA	Tagging SA
シーケンス情報	2D-TSE	2D-SSFP	2D-GRE	2D-GRE	3D-GRE	2D-GRE
FOV[mm]	240	380	380	380	400	360
TR[ms]	3000	2.8	2.8	8.9	3.4	5
TE[ms]	40	1.38	1.39	4.6	1.01	2.9
フリップ角	90	60	40	7	15	10
スライス厚	10	10	8	12	10	8
スライスギャップ	0	0	6	―	－5	8
Matrix	256*103	192*178	192*134	128*124	224*127	144*144
バンド幅[Hz/px]	474	1042	1302	182	342	479
ETL	16	16	―	―	24	5
加算回数	1	1	1	1	1	1
TI[ms]	―	―	―	可変	適宜設定	―
スライス枚数	3	12	4	1	20	3

■心臓の撮像シーケンス例：3T

	HRT-7	HRT-8	HRT-9	HRT-10	HRT-511	HRT-12
画像種と断面	BBT2WI SA	Cine SA	perfusion	Look-locker	LGE SA	Tagging SA
シーケンス情報	2D-TSE	2D-SSFP	2D-GRE	2D-GRE	3D-GRE	2D-GRE
FOV[mm]	300	380	380	380	380	360
TR[ms]	2892	4.34	3.97	8	2.9	4.47
TE[ms]	70	2.07	1.91	3.19	1.51	2.5
フリップ角	90	60	18	7	10	10
スライス厚	8	8	8	10	10	8
スライスギャップ	16	0	10	0	－5	0
Matrix	256*196	128*154	224*158	128*126	256*205	144*142
バンド幅[Hz/px]	360	868	434	1204	1628	478
ETL	23	11	―	9	42	5
加算回数	1	1	1	1	1	1
TI[ms]	―	―	―	可変	適宜設定	―
スライス枚数	3	12	4	1	24	3

胸部　乳腺－撮像準備

【入室前特に気を付けること】
- ☑ ヘアピン
- ☑ イヤリング
- ☑ 補聴器
- ☑ ウイッグ
- ☑ コンタクトレンズ
- ☑ 目の周りの化粧
- ☑ 入れ歯

> 近年の補聴器は小型で目立ちにくく，被検者自身も装着している意識が低い場合があるので，問診票を確認するとともに，口頭で再確認する

【準備するもの】
- ☑ 耳栓またはヘッドフォン
- ☑ 下腿用枕（脚の下へ挿入する）

> 騒音に対する保護のため，耳栓や防音機能を有する専用ヘッドフォン装着は必須

【装着するもの】
- ☑ 耳栓またはヘッドフォン
- ☑ 緊急ブザー
- ☑ 酸素飽和度モニター

【撮像体位】
- ● 腹臥位・head-first

【基準位置（コイル中心）】
- ● 乳房中心

> 皮膚の露出している部分のガントリーへの直接の接触を避ける。体格的に難しい場合はハンドタオルなどを間にはさむ

【気を付けること】
- ☑ 閉所恐怖感はないか
- ☑ ガントリー内部に肌が直接触れていないか
- ☑ ループ形成はないか
- ☑ コイルのケーブルが皮膚に直接触れていないか

> 手を組む体勢は被検者にとって楽な体勢である場合があるが，ループ形成を避けるため手を組ませないように注意する

【画像履歴・患者情報の確認】
- ☑ 他モダリティで撮像された情報の確認（マンモグラフィなど）
- ☑ 乳房のどの領域に病変が疑われるかの情報の確認（カルテ・依頼書など）

【撮像シーケンス選びのポイント】
- ● 基本撮像断面：横断像
- ● 単純撮影　　：脂肪抑制T2強調画像，T1強調画像，拡散強調画像
- ● 造影撮影　　：ダイナミック撮像
　　　　　　　　　高分解能脂肪抑制T1強調画像
　　　　　　　　　造影の場合は腎機能・副作用履歴の確認

胸部 乳腺－ポジショニング①

準備とコイル選択 乳房専用コイルの場合

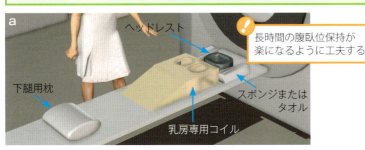
a ヘッドレスト／下腿用枕／スポンジまたはタオル／乳房専用コイル／長時間の腹臥位保持が楽になるように工夫する

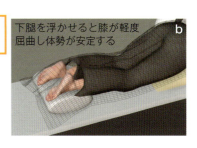
b 下腿を浮かせると膝が軽度屈曲し体勢が安定する

ポジショニング

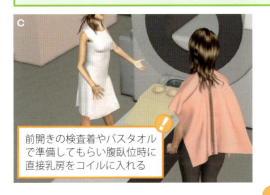
c 前開きの検査着やバスタオルで準備してもらい腹臥位時に直接乳房をコイルに入れる
d 肘が直接寝台に触れているとしびれなどで長時間耐えられない場合がある。やわらかいスポンジやタオルを敷くと体勢が楽になる

乳房の中心位置と自然下垂しているかを確認する

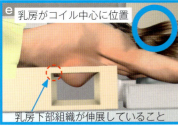
e 乳房がコイル中心に位置／乳房下部組織が伸展していること

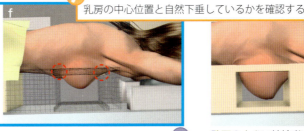
f

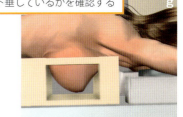
g 乳房の大きい被検者の場合

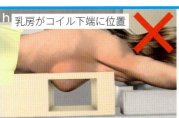
h 乳房がコイル下端に位置 ❌

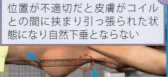
i 位置が不適切だと皮膚がコイルとの間に挟まり引っ張られた状態になり自然下垂とならない／スペースあり

Point
- 腹臥位になったら、被検者に痛い部分がないか・乳房がコイルに当たっている部分がないかを聞こう
- 横から観察できるコイルの場合は乳房が自然な下垂をしているか、コイルの中心に位置しているかを確かめ、コイル中心にない場合は頭尾方向に移動してもらい調節する

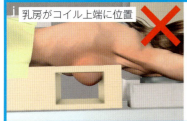
j 乳房がコイル上端に位置 ❌

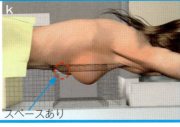
k スペースあり

胸部 乳腺－ポジショニング②

ポジショニングからガントリー挿入まで

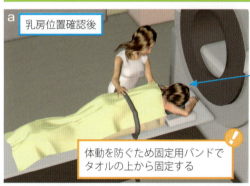

a 乳房位置確認後

耳栓または防音ヘッドフォンを装着する

体動を防ぐため固定用バンドでタオルの上から固定する

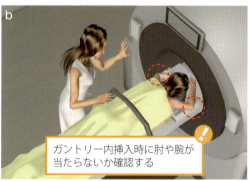

b ガントリー内挿入時に肘や腕が当たらないか確認する

乳房撮像は専用コイルで検査施行する場合，自由呼吸下で行う（乳房下垂により呼吸による動きがないため）

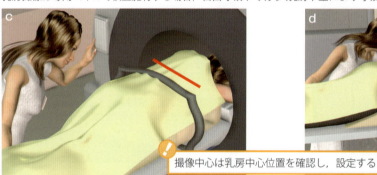

c

d

撮像中心は乳房中心位置を確認し，設定する

ガントリー内挿入後

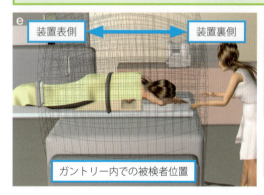

e 装置表側 ⇔ 装置裏側

ガントリー内での被検者位置

Point
- ガントリー内挿入後は装置の裏側に回り体勢・体調に問題ないかを確認する
- 造影剤使用の場合は検査途中で話しかけるが体を動かさないようにあらかじめ伝えておく

被検者頭部はガントリー奥に位置するため，直接の声掛けは裏側のほうがよい

造影剤用の静脈路・酸素飽和度モニター・緊急用ブザーなどは装置裏側から取り回すようにする

インジェクターの位置関係などにより装置裏側からアクセスが困難な場合は，装置表側からケーブルを伸ばすことになるが，寝台とガントリーの間にケーブルや静脈路が挟まらないように気を付ける

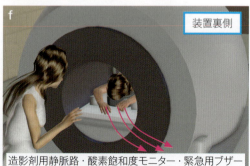

f 装置裏側

造影剤用静脈路・酸素飽和度モニター・緊急用ブザー

胸部 乳腺－撮像範囲・断面①

位置決め画像から基準断面まで

位置決め画像：3方向

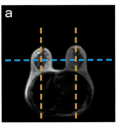 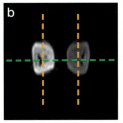 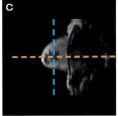

a　　　　　　　　　b　　　　　　　　　c

最初の位置決め画像を確認し，乳房中心の3方向を設定する

Point
1回目の位置決め画像で乳房中心が描出されていなければ，修正位置決め画像を撮像し，「横断像」「矢状断像」で乳頭を通る断面を描出する

横断像と矢状断像を確認し乳房の"自然な下垂"が確認できない場合は乳房がコイル中心になく，コイル辺縁に乳房周囲の皮膚が引っかかった状態になっている。検査での脂肪抑制に影響を与えることもあるので位置決め画像でしっかり位置を確認する

修正位置決め画像：3方向

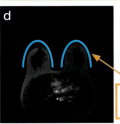 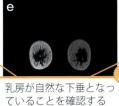 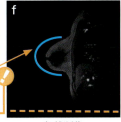

d　　　　　　　　　e　　　　　　　　　f

乳房が自然な下垂となっていることを確認する

横断像　　　　冠状断像　　　　矢状断像

標準的な乳房MRI検査はほとんどが脂肪抑制を使用する

T1強調画像
脂肪抑制T2強調画像
拡散強調画像
造影後T1強調画像

横断像撮像：左右乳房が対称に表示されるように調整する

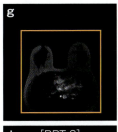 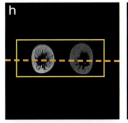 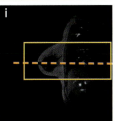

g　　　　　　　　　h　　　　　　　　　i

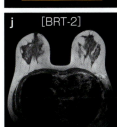 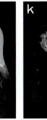 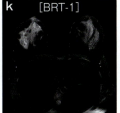 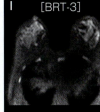

j　[BRT-2]　　　k　[BRT-1]　　　l　[BRT-3]

T1強調画像 横断像　　脂肪抑制T2強調画像 横断像　　拡散強調画像 横断像

均一な脂肪抑制のためにできること
局所シミングを設定し磁場均一性を高める

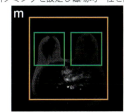

m

装置で水と脂肪の周波数スペクトルを確認

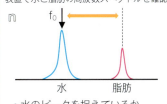

n　　f_0　　水　　脂肪

- 水のピークを捉えているか
- 水から既定周波数離れた場所に脂肪のピークがあるか
  3T≒448Hz　1.5T≒224Hz

ダイナミック撮像：左右乳房が対称に表示されるように調整する[BRT-4]

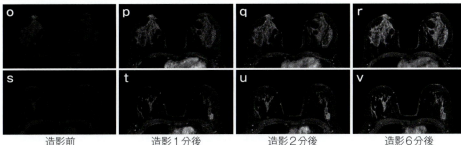

o　　p　　q　　r
s　　t　　u　　v

造影前　　造影1分後　　造影2分後　　造影6分後

胸部 乳腺－撮像範囲・断面②

矢状断像撮像：横断像で乳頭を通り乳房を2等分する断面

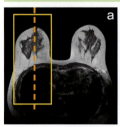
a

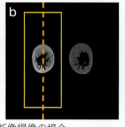
b

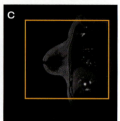
c

被検者乳房に合わせて設定する

d

※右乳房矢状断像撮像の場合

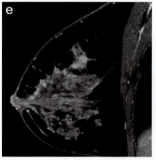
e

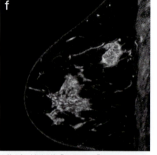
f

MIP処理

g

造影後脂肪抑制T1強調画像 矢状断像[BRT-5]

MIP画像

ダイナミック画像の評価：信号強度変化は良悪性判断の参考となるため重要

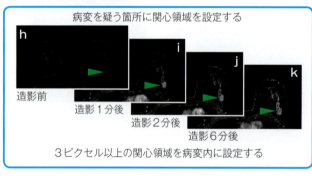

病変を疑う箇所に関心領域を設定する

h 造影前
i 造影1分後
j 造影2分後
k 造影6分後

3ピクセル以上の関心領域を病変内に設定する

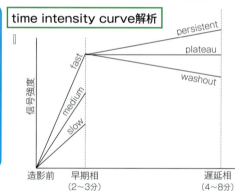

time intensity curve解析

■乳腺の撮像シーケンス例：3T

	BRT-1	BRT-2	BRT-3	BRT-4	BRT-5
画像種と断面	fsT2w tra	T1w tra	DWI tra	dynamic tra	High resolusion sag
シーケンス情報	3D-TSE	2D-TSE	2D-EPI	3D-GRE	3D-GRE
FOV[mm]	320	320	320	320	150
TR[ms]	1500	579	10000	4.53	4.5
TE[ms]	121	9	54	2.26	2.2
フリップ角	90	90	90	10	10
スライス厚	5	5	5	1.6	1.4
スライスギャップ	0	0	0	−0.8	−0.7
Matrix	384*384	432*427	96*80	400*400	192*192
バンド幅[Hz/px]	1085	547	4146	540	434
ETL	40	4	33	42	39
加算回数	1	1	2	1	1
脂肪抑制	CHESS	—	CHESS	CHESS	CHESS
スライス枚数	30	30	30	170	130

胸部－撮像準備

【入室前特に気を付けること】
- ☑ ヘアピン
- ☑ イヤリング
- ☑ 補聴器
- ☑ ウイッグ
- ☑ コンタクトレンズ
- ☑ 目の周りの化粧
- ☑ 入れ歯

> 近年の補聴器は小型で目立ちにくく，被検者自身も装着している意識が低い場合があるので，問診票を確認するとともに，口頭で再確認する

【準備するもの】
- ☑ 耳栓またはヘッドフォン
- ☑ 下肢用枕（脚の下へ挿入する）

> 騒音に対する保護のため，耳栓や防音機能を有する専用ヘッドフォン装着は必須

【装着するもの】
- ☑ ヘッドフォン
- ☑ 緊急ブザー
- ☑ 呼吸センサー
- ☑ 心電計（脈波計）
- ☑ 酸素飽和度モニター（造影の場合）

【撮像体位】
- 仰臥位・head-first

【基準位置（コイル中心）】
- 目的部位が中心となるよう配置

> 皮膚の露出している部分のガントリーへの直接の接触を避ける。体格的に難しい場合はハンドタオルなどを間にはさむ

【気を付けること】
- ☑ 閉所恐怖感はないか
- ☑ ガントリー内部に肌が直接触れていないか
- ☑ ループ形成はないか（腕組みなど）
- ☑ コイルのケーブルが皮膚に直接触れていないか

> 胸腹部上で手を組む体勢は被検者にとって楽な体勢である場合があるが，ループ形成を避けるため手を組ませないように注意する

【画像履歴・患者情報の確認】
- ☑ 他モダリティで撮像された情報の確認（X線画像・CT画像など）

【撮像シーケンス選びのポイント】
血管描出以外
- 基本撮像断面　　：横断像
- 血管周囲の病変：心電同期撮像，black-blood法撮像
- 腫瘍　　　　　　：造影の有無確認（造影の場合は腎機能・副作用履歴の確認）

血管描出
- 非造影撮像：心電または脈波同期撮像
- 造影撮像　：キーホールイメージング

胸部－ポジショニング①

準備とコイル選択

被検者が寝る前の準備

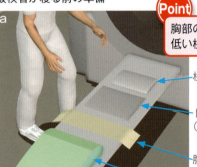

Point 胸部の検査の場合は低い枕を用意する

- 枕またはタオル
- トルソコイル（寝台に組み込まれていない場合）
- 腹部固定バンド
- 下肢用枕

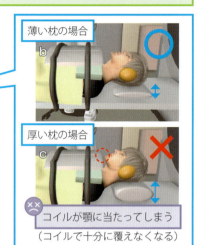

薄い枕の場合 ○

厚い枕の場合 ✕

コイルが顎に当たってしまう（コイルで十分に覆えなくなる）

心電計貼付が必要かどうかは目的とする部位で決める

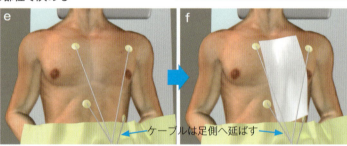

黄枠内（縦郭）の描出を目的とした場合は心電計貼付が必要

心臓を挟むように貼り付け，ケーブル下にはタオルを挟む

ケーブルは足側へ延ばす

心電計貼付が必要な検査部位（心拍動の影響を受ける部位）：胸部食道・胸腺・心膜（心臓）・気管

心電同期なしの画像	心電同期ありの画像		
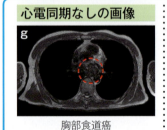	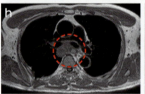	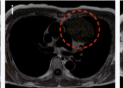	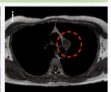
胸部食道癌	胸部食道癌	胸腺腫	胸腺腫

心拍動によりブレが生じている

心拍動影響を受けないため病変の辺縁部も明瞭に描出できる

呼吸センサーは呼吸同期使用の有無にかかわらず呼吸モニタリングとして利用できるので装着する

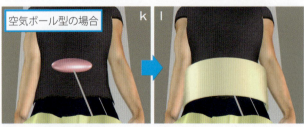

空気ボール型の場合

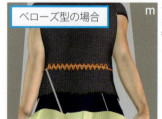

ベローズ型の場合

ベローズ（bellows）＝じゃばら

ボール中の空気量がセンサーとして働くためベルトでしっかりボールを固定したほうが感度が向上する

じゃばら状ゴムチューブの空気量がセンサーとして働く．腹部全体に巻き付けるが，呼気時に張るように巻くと感度が向上する

胸部－ポジショニング②

ポジショニング 呼吸センサーや心電計を装着後

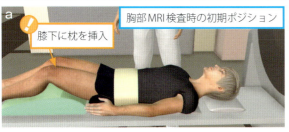

胸部MRI検査時の初期ポジション
膝下に枕を挿入

Point 胸部MRI検査は依頼部位によりコイルセッティングが異なる。食道や縦郭など解剖に基づいて撮像する場合もあるが，腫瘍など局所的な評価の場合，ほとんどの場合CT検査が先行して行われているため，あらかじめどの場所を撮像すべきか把握してからコイルセッティングを行う

撮像中心が胸部中央となる場合のコイルセッティング

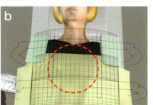

対象検査部位
縦郭・胸腺・胸骨・肋骨・胸部食道

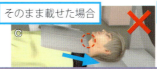

そのまま載せた場合 ✗　　肩にスポンジを載せた場合 ○

検査中に頸部へずれる恐れもあるので肩にスポンジを置きコイルを平行にする

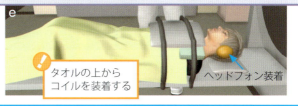

タオルの上からコイルを装着する　　ヘッドフォン装着

撮像中心が頸部付近となる場合のコイルセッティング

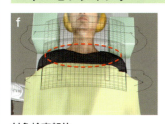

対象検査部位
鎖骨・胸鎖関節・下頸部・甲状腺・頸部食道

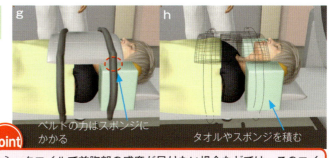

ベルトの力はスポンジにかかる　　タオルやスポンジを積む

Point ネックコイルで前胸部の感度が足りない場合などでは，このコイル配置が適当。顎（顔）にコイルが当たらないように頭の横にスポンジやタオルを積み（ヤグラを組み）スペースを確保するとよい

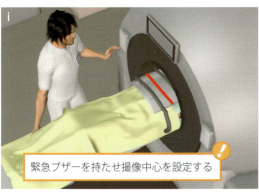

緊急ブザーを持たせ撮像中心を設定する

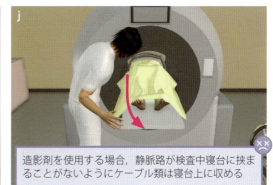

造影剤を使用する場合，静脈路が検査中寝台に挟まることがないようにケーブル類は寝台上に収める

胸部

胸部－撮像範囲・断面①

位置決め画像から基準断面まで

例①：事前のPET/CT検査で以下の画像が得られている場合の検査（胸腺腫）

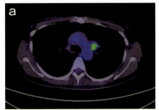

a 断面は気管分岐手前で大動脈弓より足側，下行大静脈1時方向にFDGの集積亢進があるのがわかる

撮像対象が特定の臓器や解剖でなく「○○辺りにある〜」のような依頼であった場合は，依頼書に書いてある部位または他モダリティで撮影された画像（CT画像・X線画像）からあらかじめ目星をつけておくことが重要

位置決め画像：3方向

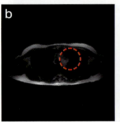 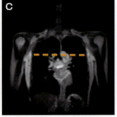 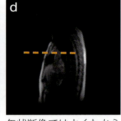

b 横断像でPET検査と同様の断面が得られた
c 気管分岐部が確認できる
d 矢状断像ではよくわからない

最初の位置決め画像でよくわからなかった場合は，FOVを小さくしたり，分解能を少し上げて位置決め画像を取得するなど，病変を捉えるまで何度か撮像する必要がある

横断像撮像

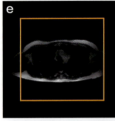 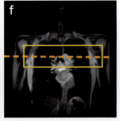 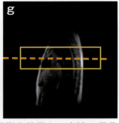

この例の撮像対象は大血管に接しているため，心電同期を使用かつ血液の信号を抑制するblack-blood（BB）法を用いる必要がある

対象周囲の脂肪抑制のために

局所シミングを設定し磁場均一性を高める

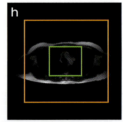

h 緑枠以外は脂肪抑制が効かない場合があるが，対象周囲の脂肪信号が抑制されるため効果的

局所シミングで設定した領域以外は脂肪抑制不良となる場合があるので，検査対象の脂肪信号が抑制されているか確認する

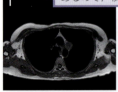 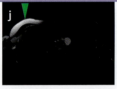 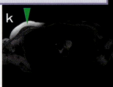 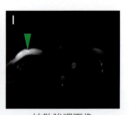

i BB法T1強調画像 横断像[CST-2]
j BB法脂肪抑制T2強調画像 横断像[CST-4]
k BB法脂肪抑制T1強調画像 横断像[CST-3]
l 拡散強調画像 横断像[CST-1]

Point 造影前後で撮像するシーケンスを同一にし，造影前の信号強度に比べて造影後どのようになったかわかるようにする

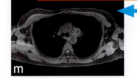 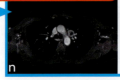 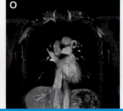 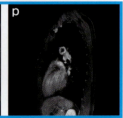

m 造影前脂肪抑制T1強調画像 横断像[CST-5]
n 造影後脂肪抑制T1強調画像 横断像
o 造影後脂肪抑制T1強調画像 冠状断像
p 造影後脂肪抑制T1強調画像 矢状断像

胸部－撮像範囲・断面②

例②：事前のCT検査で以下の画像が得られている場合の検査（食道癌）

> **Point** 位置決め画像をSSFPシーケンスを使用し呼吸停止下・心電同期なしで撮像すると，血液の信号強度が高信号となり広範囲をコントラスト良く捉えることができるため，その後の撮像計画が容易となる

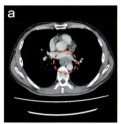
a
CT画像 横断像

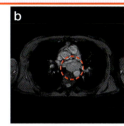
b
SSFP 横断像[CST-6]

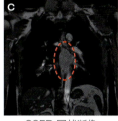
c
SSFP 冠状断像

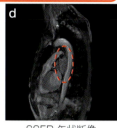
d
SSFP 矢状断像

モーションアーチファクト低減のために

T2強調画像 横断像（呼吸停止下・心電同期なし）[CST-7]

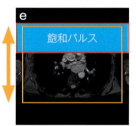
e

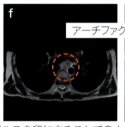
f

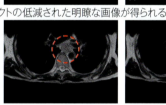
g アーチファクトの低減された明瞭な画像が得られる

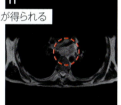
h

位相方向A-Pで呼吸停止下で撮像。飽和パルスを印加することで息止め不良からの呼吸による（胸壁の動きによる）アーチファクトや心電同期なしでも心拍動の影響を抑えることができる

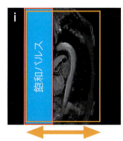
i

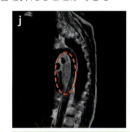
j

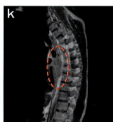
k

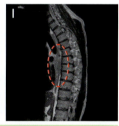
l

T2強調画像 矢状断像（呼吸停止下・心電同期なし）

■胸部の撮像シーケンス例：1.5T

	CST-1	CST-2	CST-3	CST-4	CST-5	CST-6	CST-7
画像種と断面	DWI tra	fsT1w tra	BB-T1w tra	BB-fsT2w tra	fsT1w tra	SSFP tra	T2w tra
シーケンス情報	2D-EPI	3D-GRE	2D-TSE	2D-TSE	3D-GRE	2D-SSFP	2D-TSE
FOV[mm]	350	350	350	350	350	350	300
TR[ms]	2800	4.62	857	1714	4.62	3.71	2400
TE[ms]	65	2.27	12	70	2.27	1.86	80
フリップ角	90	15	90	90	15	80	90
スライス厚	5	4	5	5	4	5	3
スライスギャップ	0	−2	5	5	−2	0.5	0.3
Matrix	128*101	224*202	256*159	256*203	224*202	240*333	384*328
バンド幅[Hz/px]	2122	361	543	302	361	772	235
ETL	41	15	9	23	15	116	20
加算回数	2	1	1	1	1	1	1
脂肪抑制	CHESS	CHESS	―	CHESS	CHESS	―	―
スライス枚数	20	50	6	6	1	24	3

胸部 胸部MRA－ポジショニング

ポジショニングをする前に 心電同期/脈波同期のどちらを用いるか決める

心電同期を選択する場合

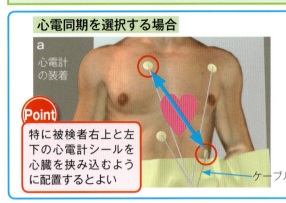

a 心電計の装着

Point 特に被検者右上と左下の心電計シールを心臓を挟み込むように配置するとよい

ケーブルは足側へ延ばす

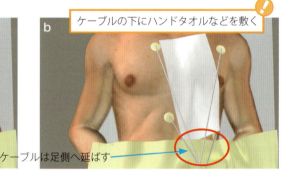

b ケーブルの下にハンドタオルなどを敷く

脈波同期を選択する場合

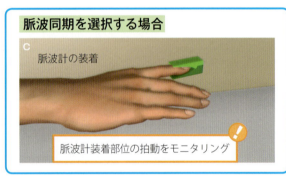

c 脈波計の装着

脈波計装着部位の拍動をモニタリング

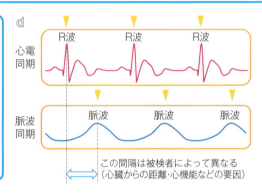

d 心電同期 R波 R波 R波
脈波同期 脈波 脈波 脈波

この間隔は被検者によって異なる（心臓からの距離・心機能などの要因）

呼吸同期撮像の準備

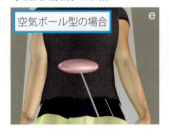
e 空気ボール型の場合

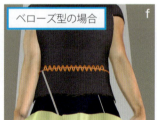
f ベローズ型の場合

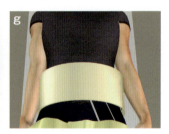
g

ポジショニング 撮像中心が胸部中央となる場合と同様の体勢

head-firstでの撮像準備

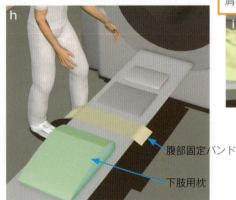
h 腹部固定バンド / 下肢用枕

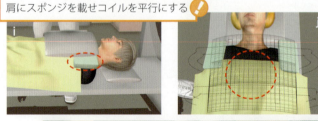
i 肩にスポンジを載せコイルを平行にする
j

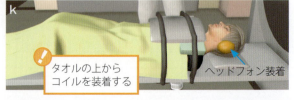
k タオルの上からコイルを装着する / ヘッドフォン装着

胸部MRA－撮像範囲・断面①

位置決め画像から撮像まで 非造影MRA・脈波同期使用の場合

①位置決め画像：3方向

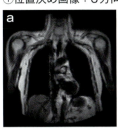
a

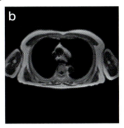
b

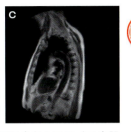
c

Point
上行大動脈と下行大動脈が含まれる1枚のスライスを設定する

②横断像と矢状断像を参照し、胸部大動脈を範囲に含む1スライスを設定する（同一スライスでdelay timeを変化させて撮像する）

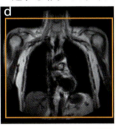
d

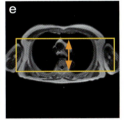
e

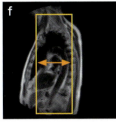
f

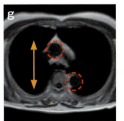
g

位置決め画像の横断像や矢状断像で範囲を確認し100～150mmのスライス厚に設定する

（次ページへつづく）

脈波同期撮像におけるdelay timeとデータ収集について

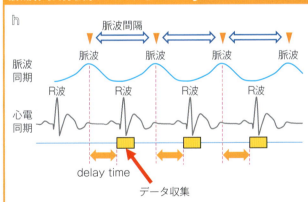
h

Point
- 心電同期や脈波同期撮像を行う理由は心拍動に伴う血液流速の変化を利用し、心臓の拡張期と収縮期の血液信号の差分による血液の信号を得たいからである
- 指からの脈波信号を得て同期する場合、心臓からの拍動は一定時間遅延して拍動となるため、実際の心臓の収縮・拡張のタイミングとずれが生じている
- 左の例では脈波同期にて拡張期にあたるdelay timeを設定したが心臓では収縮期に相当する
- この点を注意しながら設定する必要がある

脈波同期を用いdelay timeを変化させて撮像した画像（冠状断像）[CMA-1]

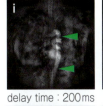
i
delay time : 200ms

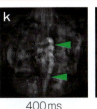
j
300ms

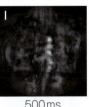
k
400ms

l
500ms

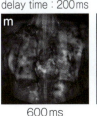
m
600ms

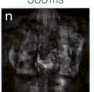
n
700ms

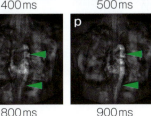
o
800ms

p
900ms

下行大動脈が描出されている（緑矢頭）画像は下行大動脈の血流が比較的遅い時相（拡張期）であるので、差分には下行大動脈が描出されているものといないものの組み合わせを選択するとよい

胸部MRA－撮像範囲・断面②

（前ページのつづき）

③「②」で得られた画像を差分し，大動脈が高信号で描出されている拡張期と収縮期の組み合わせを探す（拡張期から収縮期を引くと動脈が残る）

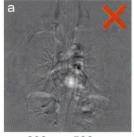
a
200ms－500ms

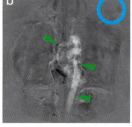
b
200ms－600ms

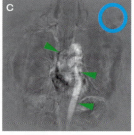
c
200ms－700ms

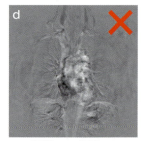
d
200ms－800ms

④本スキャンのための冠状断面を設定し，③で決定したdelay timeでそれぞれ撮像する

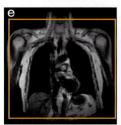
e

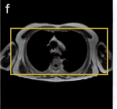
f

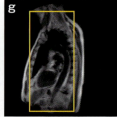
g

位置決め画像3方向より検査目的とする範囲（血管）が含まれているか確認する

> 撮像は呼吸同期にて行うため，被検者は自由呼吸下で安静にしているのみでよいが，収縮期および拡張期を得るまでに被検者に動かないように声を掛けておく

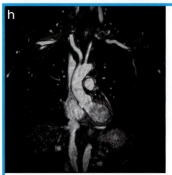
h
脈波同期delay time 200msで撮像された画像（拡張期に相当）
[CMA-2]

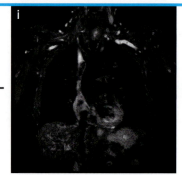
i
脈波同期delay time 600msで撮像された画像（収縮期に相当）
[CMA-2]

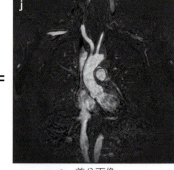
j
差分画像

差分画像をMIP処理することにより全体像を描出できる

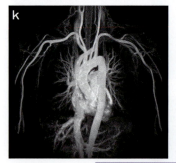
k

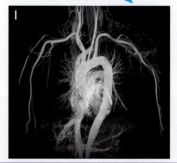
l

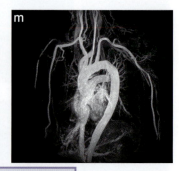
m

> 心臓周囲血流の緩急は複雑であるため完全な動静脈分離は難しい場合が多い．ワークステーションなどでの事後処理を必要とする場合がある

胸部

胸部MRA－撮像範囲・断面③
造影MRAの場合

位置決め画像から撮像まで 造影MRA（キーホールイメージングを用いた4D・MRA）の場合

①位置決め画像と範囲の決定

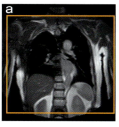
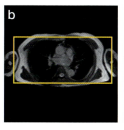
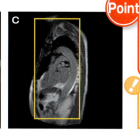

Point
被検者の息止め時間の限界を考慮しながら撮像時相を調整する。1時相当たりの撮像時間はk-spaceの大きさに対しどのくらいのデータを埋めるかによって変化する

目的とする血管が含まれることを基本に折り返しが生じないようにオーバーサンプリングを設定する

②キーホール（key hole）イメージング

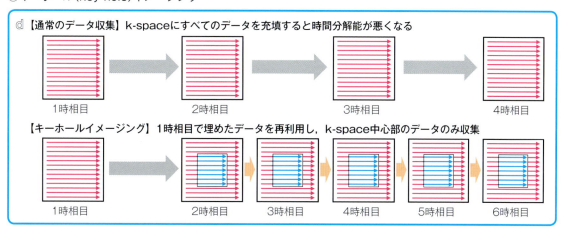

d【通常のデータ収集】k-spaceにすべてのデータを充填すると時間分解能が悪くなる

【キーホールイメージング】1時相目で埋めたデータを再利用し，k-space中心部のデータのみ収集

③キーホールイメージングで撮像された画像[CMA-3]を1時相目（単純画像）から差分しMIP処理

キーホールイメージングを用いることで高い時間分解能となり動静脈瘻を描出することができた例

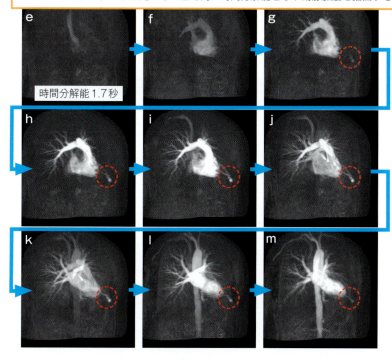

時間分解能1.7秒

左肺動静脈瘻（DSA画像）

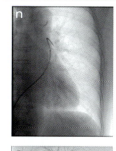

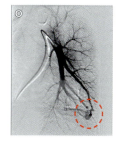

胸部MRA－症例

症例：右肺動静脈瘻・動静脈奇形

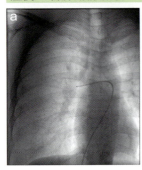
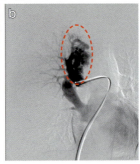
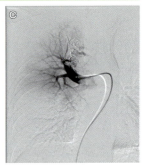

右肺動静脈瘻
動静脈奇形に対して
コイル塞栓術施行

異常血管は塞栓された

コイル塞栓術後のフォローアップの造影MRA（キーホールイメージング）[CMA-3]

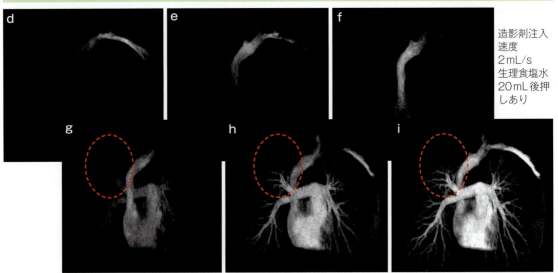

造影剤注入
速度
2 mL/s
生理食塩水
20 mL 後押
しあり

3次元収集のため多方向から観察したり，重なる血管を除去したり画像処理することができるため有用性がある

■胸部MRAの撮像シーケンス例：1.5T

	CMA-1	CMA-2	CMA-3
画像種と断面	delay time検索 cor	非造影MRA cor	KeyholeMRA cor
シーケンス情報	2D-TSE	3D-TSE	3D-T1FFE
FOV[mm]	400	400	450
TR[ms]	1622	1714	2.57
TE[ms]	82	76	1.01
フリップ角	90	90	30
スライス厚	100	2.4	4
スライスギャップ	0	−1.2	−2
Matrix	256*256	256*256	368*255
バンド幅[Hz/px]	737	1116	1087
ETL	83	83	1
加算回数	1	1	1
TI[ms]	—	170	—
スライス枚数	1	140	75*14phases

k-spaceの25%を更新

腹部－撮像準備

【入室前特に気を付けること】
- ☑ ヘアピン
- ☑ イヤリング
- ☑ 補聴器
- ☑ ウイッグ
- ☑ コンタクトレンズ
- ☑ 目の周りの化粧
- ☑ 入れ歯

> 近年の補聴器は小型で目立ちにくく，被検者自身も装着している意識が低い場合があるので，問診票を確認するとともに，口頭で再確認する

【準備するもの】
- ☑ 耳栓またはヘッドフォン
- ☑ 下肢用枕（脚の下へ挿入する）

> 呼吸停止下で撮像を行うためヘッドフォン装着は必須

【装着するもの】
- ☑ ヘッドフォン
- ☑ 緊急ブザー
- ☑ 酸素飽和度モニター（造影時）
- ☑ 呼吸センサー
- ☑ 心電計（脈波計）

【撮像体位】
- 仰臥位・head-first

【基準位置（コイル中心）】
対象部位中心
- コイル上縁：剣状突起
- コイル下縁：腸骨稜

> 皮膚の露出している部分のガントリーへの直接の接触を避ける。体格的に難しい場合はハンドタオルなどを間にはさむ

【気を付けること】
- ☑ 閉所恐怖感はないか
- ☑ ガントリー内部に肌が直接触れていないか
- ☑ ループ形成はないか（腕組みなど）
- ☑ コイルのケーブルが皮膚に直接触れていないか

> 胸腹部上で手を組む体勢は被検者にとって楽な体勢である場合があるが，ループ形成を避けるため手を組ませないように注意する

【画像履歴・患者情報の確認】
- ☑ 他モダリティで撮像された情報の確認（X線画像・CT画像など）

【撮像シーケンス選びのポイント】
- 肝臓（肝特異性造影剤（Gd））　：ダイナミック必須・造影剤投与20分以降肝細胞相撮像
- 肝臓（肝特異性造影剤（SPIO））：投与後10分以降 $T2^*$（T2）強調画像
- MRCP　　　　　　　　　　　：3D-TSEでのT2強調画像・MIP処理
- 腎臓　　　　　　　　　　　：ダイナミック必須
- 副腎　　　　　　　　　　　：opposed-phase必須
- 腹部MRA　　　　　　　　　：造影MRA（造影剤モニタリング）
　　　　　　　　　　　　　　　非造影MRA（心電または脈波同期＋呼吸同期）
- 腎MRA　　　　　　　　　　：SSFP横断像・MIP処理

腹部

腹部－ポジショニング

準備とコイル配置

被検者が寝る前の準備

腹部検査に呼吸同期が必要な時があるため装着する

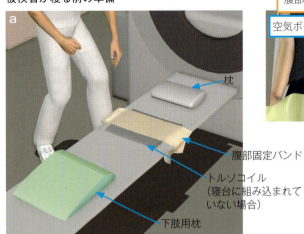
a
- 枕
- 腹部固定バンド
- トルソコイル（寝台に組み込まれていない場合）
- 下肢用枕

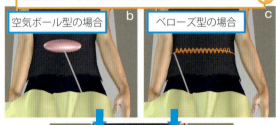
b 空気ボール型の場合
c ベローズ型の場合
d ベルトでしっかり固定すると感度が向上する

ポジショニング

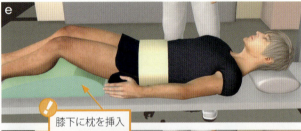
e 膝下に枕を挿入

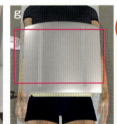
g

Point
コイル上縁を剣状突起から下縁を腸骨稜まで含めると上腹部の臓器（肝臓・膵臓・脾臓・腎臓）を含むことができる

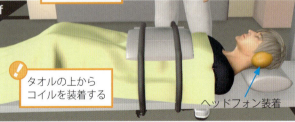
f タオルの上からコイルを装着する／ヘッドフォン装着

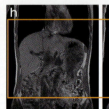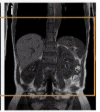
h i 剣状突起から腸骨までに腹部主要臓器は含まれる

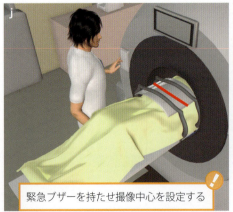
j 緊急ブザーを持たせ撮像中心を設定する

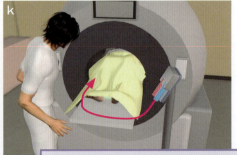
k 造影剤を使用する場合，静脈路が検査中寝台に挟まることがないようにケーブル類は寝台上に収める
造影剤使用の場合は酸素飽和度モニターを装着する

腹部

肝臓 ― 撮像範囲・断面①
位置決め画像から撮像まで

使用造影剤と撮像メニュー

肝臓検査に用いられる造影剤は，T1短縮効果を利用する肝特異性造影剤（Gd）とT2短縮効果を利用する肝特異性造影剤（SPIO）がある．使用造影剤により投与からの撮像メニューが異なる．

肝特異性造影剤（Gd）使用の場合の検査例
位置決め → T1強調画像 → ダイナミック撮像 → T1強調画像 → 拡散強調画像 → 肝細胞相
造影剤投与 ← 20分以上空ける →

肝特異性造影剤（SPIO）使用の場合の検査例
位置決め → T1強調画像 → T2強調画像 → 拡散強調画像 → T2*（T2）強調画像
造影剤投与 ← 10分以上空ける →

位置決め画像から撮像まで

吸気位置決め画像：3方向

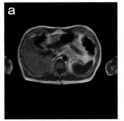
a 横断像

b 冠状断像

c 矢状断像

呼気位置決め画像：3方向

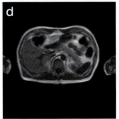 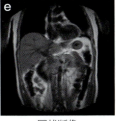 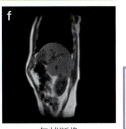

d 横断像　　e 冠状断像　　f 矢状断像

Point
呼吸同期撮像を行う予定の場合は，吸気に加えて呼気での位置決め画像を得ておく

同位置での撮像

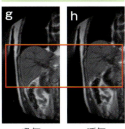

g 吸気　　h 呼気

呼吸同期での撮像は通常，呼気状態でデータ収集を行うため吸気の位置決め画像で合わせた範囲は呼気では位置が異なる

横断像撮像：肝臓が含まれるように範囲を設定する

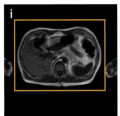 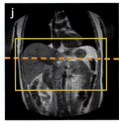 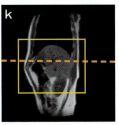

i　　　j　　　k

矩形FOVの利用

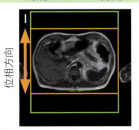

l （位相方向）

腹部撮像ではR-L方向に上肢があるため，位相方向をA-Pに設定したうえで矩形FOVを用いて撮像時間短縮を図る．

肝臓検査では医師の指示により冠状断像・矢状断像も求められる場合があるが，基本横断像で撮像される．複数回での息止め撮像で同じ断面が得られるように，撮像前に被検者に複数回息止めがあることを説明し，再現性が良い呼吸停止になるようにコミュニケーションをとっておくとよい．横断像の撮像範囲は呼吸により変動することも考慮して肝臓上縁・下縁ともに余裕をもってスライス設定する．

腹部　肝臓－撮像範囲・断面②
呼吸同期，グラジエントエコー法

呼吸同期（横隔膜モニタリング）撮像について

被検者の自由呼吸下で横隔膜（肺/肝臓境界）部分の信号を経時的に得ることで，被検者の呼吸状態をモニタリングできる。呼気時は比較的肝臓の動きが少ない時間が長いため，呼気のタイミングでデータを収集することで，呼気停止と同様の画像を得ることができる。

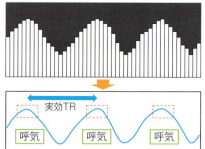

自由呼吸下では呼吸に合わせて肝臓が頭尾方向に移動する

経時的に観察すると肝臓（横隔膜）の上下を波形で表すことができる

橙色枠内の信号を得ると
肺からは信号が得られない→黒
肝臓からは信号が得られる→白

呼気

実効TR

呼気　呼気　呼気

TRは被検者の呼吸間隔によって決まる

呼吸間隔は1～2秒であるため（実効TRが長くなるため），T1強調画像には不向きである

腹部に装着する空気ボールやベローズはあくまでも呼吸によって変化した空気量を観察しているため，被検者の胸式呼吸・腹式呼吸によっても波形変動に差が生じる。横隔膜モニタリングは実際に撮像しようとしている肝臓の動きに合わせた同期となるため精度が高い。

息止め撮像について

息止め撮像は，被検者の状態にもよるが15秒～20秒がしっかり息を止めることができる限界となる場合が多い。画像の分解能を上げようとするとどうしても息止め時間が長くなり画像を数枚単位で分割して撮像しなければならなくなる。肝臓すべてを分割息止めで撮像すると呼吸停止位置の差異によりスライス位置が異なり連続した横断像が得られない場合がある。

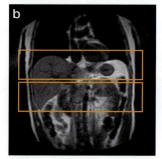

【例】スライス厚6mm，スライスギャップ1mm，15枚を2回撮像して肝臓全体をカバー

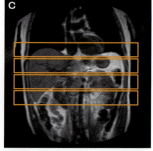

【例】スライス厚6mm，スライスギャップ1mm，5枚を4回撮像して肝臓全体をカバー

グラジエントエコー法T1強調画像 [LVR-1]

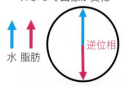

信号収集のタイミング（TEの違い）によって画像が変化

水　脂肪

opposed-phase　in-phase

（1.5Tの場合）　TE≒2.23ms　TE≒4.46ms
（3.0Tの場合）　TE≒1.12ms　TE≒2.23ms

逆位相で信号低下→同一ピクセルに水と脂肪が混在

in-phase　　opposed-phase

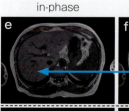

非脂肪肝被検者

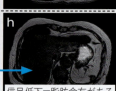

脂肪肝被検者

信号低下＝脂肪含有がある

腹部 肝臓－撮像範囲・断面③
Gd造影剤

肝特異性造影剤（Gd）ダイナミック撮像について

- Gd-EOB-DTPAは特異的に正常な肝細胞に取り込まれるため、造影剤注入後20分以後では正常肝臓のT1値が短縮し、T1強調画像で高信号を示す。肝細胞癌では動脈相で早期濃染し門脈相で内部洗い出し（washout）と辺縁増強効果を示す特徴があることからダイナミック撮像が求められる。MRIはCTに比べて1相あたりの撮像時間が長いが、タイミングをしっかり合わせ撮像することによって病変の特徴を描出することができる。
- CTではボーラストラッキング法で大動脈のCT値をモニタリングすることによりタイミングを合わせているが、MRIの信号強度は相対値であるため数値的にタイミングを計ることはできない。
- MRIでは厚いスライス1枚の冠状断像で静脈から注入された造影剤の流れをモニタリングし下行大動脈に達したところでモニタリング撮像を止め、息止めの合図をしてからダイナミック撮像へと移行する手法で検査を行う。

造影剤モニタリング撮像のスライス設定
80〜100mmの厚いスライス1枚を冠状断で設定する

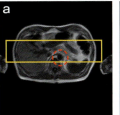
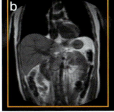
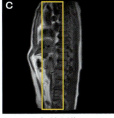

a 横断像　　b 冠状断像　　c 矢状断像

スライスの背側に腹部大動脈が含まれるように設定する❗

造影開始までの手順
モニタリング位置の決定
↓
単純画像に問題がないか確認
↓
モニタリング撮像開始
↓
造影剤注入開始
↓
下行大動脈に造影剤到達
↓
モニタリング撮像停止
↓
被検者に息止めの合図
↓
ダイナミック撮像開始

①造影剤が上大静脈から右心房→右心室→肺動脈へと流れる

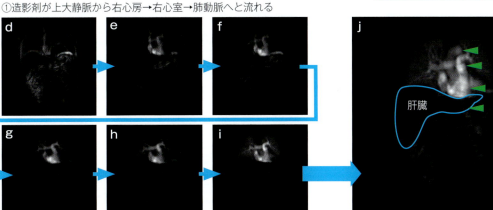

②肺動脈末梢まで造影剤が到達し肺全体の信号が上昇

③大動脈まで到達し下行大動脈が描出
＝モニタリング撮像を停止し息止めの合図で撮像する

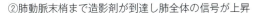
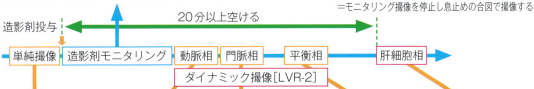

造影剤投与　←　20分以上空ける　→

単純撮像 ｜ 造影剤モニタリング ｜ 動脈相 ｜ 門脈相 ｜ 平衡相 ｜ 肝細胞相

ダイナミック撮像[LVR-2]

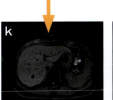
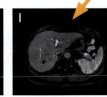
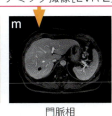
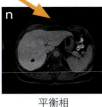
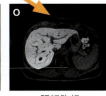

k 単純画像　　l 動脈相　　m 門脈相　　n 平衡相　　o 肝細胞相

注：肝硬変患者では、20分では不十分な場合や長く待っても良好なコントラストが得られない場合がある。

腹部　肝臓－撮像範囲・断面④

SPIO

肝特異性造影剤（SPIO）での撮像について

肝特異性造影剤（SPIO）使用の場合の検査例

位置決め → T1強調画像 → T2強調画像 → 拡散強調画像 → 造影剤投与 → 10分以上空ける → T2*（T2）強調画像

超常磁性酸化鉄（SPIO）は肝臓の細網内皮系（クッパー細胞）に取り込まれT2短縮効果を示す。クッパー細胞を有さない肝臓の悪性腫瘍ではT2短縮効果が起こらないため、造影後はT2*強調画像（T2強調画像）を撮像すると正常な肝臓が信号低下することから悪性腫瘍とコントラストをつけることが可能になる。
TE設定を通常のT2強調画像よりも長く設定することで悪性腫瘍とのコントラストが向上する。

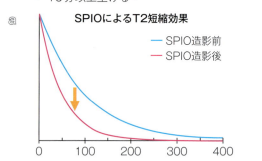

a　SPIOによるT2短縮効果
　　― SPIO造影前
　　― SPIO造影後
造影剤が取り込まれた肝臓はT2値が短縮し信号が低下する

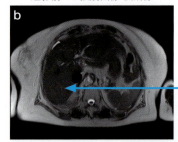

b　造影前 T2強調画像 横断像

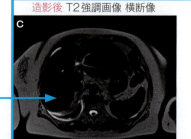

c　造影後 T2強調画像 横断像

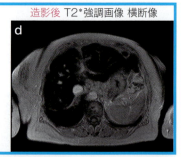

d　造影後 T2*強調画像 横断像

SPIOのT2短縮効果によって造影後は肝臓の信号が低下　　[LVR-6]

T2強調画像と脂肪抑制T2強調画像

T2強調画像において肝細胞癌の信号強度は嚢胞や血管腫の信号強度に比べて淡く描出される場合がある。MR画像でのT2強調画像は高速スピンエコー法で撮像されるため、脂肪信号の高信号化（反復RF印加に起因するj-coupling dephasingの阻害によるT2値延長）により腹部の脂肪（皮下脂肪・内臓脂肪）は高信号に得られる。MR画像は信号強度の相対値表示であるため、周囲脂肪の高信号により肝臓内での淡い高信号を検出させづらくしている。これを避けるため、肝臓に限らず脂肪抑制法を併用したT2強調画像を得ることで淡い信号強度を検出しようと工夫されている。

同一被検者のT2強調画像（e）と脂肪抑制T2強調画像（f）

[LVR-4]　e　　　　　　　　　f　　[LVR-3]

撮像条件やシーケンスにより異なるがT2強調画像（e）の肝臓が低信号なのではなく、脂肪信号の高信号により相対的に低信号に観察されている（緑矢印）。脾臓の信号強度においても同様（橙矢印）。

腹部 肝臓－症例

3T-肝特異性造影剤での検査例（症例：肝細胞癌）

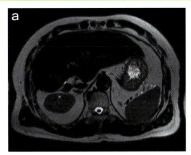
T2強調画像[LVR-10]

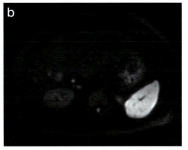
拡散強調画像[LVR-11]

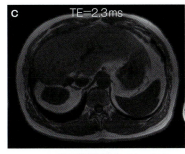
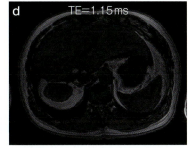
T1強調画像（c：in-phase, d：opposed-phase）[LVR-7]

ダイナミック撮像[LVR-8]（動脈相で早期濃染→門脈相で洗い出し→肝細胞相で低信号）

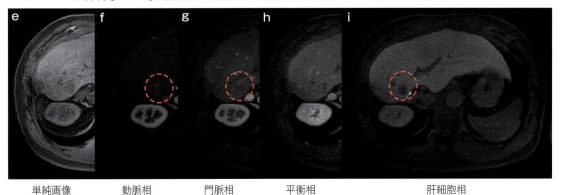

e 単純画像　　f 動脈相　　g 門脈相　　h 平衡相　　i 肝細胞相

なぜ単純T1強調画像で肝臓が白いのか？

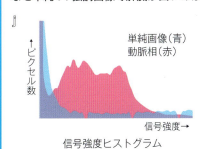

単純画像（青）
動脈相（赤）

↑ピクセル数
信号強度→
信号強度ヒストグラム

単純画像が白く表示されているのは造影前で全体的に信号強度が低いためである。肝細胞相での肝臓の高信号は造影剤によるT1短縮効果を反映したもの

腹部 肝臓－撮像条件

■肝臓の撮像シーケンス例：1.5T

	LVR-1	LVR-2	LVR-3	LVR-4	LVR-5	LVR-6
画像種と断面	dual echo tra	dynamic tra	fsT2w tra	T2w tra	DWI tra	T2star tra
シーケンス情報	2D-GRE	3D-GRE	2D-TSE	2D-SSTSE	2D-EPI	2D-GRE
FOV[mm]	350	350	350	350	350	325*400
TR[ms]	160	4.62	2400	507	3000	120
TE[ms]	4.6/2.3	2.27	80	200	66	9.53
フリップ角	80	15	90	90	90	55
スライス厚	6	4	6	3	6	6
スライスギャップ	1	−2	1	0.5	1	0
Matrix	256*205	224*202	384*340	256*205	128*102	320*156
バンド幅[Hz/px]	521	361	227	411	2433	260
ETL	2	30	20	88	43	1
加算回数	1	1	1	1	2	1
脂肪抑制	－	CHESS	CHESS	－	CHESS	－
スライス枚数	15*2	100	30	60	30	6*5

■肝臓の撮像シーケンス例：3T

	LVR-7	LVR-8	LVR-9	LVR-10	LVR-11
画像種と断面	dual echo tra	dynamic tra	fsT2w tra	T2w tra	DWI tra
シーケンス情報	3D-GRE	3D-GRE	2D-TSE	2D-SSTSE	2D-EPI
FOV[mm]	400	400	400	400	400
TR[ms]	3.51	2.95	1200	1252	5000
TE[ms]	1.15/2.3	1.36	70	179	58
フリップ角	10	12	90	90	90
スライス厚	6	4	5	3	5
スライスギャップ	−3	−2	0	0	0
Matrix	256*204	232*227	368*318	264*210	112*221
バンド幅[Hz/px]	1799	739	237	603	2695
ETL	214	22	16	97	83
加算回数	1	1	1	1	1
脂肪抑制	－	CHESS	CHESS	－	CHESS
スライス枚数	60	90	36	60	88

腹部 MRCP（膵臓・膵管・胆管）－撮像範囲・断面①

検査前の前処置　MRI用経口消化管造影剤を飲用させる

磁気共鳴胆管膵管造影検査（MRCP：magnetic resonance cholangiopancreatography）は膵臓・胆嚢・膵管・胆管を対象としているが，膵管・胆管の描出はそれぞれ膵液・胆汁のT2値が比較的長いことを利用して，T2強調画像を中心に撮像が行われる。水（液体）はT2強調画像で高信号で描出されるため，腹部の撮像において胃液や腸液が膵管・胆管と重なると観察しづらい。

経口消化管造影剤飲用なし

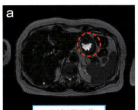
a T2強調画像

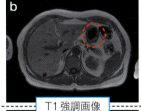
b T1強調画像

胃液が
T2強調画像で高信号
T1強調画像で低信号
（水信号の一般的な描出）

経口消化管造影剤を飲用

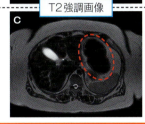
c T2強調画像

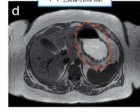
d T1強調画像

胃液が
T2強調画像で低信号
T1強調画像で高信号
（経口消化管造影剤の効果）

Point MRI用経口消化管造影剤はT2値短縮効果・T1値短縮効果の両方を有するため，T2強調画像で利用するときは「陰性造影剤」，T1強調画像で利用する場合は「陽性造影剤」として働く

位置決め画像から撮像まで

横断像： 位置決め3方向を参照し設定　　**Point** 横断像は膵臓が撮像範囲に含まれているか撮像後確認する

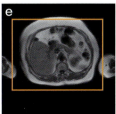
e 横断像

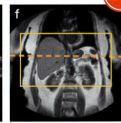
f 冠状断像

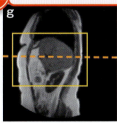
g 矢状断像

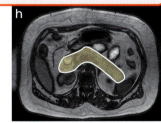
h 膵臓は横断像で「ヘ」の字を示す

⚠ 膵臓の範囲確認はT1強調画像でのopposed-phaseが最適　　十二指腸辺縁に縁取り線が現れるので視認しやすい

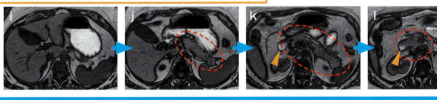
i　j　k　l

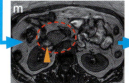
m

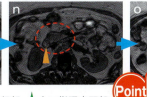
n

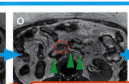
o

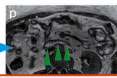
p

[MCP-1]　▲十二指腸下行部　▲十二指腸水平部

Point 横断像尾側は十二指腸水平部が確認できるところまで含める（膵頭部腫大の場合もあるので膵臓位置も確認する）

腹部 MRCP（膵臓・膵管・胆管）－撮像範囲・断面②

3D収集-脂肪抑制T2強調画像：膵管・胆管の3次元的描出目的

 胆囊・膵臓が含まれるように範囲を設定する

 胆囊は腹側・膵尾部は背側に位置するため，冠状断での撮像は薄いスライス厚設定では枚数が増加し，どうしても撮像時間がかかってしまう。
（肝内胆管の描出など描出範囲に指示がある場合はやむをえない）

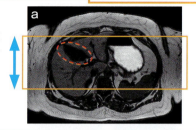
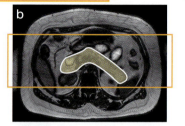

 およそ膵尾部の傾きにスライス角度を合わせた斜冠状断での撮像は，胆囊・膵臓を最小限のスライス枚数で撮像することが可能である。
（肝内胆管の描出など描出範囲に別途指示がある場合は不向き）

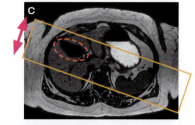
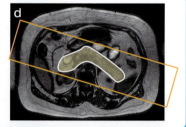

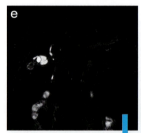
[MCP-4]

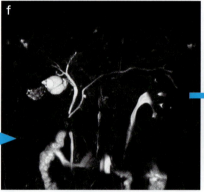
撮像された元画像をMIP処理
尿管・腸管など背景不要構造を処理

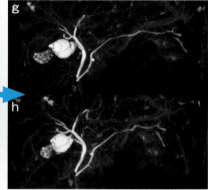
回転表示

■MRCPの撮像シーケンス例：1.5T

	MCP-1	MCP-2	MCP-3	MCP-4	MCP-5	MCP-6
画像種と断面	dual echo tra	T2w tra	fsT2w tra	MRCP 3D	MRCP 2D	SSFP cor
シーケンス情報	2D-FFE	2D-SSTSE	2D-TSE	3D-TSE	2D-TSE	2D-SSFP
FOV[mm]	350	350	350	280	280	320
TR[ms]	160	552	1200	1438	8000	3.18
TE[ms]	2.3	200	80	600	800	1.59
フリップ角	80	90	90	90	90	80
スライス厚	6	6	6	2	50	7
スライスギャップ	0	0	0	−1	0	−5
Matrix	256*205	256*204	384*343	256*256	512*256	176*176
バンド幅[Hz/px]	521	446	228	543	296	722
ETL	2	96	20	128	256	146
加算回数	1	1	1	1	1	1
脂肪抑制	—	—	CHESS	CHESS	—	—
スライス枚数	15*2	30	30	80	1	60

腹部 副腎－撮像範囲・断面

位置決め画像から撮像まで

位置決め画像：3方向－横断像断面設定

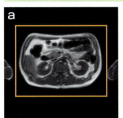
a 横断像

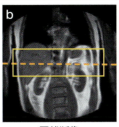
b 冠状断像

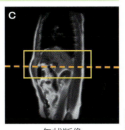
c 矢状断像

冠状断像断面設定（症例：左副腎皮質腺腫）[ADR-1]

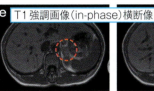
e T1強調画像（in-phase）横断像

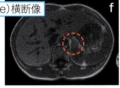
f

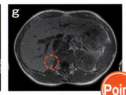
g

冠状断を設定する場合は両副腎を横断像で確認し副腎が十分含まれる範囲で設定する。opposed-phaseは内臓脂肪と副腎の境界にblack bandが現れるため視認しやすい

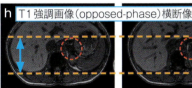
h T1強調画像（opposed-phase）横断像

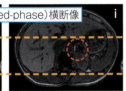
i

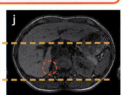
j

⚠ 副腎皮質腺腫を疑う場合，脂質含有の有無がポイントとなる。opposed-phaseで副腎が低信号の場合，脂質が含まれているということになる

d

Point 副腎の位置は腎臓の上極またはそれよりも頭側に位置するので，右腎臓の上極より頭側を撮像範囲とするとよい

横断像での副腎の見つけ方は形状の特徴から探すとよい

右副腎は三日月状
左副腎は人字状

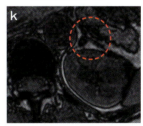
左副腎 T1強調画像 横断像（opposed-phase）

■ 副腎の撮像シーケンス例：1.5T

	ADR-1	ADR-2	ADR-3	ADR-4	ADR-5	ADR-6	ADR-7
画像種と断面	dual echo tra	dual echo cor	T2w tra	fsT2w tra	DWI tra	dynamic tra	fsT1w cor
シーケンス情報	2D-GRE	2D-GRE	2D-SSTSE	2D-TSE	2D-EPI	3D-GRE	3D-GRE
FOV[mm]	350	350	350	350	350	350	350
TR[ms]	160	160	495	1200	1400	4.73	4.62
TE[ms]	4.6	4.62	200	80	66	2.33	2.27
フリップ角	80	80	90	90	90	15	10
スライス厚	4	4	4	4	4	4	4
スライスギャップ	0	0	0	0	0	−2	−2
Matrix	288*216	288*244	288*229	352*271	128*99	256*204	224*202
バンド幅[Hz/px]	522	522	395	218	2433	362	361
ETL	2	2	86	20	37	30	26
加算回数	1	1	1	1	2	1	1
脂肪抑制	―	―	―	CHESS	CHESS	CHESS	CHESS
スライス枚数	15*2	15	30	60	30	100	80

腹部 腎臓－撮像範囲・断面

位置決め画像から撮像まで

位置決め画像：3方向

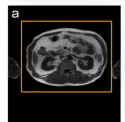
a 横断像

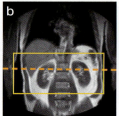
b 冠状断像

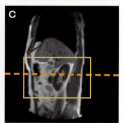
c 矢状断像

造影剤モニタリング

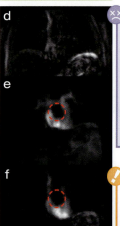

d
e
f
g

左房が高信号になったこのタイミングでGo

> 腎動脈は大動脈より直接分岐しているため，腹部大動脈を視認してから息止めの合図をしたのでは腎髄質が造影されてしまう（腎静脈に造影剤が流入してしまう）

> ⚠ 造影剤モニタリングでは左房の信号が上昇したらすぐにモニタリングを停止して撮像に移行するとよい（k-space中心のデータを埋めるのを撮像後1～2秒にしておく）

腎臓ダイナミック撮像[RNL-6]

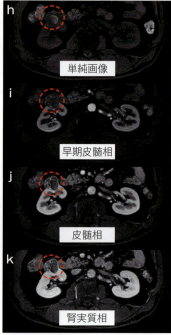

h 単純画像
i 早期皮髄相
j 皮髄相
k 腎実質相

症例：右腎細胞癌
単純画像で高信号は出血を示す

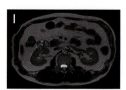
l T2強調画像[RNL-2]

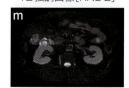
m 脂肪抑制T2強調画像[RNL-3]

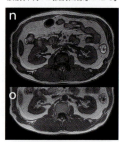
n
o T1強調画像[RNL-1]

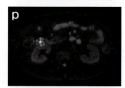
p 拡散強調画像[RNL-4]

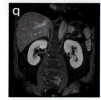
q 造影後脂肪抑制T1強調画像[RNL-7]

■腎臓の撮像シーケンス例：1.5T

	RNL-1	RNL-2	RNL-3	RNL-4	RNL-5	RNL-6	RNL-7
画像種と断面	dual echo tra	T2w tra	fsT2w tra	DWI tra	SSFP tra	dynamic tra	fsT1w cor
シーケンス情報	2D-FFE	2D-SSTSE	2D-TSE	2D-EPI	2D-B-TFE	3D-GRE	3D-GRE
FOV[mm]	350	350	350	350	320	350	350
TR[ms]	160	540	2700	1400	3.18	4.73	4.63
TE[ms]	2.3	200	80	66	1.59	2.33	2.27
フリップ角	80	90	90	90	80	15	10
スライス厚	6	6	6	6	6	4	4
スライスギャップ	0	0	0	0	-2	-2	-2
Matrix	320*239	320*240	304*110	128*99	176*176	256*192	224*202
バンド幅[Hz/px]	521	417	392	2433	722	362	361
ETL	2	92	23	37	146	30	26
加算回数	1	1	1	2	1	1	1
脂肪抑制	—	—	CHESS	CHESS	CHESS	CHESS	CHESS
スライス枚数	15*2	30	30	30	30	100	80

| 腹部 | # 腹部MRA－撮像範囲・断面①
造影MRAの場合

- 造影前に脂肪抑制T1強調画像を撮像し，それと同じシーケンスで造影剤注入後タイミングよく撮像を行い事後処理にて差分をすることにより血管（血液）の信号強度を得る方法。
- 息止めが必要であり，造影前後での息止めの程度や，腸管の動きのため完全に背景信号が差分されない場合がある。その場合，末梢の血管の描出が低下する。

位置決め画像から撮像まで

位置決め画像：3方向－横断像断面設定

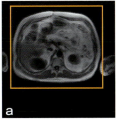 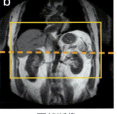 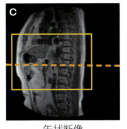

a 横断像　　b 冠状断像　　c 矢状断像

※例は横断像での断面設定（冠状断像では広い範囲を撮像可能だが，折り返しも考慮する必要あり）

造影剤モニタリング

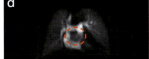
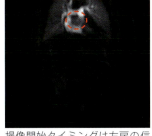

d 撮像開始タイミングは左房の信号上昇を認めた時点

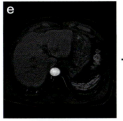 － 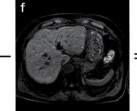 ＝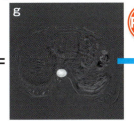

e 造影後［AMA-1］　　f 造影前　　g 差分画像

Point 差分エラーを防ぐために，造影前画像を取得するときは造影剤の接続が完了し，いつでも造影できる状態のときに行う（なるべく造影前後の間隔を短くする）

MIP処理＋回転

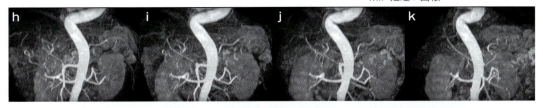

h　　i　　j　　k

※補助的撮像
［AMA-1］

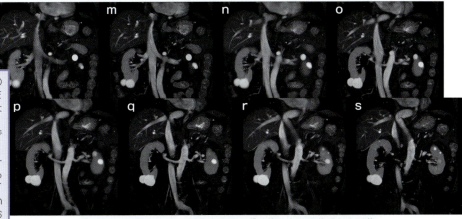

l　m　n　o
p　q　r　s

造影タイミングの失敗や差分がうまくいかない場合などの補助として，SSFPシーケンスで冠状断像を撮像し，スライスをオーバーラップさせるように薄いスライスのMIP処理（thin MIP）を作成しておくとよい

7mmの厚さのMIP画像を2mmずつ移動させて作成した画像

腹部MRA－撮像範囲・断面②

非造影MRAの場合①血流速差による方法

- 心電同期または脈波同期にて，呼吸同期を併用して画像を得る方法。
- 血流速差によるflow void効果を利用して，収縮期での速い血流から生じる動脈血液信号の低下を，拡張期の動静脈の高信号の画像から差分することにより，動脈のみの高信号を得る。

位置決め画像から撮像まで

位置決め画像：3方向－冠状断像断面設定

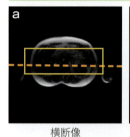
横断像

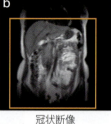
冠状断像

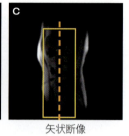
矢状断像

腹部大動脈のみを描出するためには

拡張期　収縮期　差分

拡張期は腹部大動脈・下大静脈ともに信号が高く，収縮期は腹部大動脈のみ低信号になると，差分により腹部大動脈が残る

腹部大動脈描出を目的とした撮像の1例

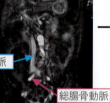

拡張期[AMA-3]
動脈・静脈ともに高信号

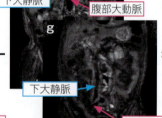

収縮期
下大静脈も流速がありflow-voidとなり動脈・静脈ともに低信号となる

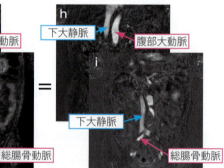

差分
背景は差分されたが動脈・静脈どちらも残ってしまった

MIP処理

差分画像をそのままMIP処理した画像

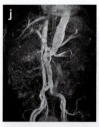
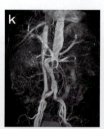
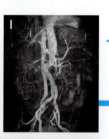

撮像後に画像処理を加えた画像

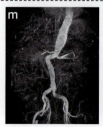
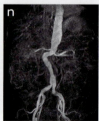
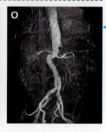

下大静脈にある程度流速がある場合や心拍の影響により差分による動静脈の分離がうまくいかない場合は，撮像後画像処理により分離する必要がある

腹部MRA －撮像範囲・断面③

非造影MRAの場合②SSFPシーケンスを用いた方法

- SSFPシーケンスを横断像で設定することでin-flow効果(流入効果)により血液の信号強度が上昇する。
- SSFPシーケンスは血液の信号強度が元々高信号になる特徴を脂肪抑制と流入効果を併用することにより相対的な血液の高信号化を作り出している。
  ※その他IR法を用いて選択的に動脈を描出することが可能であるシーケンスも存在するが，被検者の心拍や血流速により設定が必要である。

位置決め画像から撮像まで

Point 薄いスライス厚で呼吸停止下での撮像であるため，腎臓の範囲に合わせて設定する(in-flow効果を最大限活用できる)

位置決め画像：3方向

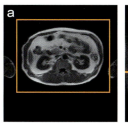
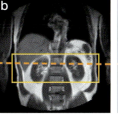
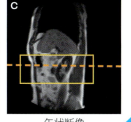

a 横断像　　b 冠状断像　　c 矢状断像

MIP処理

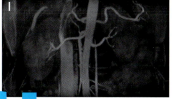

l

SSFP 横断像[AMA-4]

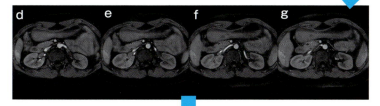

d　e　f　g

MIP画像では下大静脈からの流入効果によって下大静脈も描出される。撮像後画像処理によって静脈を消去することで動脈のみの画像を作ることができる。

撮像後画像処理後

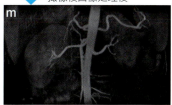

m

下大静脈を除去したMIP画像

thinMIP処理 冠状断像

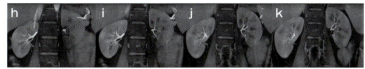

h　i　j　k

7mmの厚さのMIP画像を2mmずつ移動させて作成した画像

■ 腹部MRAの撮像シーケンス例：1.5T

	AMA-1	AMA-2	AMA-3	AMA-4
画像種と断面	CE abdMRA tra	SSFP cor	nonCE abdMRA cor	nonCE renal MRA
シーケンス情報	3D-GRE	2D-SSFP	3D-TSE	3D-SSFP
FOV[mm]	350	320	380	244
TR[ms]	4.62	3.18	1765	3.93
TE[ms]	2.27	1.59	80	1.97
フリップ角	15	80	90	85
スライス厚	4	6	4	2
スライスギャップ	−2	−2	−2	−1
Matrix	224*202	176*176	256*134	160*160
バンド幅[Hz/px]	361	722	662	1359
ETL	30	146	86	80
加算回数	1	1	1	3
脂肪抑制	CHESS	CHESS	TI=170ms	CHESS
スライス枚数	100	30	80	140

3章 骨盤

骨盤　子宮・卵巣－撮像準備

【入室前特に気を付けること】
- ☑ ヘアピン・イヤリング・目の周りの化粧
- ☑ 補聴器
- ☑ 入れ歯
- ☑ ウイッグ
- ☑ コンタクトレンズ
- ☑ 下着のワイヤー・金具
- ☑ ズボンやスカートのファスナー・金具

> 下着のワイヤーやホックがアーチファクトとなって画像に混入する場合がある。骨盤部の検査であるが金具のついた下着は外してから入室してもらう

【準備するもの】
- ☑ 耳栓またはヘッドフォン
- ☑ 腹帯(ベルト)

> 騒音に対する保護のため，耳栓や防音機能を有する専用ヘッドフォン装着は必須

【装着するもの】
- ☑ 耳栓またはヘッドフォン
- ☑ 緊急ブザー
- ☑ 腹帯(ベルト)
- ☑ 酸素飽和度モニター(造影の場合)

【撮像体位】
- ● 仰臥位・feet-first

【基準位置(コイル中心)】
- ● 骨盤中心

> 皮膚の露出している部分のガントリーへの直接の接触を避ける。体格的に難しい場合はハンドタオルなどを間にはさむ

【気を付けること】
- ☑ 閉所恐怖感はないか
- ☑ ガントリー内部に肌が直接触れていないか
- ☑ ループ形成はないか(腕組みなど)
- ☑ コイルのケーブルが皮膚に直接触れていないか

> 胸腹部上で手を組む体勢は被検者にとって楽な体勢である場合があるが，ループ形成を避けるため手を組ませないように注意する

【画像履歴・患者情報の確認】
- ☑ 他モダリティで撮像された情報の確認(CT画像など)

【撮像シーケンス選びのポイント】
- ● 基本撮像断面　：矢状断像：T2強調画像
  　　　　　　　　横断像　：T1強調画像，T2強調画像，脂肪抑制T1強調画像
- ● 子宮体癌　　　：ダイナミック撮像(脂肪抑制T1強調画像)
- ● 子宮頸癌・CIN(cervical intraepithelial neoplasia，子宮頸部上皮内腫瘍)
  　　　　　　　　：子宮頸部に垂直の斜横断像(T2強調画像)
- ● 子宮奇形　　　：3D収集T2強調画像
  　　　　　　　　造影の場合は腎機能・副作用履歴の確認

【その他】
- ● 巨大腫瘍・腸管の動きなど被検者の状態がわかっていないのであれば，アーチファクトを回避するため1.5T装置を選択するのがよい。

骨盤　子宮・卵巣－ポジショニング①

準備とコイル選択

コイルが寝台に埋め込まれている場合
組になったコイルの場合

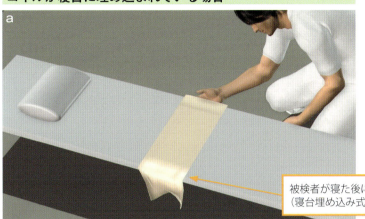
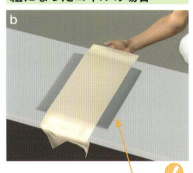

被検者が寝た後にすぐベルトを巻けるように準備する（寝台埋め込み式でない場合はコイル上に準備する）

ポジショニング　コイル中心は骨盤中心

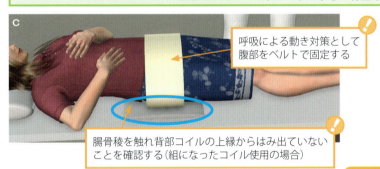

呼吸による動き対策として腹部をベルトで固定する

膝を屈曲させたほうが被検者にとって楽な体位であり，婦人科診療・治療などでは砕石位がとられるが，画像検査としてはCTなどとの比較を考慮し下肢を伸展させたままで撮像するのが一般的である（長時間の体位保持に支障がある場合はやむをえない）。

腸骨稜を触れ背部コイルの上縁からはみ出ていないことを確認する（組になったコイル使用の場合）

腹部ベルトの上にブランケットをかけ，腹部側コイルを配置

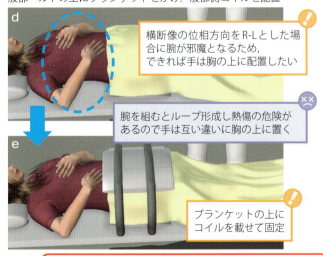

横断像の位相方向をR-Lとした場合に腕が邪魔となるため，できれば手は胸の上に配置したい

腕を組むとループ形成し熱傷の危険があるので手は互い違いに胸の上に置く

ブランケットの上にコイルを載せて固定

Point　コイルをタオルの上に配置するのは呼吸による腹部の動きが直接コイルに伝わらないようにするため。腹部ベルトとタオルが緩衝材となって呼吸によってコイル自身が動いてしまうのを少し抑えることができる

事前情報で巨大腫瘤の存在がわかっている場合

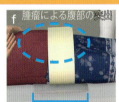

腫瘤による腹部の突出

組になったコイルを使用する場合は，背部コイル位置は骨盤中心に配置（通常配置）

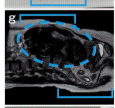

巨大子宮筋腫や卵巣腫瘍は肝臓下縁まで及ぶものもあるが，腹壁から近い位置に存在する

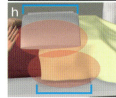

腹部コイル位置を背部コイルよりも頭側に配置することにより十分な感度が得られやすくなる

骨盤 子宮・卵巣－ポジショニング②

造影剤を使用する場合の静脈ルート確保位置について

造影時の静脈ルート（静脈路）確保位置は施設の造影検査の運用によって方法が異なる．造影直前に寝台を引き出し穿刺して造影剤を注入する方法や，入室前に穿刺し，静脈を確保・固定してから入室し造影時に管に造影剤を接続し注入する方法の2通りが一般的である．

骨盤部の検査ではダイナミック撮像でインジェクターを使用する場合があり，安全かつ確実に静脈路を確保することが必須である．単純撮像の後に静脈路を確保する場合は穿刺手技により体やコイルが動いてしまう場合があるため，できれば検査前に静脈路が確保された状態で検査を始めたい．また，横断像撮像時の位相方向をR-Lにすることが多く，折り返しアーチファクトを避けるために肘を曲げた状態で検査する．屈曲による静脈路の折れは造影剤注入のトラブルとなるため，肘に静脈路が確保されている場合は穿刺部位の肘屈曲は避ける．できれば手背に静脈路を確保してもらえるようあらかじめ医師や看護師に依頼するのがよい．

手背に静脈路を確保した場合

静脈の流れと順方向にチューブを配置することが可能であり，穿刺部位の視認も容易

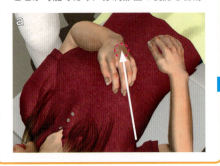

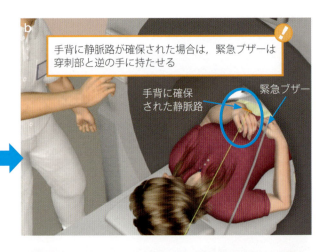

手背に静脈路が確保された場合は，緊急ブザーは穿刺部と逆の手に持たせる

手背に確保された静脈路
緊急ブザー

肘に静脈路を確保した場合

穿刺方向と逆方向にチューブを回さなければならず，コイル配置後は穿刺部位の視認が困難

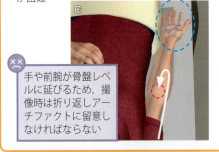

手や前腕が骨盤レベルに延びるため，撮像時は折り返しアーチファクトに留意しなければならない

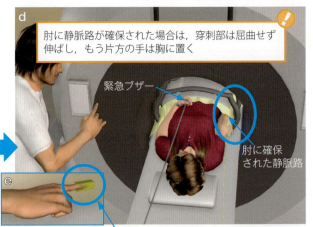

肘に静脈路が確保された場合は，穿刺部は屈曲せず伸ばし，もう片方の手は胸に置く

緊急ブザー
肘に確保された静脈路

造影剤使用時は酸素飽和度モニターも装着する

骨盤 | # 子宮・卵巣－撮像範囲・断面①

位置決め画像から基準断面まで

初期位置決め画像：3方向

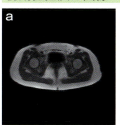 a
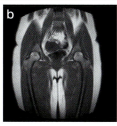 b
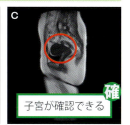 c
子宮が確認できる

> **Point** 矢状断像で子宮が確認できない場合，横断像・冠状断像から正中を通る矢状断像を得るか，冠状断などで子宮を通る矢状断を得る

画像中心に対象が描出されていない場合

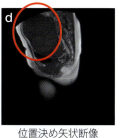 d
位置決め矢状断像

本撮像開始前にコイルの感度範囲や撮像対象がわかるような位置決め画像を取得しないと，再撮像など余計に時間がかかってしまうので注意。左画像のような場合はもう一度コイルセッティングからやり直す

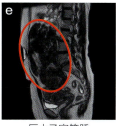 e
巨大子宮筋腫

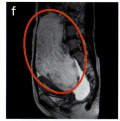 f
巨大卵巣腫瘍

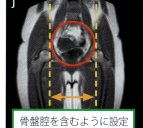 j
骨盤腔を含むように設定

k
病変が大きい場合は位置決め画像を参照しながら範囲を決定する

矢状断像撮像：正中矢状面に水平な断面

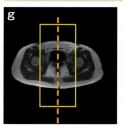 g
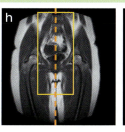 h
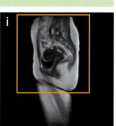 i

設定位相方向に合わせて腸管からの動きの影響を低減するための飽和パルス印加が必要

位相方向 A-P

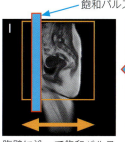 l
腹壁に沿って飽和パルスを追加する

位相方向 H-F

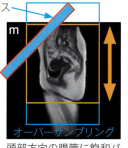 m
オーバーサンプリング
頭部方向の腸管に飽和パルスを追加する
撮像に必要のない範囲のコイルエレメントをonにしない

飽和パルス

> **Point** どうしても腸管や呼吸の動きの影響が取れない場合はsingle-shotシーケンスを利用する

T2強調画像：矢状断像

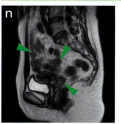 n
通常条件（高速SE法）
動きが目立つ

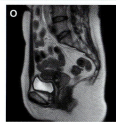 o
single-shot撮像[PLF-2]
single-shot特有のボケはあるが動きの影響は低減

103

骨盤

子宮・卵巣－撮像範囲・断面②

横断像撮像：体軸に垂直な断面（骨盤部の横断面）

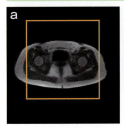
a
位置決め横断像

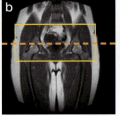
b
位置決め冠状断像

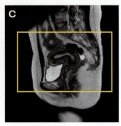
c
T2強調画像：矢状断像

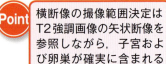
Point 横断像の撮像範囲決定はT2強調画像の矢状断像を参照しながら，子宮および卵巣が確実に含まれるように断面設定を行う

子宮・卵巣評価の場合は矢状断で左右卵巣位置を確認し恥骨までの範囲で撮像

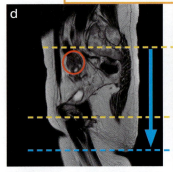
d
T2強調画像：矢状断像（被検者右側）[PLF-1]

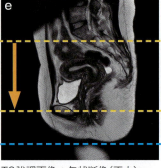
e
T2強調画像：矢状断像（正中）

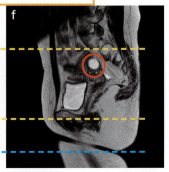
f
T2強調画像：矢状断像（被検者左側）

腟癌・外陰癌・鼠径リンパ節評価の場合は臀部レベルまで十分に含める

Point 撮像したT1強調画像横断像に高信号な部分がないかを必ず確認する

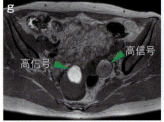
g
高信号　高信号
T1強調画像 横断像[PLF-3]

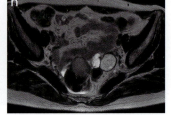
h
T2強調画像 横断像[PLF-4]

Point T1強調画像で高信号があった場合は必ず脂肪抑制T1強調画像を撮像する

Point 成熟嚢胞奇形腫（疑い）の検査の場合はopposed-phase画像を追加

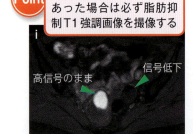
i
高信号のまま　信号低下
脂肪抑制T1強調画像 横断像[PLF-9]

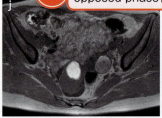
j
in-phase画像

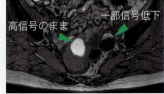
k
高信号のまま　一部信号低下
opposed-phase画像

(dual-echo)T1強調画像 横断像[PLF-5]

T1強調画像で高信号→出血／高蛋白濃度の液体成分（以下，出血成分と表記）または脂肪成分
脂肪抑制T1強調画像で高信号のまま→出血成分
脂肪抑制T1強調画像で信号低下→脂肪成分
(dual-echo)T1強調画像opposed-phase画像で高信号のまま→出血成分または脂肪成分のみの一塊
(dual-echo)T1強調画像opposed-phase画像で信号低下→脂肪成分が微量または水成分と同程度含有している

卵巣評価の場合，出血成分（内膜症性嚢胞［チョコレート嚢胞］など）なのか脂肪成分（成熟嚢胞性奇形腫など）なのかは重要

骨盤　子宮・卵巣－撮像範囲・断面③

斜横断像撮像：子宮頸部に垂直な断面

例1

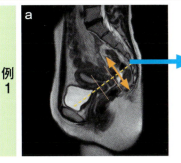
T2強調画像：矢状断像

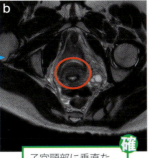
子宮頸部に垂直な断面が得られている

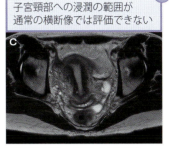
子宮頸部への浸潤の範囲が通常の横断像では評価できない
T2強調画像：（通常の）横断像

例2

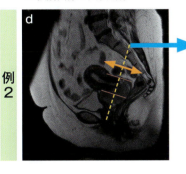

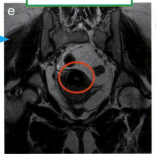

Point
- 検査目的が子宮頸部評価の場合は，斜横断像を追加することでより詳細な子宮頸部の評価が可能となる
- 依頼票にCIN（cervical intraepithelial neoplasia）と記載があった場合追加しておくのがよい（CIN＝子宮頸部上皮内腫瘍）

3D収集：子宮奇形など後処理の画像再構成により断面を作成するための撮像

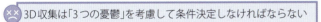
3D収集は「3つの憂鬱」を考慮して条件決定しなければならない

① 薄いスライス設定（≒1mm）で撮像しないと収集断面以外の再構成画像の解像度が低下するので範囲が十分に確保できない。スラブ当たりのスライス数を増やせば撮像が延長してしまう。
② 短時間で撮像すれば十分な信号が得られない。長時間かけて撮像すれば腸管や体動の影響でせっかくの画像にボケが生じる（飽和パルスを利用し動きが生じる部分の信号を落とす必要）。
③ 2D収集は折り返しアーチファクトは面内だけで考えればよいが，3D収集はスライス方向の折り返しも考慮しなければならない（スライスオーバーサンプリングの追加）。

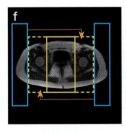
f
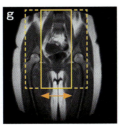
g
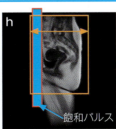
h
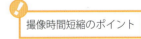
飽和パルス

撮像時間短縮のポイント
f：スライス方向の折り返しはオーバーサンプリング内に効率よく落とす
g：範囲は撮像対象をカバーする最小のスライス数を設定
h：位相方向A-Pの矩形FOV設定

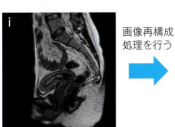
3D収集-T2強調画像：矢状断像
→ 画像再構成処理を行う

症例：双頸双角子宮

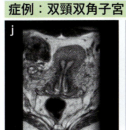
j
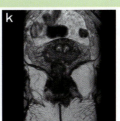
k
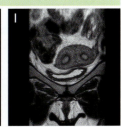
l

骨盤　**子宮・卵巣－撮像範囲・断面④**

ダイナミック撮像：矢状断像-脂肪抑制T1強調画像

造影剤を上肢の静脈から注入してから骨盤部まで到達する時間は被検者の体格・心拍・心拍出量などのさまざまな要因によって異なるため，「造影剤注入後○秒後」という条件で撮像すると最適なタイミングで撮像することができない。子宮への動脈は内腸骨動脈を経由するので，造影剤注入直後から1分ほど血流をモニタリングする撮像を行い，総腸骨動脈を視認してからモニタリング撮像を停止しダイナミック撮像を開始するとよい。

←正中矢状断像で椎体の前面と恥骨中心を通る厚めのスライス設定をすれば
　外腸骨動脈までしっかり含めることができるので全体の流れを把握できる

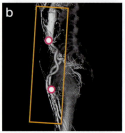
a スライス厚は100mm程度
b 参考：造影CT-VR画像

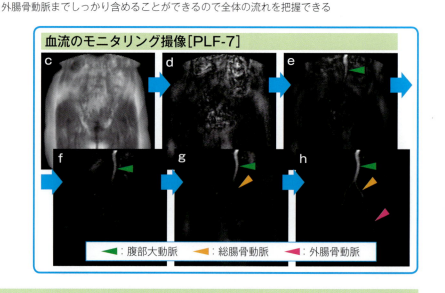
血流のモニタリング撮像[PLF-7]
◀：腹部大動脈　◀：総腸骨動脈　◀：外腸骨動脈

撮像のポイント

造影前の単純撮像はダイナミック撮像と同じシーケンスを用いて撮像し，アーチファクトやノイズなど本撮像の画質テストを兼ねている。もし不都合があれば何度でも撮り直して本撮像で最適な画像が得られるようにする。通常の骨盤部の撮像は息止めや呼吸同期を使用しないがダイナミック撮像に関しては息止めを行い，モーションアーチファクトの低減に努める。血流モニタリング撮像を停止してから息止めの合図を入れるため，ダイナミック撮像シーケンスのk-spaceの中心（k=0）を埋める時間は撮像開始10秒未満にしたい（下記画像では7秒）。そうすることで息止め合図（5～7秒）＋k=0時間（7秒）の腸骨動脈視認から約15秒後の子宮に造影剤が到達し始めた時間での画像を得ることができる。2相目は連続して合図を与え撮像し，体調の変化を被検者に確認後，呼吸を整えてもらい最後の3相目（後期像）を撮像する。シーケンス設定に困ったら肝臓ダイナミック撮像の設定を編集すると容易。

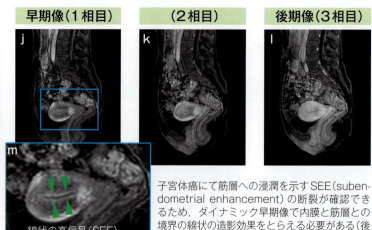
i 単純画像（造影前）
j 早期像（1相目）
k （2相目）
l 後期像（3相目）
ダイナミック撮像[PLF-8]

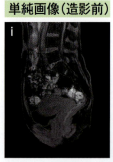
m 線状の高信号（SEE）

子宮体癌にて筋層への浸潤を示すSEE（subendometrial enhancement）の断裂が確認できるため，ダイナミック早期像で内膜と筋層との境界の線状の造影効果をとらえる必要がある（後期像ではコントラストが消失する）。

骨盤 子宮・卵巣-画像

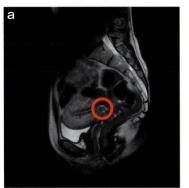
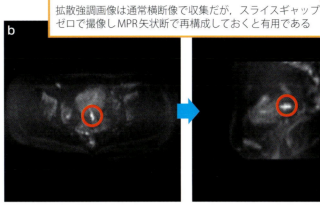
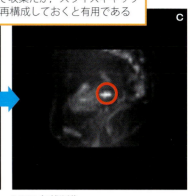

> 拡散強調画像は通常横断像で収集だが，スライスギャップゼロで撮影しMPR矢状断で再構成しておくと有用である

a: T2強調画像 矢状断像[PLF-1]　　b: 拡散強調画像 横断像[PLF-6]　　c: MPR-矢状断像

■子宮・卵巣の撮像シーケンス例：1.5T

	PLF-1	PLF-2	PLF-3	PLF-4	PLF-5	PLF-6
画像種と断面	T2w sag	single-shot T2w sag	T1w tra	T2w tra	dual-echo T1w tra	DWI tra
シーケンス情報	2D-TSE	2D-TSE	2D-TSE	2D-TSE	2D-GRE	2D-EPI
FOV[mm]	280	280	250	250	250	360
TR[ms]	4000	2000	620	4000	267	6562
TE[ms]	90	80	10	100	2.3/4.6	75
フリップ角	90	90	90	90	80	90
スライス厚	5	5	4	4	4	4
スライスギャップ	1	1	0.8	0.8	0.8	0
Matrix	448*315	320*254	288*228	320*238	280*254	136*139
バンド幅[Hz/px]	272	408	156	313	768	2358
ETL	13	79	3	19	2	53
加算回数	1	1	1	1	1	3
脂肪抑制	—	—	—	—	—	CHESS
スライス枚数	24	24	30	30	30	40

b=1500s/mm²

	PLF-7	PLF-8	PLF-9	PLF-10	PLF-11
画像種と断面	血流モニタリング	dynamic	fsT1w sag	fsT1w tra	3D収集T2w sag
シーケンス情報	2D-FGRE	3D-FGRE	2D-TSE	2D-TSE	3D-TSE
FOV[mm]	530	350	280	250	240
TR[ms]	4	4.62	690	691	1650
TE[ms]	0.88	2.27	10	10	80
フリップ角	40	10	90	90	90
スライス厚	80	4	5	4	1.2
スライスギャップ	0	−2	1	0.8	−0.6
Matrix	256*128	224*169	304*227	256*178	272*247
バンド幅[Hz/px]	395	361	181	187	721
ETL	1	49	4	4	56
加算回数	1	1	1	1	1
脂肪抑制	—	CHESS	CHESS	CHESS	—
スライス枚数	1	100	24	30	180

骨盤

前立腺－撮像準備

【入室前特に気を付けること】
- ☑ 補聴器
- ☑ ウイッグ
- ☑ コンタクトレンズ
- ☑ 入れ歯

> 近年の補聴器は小型で目立ちにくく，被検者自身も装着している意識が低い場合があるので，問診票を確認するとともに，口頭で再確認する

【準備するもの】
- ☑ 耳栓またはヘッドフォン
- ☑ 腹帯（ベルト）
- ☑ スポンジまたはタオル
  （両大腿内側の皮膚が接している場合，間に挟む）
- ☑ 固定用の砂嚢など

【装着するもの】
- ☑ 耳栓またはヘッドフォン
- ☑ 緊急ブザー
- ☑ 腹帯（ベルト）
- ☑ 酸素飽和度モニター（造影の場合）

> 騒音に対する保護のため，耳栓や防音機能を有する専用ヘッドフォン装着は必須

【撮像体位】
- ●仰臥位・feet-first

【基準位置（コイル中心）】
- ●恥骨結合（大転子）レベル

【気を付けること】
- ☑ 閉所恐怖感はないか
- ☑ ガントリー内部に肌が直接触れていないか
- ☑ ループ形成はないか（腕組みなど）
- ☑ コイルのケーブルが皮膚に直接触れていないか
- ☑ 両大腿内側の皮膚が接していないか

> 皮膚の露出している部分のガントリーへの直接の接触を避ける。体格的に難しい場合はハンドタオルなどを間にはさむ

> 胸腹部上で手を組む体勢は被検者にとって楽な体勢である場合があるが，ループ形成を避けるため手を組ませないように注意する

【画像履歴・患者情報の確認】
- ☑ 他モダリティで得られた情報の確認（CTなど）

【撮像シーケンス選びのポイント】
- ●基本撮像断面：T2強調画像3方向（横断像・矢状断像・冠状断像）
  　　　　　　　T1強調画像・拡散強調画像　横断像
  　　　　　　　ダイナミック撮像（造影の場合は腎機能・副作用履歴の確認）

【その他】
- ●小さなFOV・薄いスライス厚での撮像のため，3T装置で施行できるのが理想

骨盤 # 前立腺−ポジショニング

準備とコイル選択

コイルが寝台に埋め込まれている場合
組になったコイルの場合

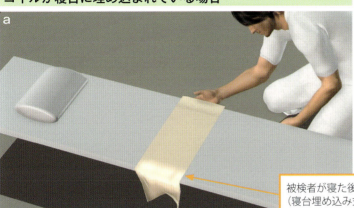
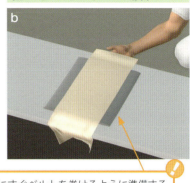

被検者が寝た後にすぐベルトを巻けるように準備する
（寝台埋め込み式でない場合はコイル上に準備する）

ポジショニング　コイル中心は恥骨結合（大転子）レベル

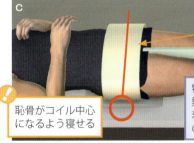
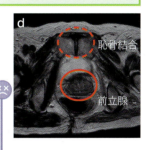

呼吸による動き対策として腹部をベルトで固定する

恥骨がコイル中心になるよう寝せる

特に両大腿部の皮膚が接しているとループを形成し熱傷の危険が高まる。なるべくズボンタイプの検査着を着用させるか，短パンやガウンタイプの検査着の場合は間にタオルやスポンジを挿入しよう

膝を屈曲させたほうが被検者にとって楽な体位であるが，前立腺の撮像においては下肢を伸展させたままで撮像するのが望ましい（CT撮影や前立腺の放射線治療においても下肢伸展であるため）

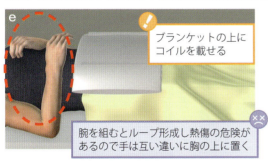
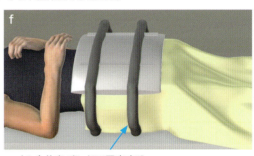

ブランケットの上にコイルを載せる

腕を組むとループ形成し熱傷の危険があるので手は互い違いに胸の上に置く

コイル全体をバンドで固定する

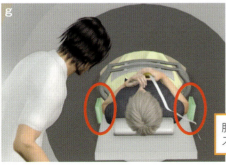

横断像の位相方向をR-Lとした場合に腕が邪魔となる。また，造影剤を用いた検査であることが多いため，できれば手は胸の上に配置したい

肘などガントリー内壁に直接皮膚が触れる部分にはスポンジやタオルを間に挟みループ形成を避ける

骨盤

前立腺－撮像範囲・断面

位置決め画像から基準断面まで

位置決め画像：3方向

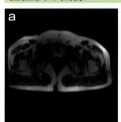
a

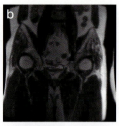
b

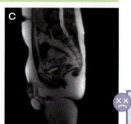
c

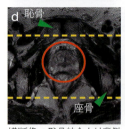
d 恥骨／座骨

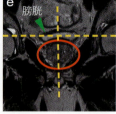
e 膀胱

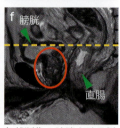
f 膀胱／直腸

横断像：恥骨結合より背側 座骨背側縁より腹側

冠状断像：膀胱より足側 正中に位置する

矢状断像：膀胱より足側 直腸より腹側

> コイル感度が前立腺中心にない場合は，もう一度コイルセッティングからやり直す
> ※ポジショニング時にコイル中心を恥骨結合（大転子）レベルにしておけば問題ない

> 前立腺は小さなFOVかつ薄いスライス厚で撮像するため，撮像前に解剖学的位置をしっかり把握しないといけない

Point 位置決め画像では前立腺位置を把握しづらい。前立腺の頭尾方向の大きさは被検者の疾患などにより異なるので，まずは冠状断像を得て前立腺の位置を把握してからその他の断面を設定するとよい

冠状断像撮像：左右座骨レベルにそろえた断面

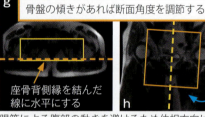
g 骨盤の傾きがあれば断面角度を調節する／座骨背側縁を結んだ線に水平にする
h

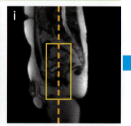
i

腸管による腹部の動きを避けるため位相方向はR-L

確 折り返しアーチファクトや動きがないか確認

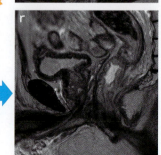
j 横断像の位置決め画像として使用する

n 矢状断像の位置決め画像として使用する

横断像撮像：冠状断像で前立腺位置を確認し含むように撮像

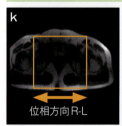
k 位相方向R-L

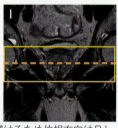
l

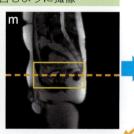
m

呼吸による腹部の動きを避けるため位相方向はR-L

矢状断像撮像：横断像・冠状断像で前立腺を確認し撮像

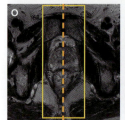
o

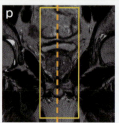
p

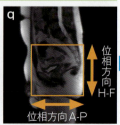
q 位相方向H-F／位相方向A-P

r

腸管による腹部の動きが少なそうであれば位相方向H-F
呼吸による腹部の動きが少なそうであれば位相方向A-Pを選択（これまでに撮像した冠状断像・横断像から判断）

前立腺−ダイナミック撮像

骨盤

ダイナミック撮像：横断像-脂肪抑制T1強調画像

　造影剤を上肢の静脈から注入してから骨盤部まで到達するまでの時間は被検者の体格・心拍・心拍出量などのさまざまな要因によって異なるが，血流モニタリングをして撮像を開始したのでは前立腺に造影剤がすでに到達してしまっている場合がある。前立腺癌診断では造影剤による早期濃染を捉えることが重要であるため，1相（1phase）の撮像時間をできるだけ短くして連続的に撮像することで早期濃染を捉えやすくする。

　造影剤を注入してすぐには造影剤の到達はないため，注入後少し間を置いてから撮像に入ると無駄のない撮像となる。ただし，造影剤注入後にシーケンスがしっかり走るか事前にテスト撮像を行い，アーチファクトの混入がないことを必ず確認してから実施するようにする。

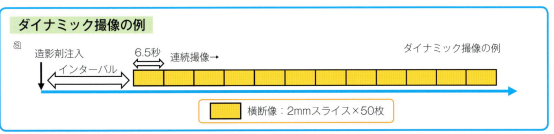

ダイナミック撮像の例

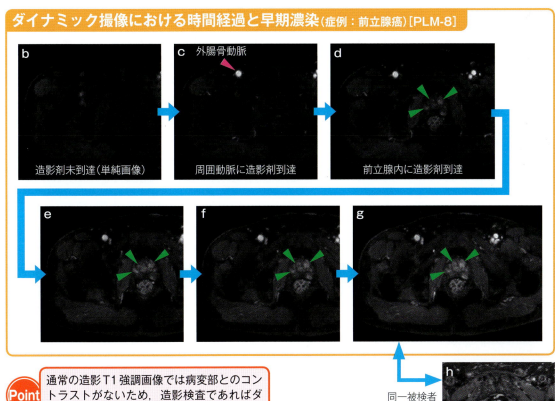

ダイナミック撮像における時間経過と早期濃染（症例：前立腺癌）[PLM-8]

Point　通常の造影T1強調画像では病変部とのコントラストがないため，造影検査であればダイナミック撮像をする必要がある

生検施行に伴う出血でT1強調画像高信号となるため単純T1強調画像での信号強度を知ることは重要

同一被検者
造影後
脂肪抑制T1強調画像
横断像[PLM-7]

※前立腺MR画像読影標準化の指標としてProstate Imaging and Reporting and Data System（PI-RADS）が提唱され，T2強調画像・拡散強調画像・ダイナミック造影像の所見の組み合わせで前立腺癌の存在可能性が評価される。

前立腺－画像

骨盤

> 拡散強調画像高信号・ダイナミック造影早期濃染・T2強調画像低信号は診断上重要な所見となる

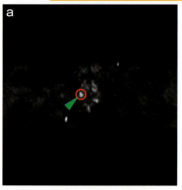

a 拡散強調画像 横断像[PLM-6]

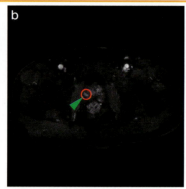

b ダイナミック撮像 横断像[PLM-8]

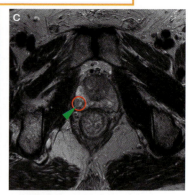

c T2強調画像 横断像[PLM-1]

■前立腺の撮像シーケンス例：3T

	PLM-1	PLM-2	PLM-3	PLM-4
画像種と断面	T2w sag	T2w cor	T2w tra	fsT2w tra
シーケンス情報	2D-TSE	2D-TSE	2D-TSE	2D-TSE
FOV[mm]	160	160	160	160
TR[ms]	5000	6000	6000	6000
TE[ms]	80	80	80	80
フリップ角	90	90	90	90
スライス厚	3	3	3	3
スライスギャップ	0.3	0.3	0.3	0.3
Matrix	256*192	256*187	256*189	256*189
バンド幅[Hz/px]	290	290	290	290
ETL	9	9	9	9
加算回数	1	1	1	1
脂肪抑制	―	―	―	CHESS
スライス枚数	20	20	20	20

	PLM-5	PLM-6	PLM-7	PLM-8
画像種と断面	T1w tra	DWI tra	fsT1w tra	dynamic tra
シーケンス情報	2D-TSE	2D-EPI	2D-TSE	3D-FGRE
FOV[mm]	160	320	160	350
TR[ms]	694	5000	800	3.02
TE[ms]	12	55	10	1.44
フリップ角	90	90	90	12
スライス厚	3	3	3	4
スライスギャップ	0.3	0.3	0.3	−2
Matrix	320*240	112*109	256*192	232*230
バンド幅[Hz/px]	291	3542	290	739
ETL	4	39	4	24
加算回数	1	3	1	1
脂肪抑制	―	CHESS	CHESS	CHESS
スライス枚数	20	20	20	50

b=1500s/mm²   1Phase当たり

骨盤 胎児－撮像準備

【入室前特に気を付けること】
- ☑ ヘアピン
- ☑ イヤリング
- ☑ 補聴器
- ☑ ウイッグ
- ☑ コンタクトレンズ
- ☑ 妊娠週数（下記【その他】参照）

【準備するもの】
- ☑ 耳栓またはヘッドフォン

> ⚠ 騒音に対する保護のため，耳栓や防音機能を有する専用ヘッドフォン装着は必須

【装着するもの】
- ☑ 耳栓またはヘッドフォン
- ☑ 緊急ブザー

【撮像体位】
- 仰臥位・head-first

【基準位置（コイル中心）】
- 大転子レベルをコイル下端に合わせる

> ✗✗ 皮膚の露出している部分のガントリーへの直接の接触を避ける。体格的に難しい場合はハンドタオルなどを間にはさむ

【気を付けること】
- ☑ 閉所恐怖感はないか
- ☑ ガントリー内部に肌が直接触れていないか
- ☑ ループ形成はないか（腕組みなど）
- ☑ コイルのケーブルが皮膚に直接触れていないか
- ☑ 両大腿内側の皮膚が接していないか

> ✗✗ 胸腹部上で手を組む体勢は被検者にとって楽な体勢である場合があるが，ループ形成を避けるため手を組ませないように注意する

【画像履歴・患者情報の確認】
- ☑ 他モダリティで得られた情報の確認（USなど）

【撮像シーケンス選びのポイント】
- 基本撮像断面　：母体の3方向（横断像・矢状断像・冠状断像）
  　　　　　　　　胎児の3方向（横断像・矢状断像・冠状断像）
- 撮像シーケンス：SSFPシーケンス
  　　　　　　　　single-shot T2強調画像
  　　　　　　　　T1強調画像

【その他】
- 欧米では妊娠期間を第1三半期（first trimester），第2三半期（second trimester），第3三半期（third trimester）に分類しており，妊婦のMRI撮像に関して第1三半期（約14週）までは胎児への安全性が確立されていないため施行しないというのがこれまでの一般的認識である。施設によって，第1三半期以降でもある週数を超えるまで検査を施行しないことも多い。
- 妊娠時期によるRF起因の障害発生に有意差がないという報告もあるが，RFのエネルギーを付加的に胎児が受けていることに変わりはなく，施設の規則や医師の判断によりMRI施行が決定されなければならない。
- ガドリニウム投与はいかなる妊娠時期においてもリスクを伴う（日本小児放射線学会のサイト http://www.jspr-net.jp/information/info_2a.html より）。

骨盤　# 胎児－ポジショニング

ポジショニング　胎児がコイル中心になるようコイル配置を工夫する

組になったコイルの場合

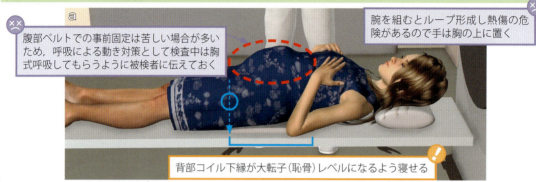

腹部ベルトでの事前固定は苦しい場合が多いため，呼吸による動き対策として検査中は胸式呼吸してもらうように被検者に伝えておく

腕を組むとループ形成し熱傷の危険があるので手は胸の上に置く

背部コイル下縁が大転子（恥骨）レベルになるよう寝せる

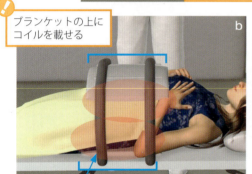

ブランケットの上にコイルを載せる

コイル全体をバンドで固定する

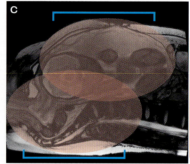

胎児は母体腹壁直下にいるので腹部側コイルは腹部隆起で予想を付けて配置する。前置胎盤では子宮頸部付近を評価するので骨盤腔の感度が十分に得られるようにする

仰臥位での検査が難しい場合　妊娠後期になると仰臥位姿勢での撮像が難しい場合がある

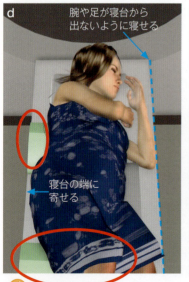

腕や足が寝台から出ないように寝せる

寝台の端に寄せる

背中・腰・下肢にタオルやスポンジを入れて体を少し傾けるだけでも楽になる場合がある

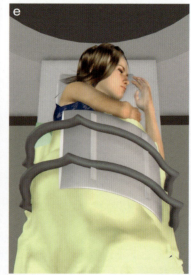

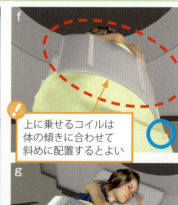

上に乗せるコイルは体の傾きに合わせて斜めに配置するとよい

コイルを寝台と水平にすると，せり出した腸骨の分，コイル間距離が大きくなる。また，被検者臍部からは十分な信号が得られない

骨盤

胎児-撮像範囲・断面①

位置決め画像から基準断面まで

位置決め画像：3方向

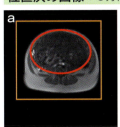
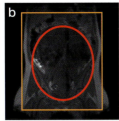
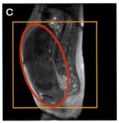

Point　位置決め画像が得られたら，胎児全体のコイル感度が十分か確認する。感度に問題がなければ，母体体軸に沿った3断面を得る。撮像は2DのSSFPシーケンスやsingle-shotのT2強調画像で行い，息止めはさせない

母体体軸に沿った3方向を撮像

SSFP母体冠状断像
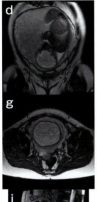
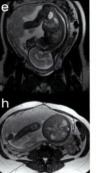
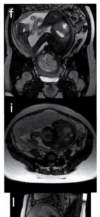

SSFP母体横断像
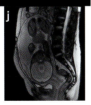
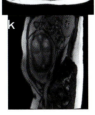
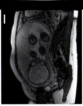

SSFP母体矢状断像

⚠️ 胎児・羊水・胎盤・子宮口（子宮頸部）すべてが含まれるように撮像する。撮像枚数を規定するのではなく，胎児の大きさに合わせて適宜スライス数を増やして範囲すべてを撮像するようにする

■SSFPとsingle-shotT2強調画像

	SSFP	single-shot T2WI
羊水	高信号	高信号
臍帯内の血管	高信号	低信号
胎盤内の血管	高信号	低信号
胎児の血管	高信号	低信号
胎児の胃・膀胱	高信号	高信号

SSFPでの画像はT2/T1のコントラストをもつため，高信号が何を反映しての高信号かわからない場合がある。SSFPだけでなく必ずT2強調画像での高信号/低信号を確認する（胎児に対しては少なくとも1断面はT1強調画像も撮像する）

SSFP
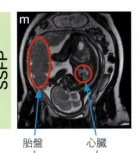
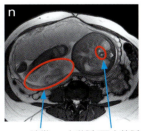
胎盤　心臓　　臍帯　大動脈/下大静脈

single-shotT2強調画像
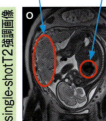
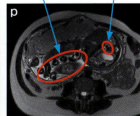

脈管はflow voidにより低信号

骨盤　胎児－撮像範囲・断面②

胎児体軸に沿った3方向を撮像

母体横断像を参照し
- 椎体または髄液腔を見つける（脳脊髄液の高信号）
- 肺を見つける（肺液の高信号）

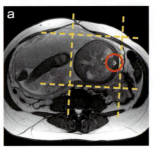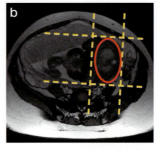

Point　椎体や肺から胎児体軸を仮決定し，母体の他断面を参照しながら軸を同定していく

胎児冠状断像撮像：母体横断像で確定した角度と母体冠状断像で体幹の角度を調節

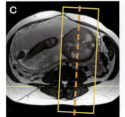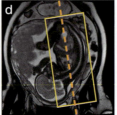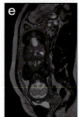

胎児が強く屈曲している場合があるが，検査依頼部位が胸部・腹部など，指定がある場合は検査部位に対して冠状断像が得られるようにする

胎児矢状断像撮像：母体横断像で確定した角度と胎児冠状断像で体幹の角度を調節

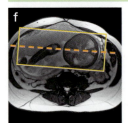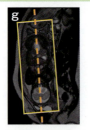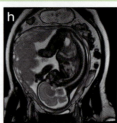

母体の冠状断像などで得られた胎児の矢状断像は，正確な矢状断ではないため，胎児の冠状断像をしっかり得てから再度画像を取得する

胎児横断像撮像：胎児矢状断像と胎児冠状断像ともに垂直な断面

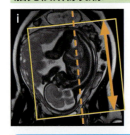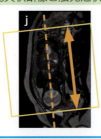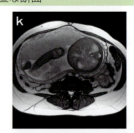

胎児のT1強調画像：胎便に含まれるビリルビンにより腸管（胎便）がT1強調画像で高信号となる
MIP処理することで腸管の走行がわかりやすくなる

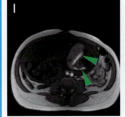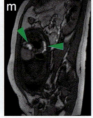

横隔膜ヘルニア
胸郭内に入り込んだ腸管

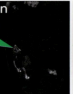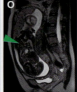

肝臓

脂肪抑制T1強調画像　　T2強調画像　　MIP処理後

胎児－撮像範囲・断面③

胎児脳3方向：断面設定方法

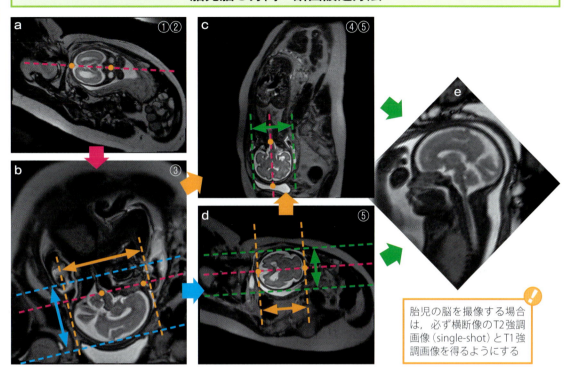

① 脳の一断面を得る（眼球周囲が写っている）
② 胎児脳の仮の矢状断像を得る（まだ軸は曲がっているかもしれない）
③ 仮の矢状断像から鼻根部と橋下縁を推定し胎児脳横断像を得る
④ 胎児脳冠状断像を得る
⑤ 冠状断像と横断像から正確な矢状断像を得る

胎児の脳を撮像する場合は，必ず横断像のT2強調画像（single-shot）とT1強調画像を得るようにする

■ 胎児の撮像シーケンス例：1.5T

	FET-1	FET-2	FET-3	FET-4	FET-5	FET-6
画像種と断面	single-shot T2WI	SSFP	T1w tra	T1w cor	T1w cor	fetography
シーケンス情報	2D-TSE	2D-SSFP	2D-FGRE	2D-FGRE	3D-FGRE	2D-TSE
FOV[mm]	350*350	285*380	350*400	350*350	262*350	280*280
TR[ms]	1000	4.62	2060	2170	4.4	4500
TE[ms]	71	2.02	3.39	3.39	1.57	747
フリップ角	150	60	15	15	15	180
スライス厚	6(4)	6(4)	4	4	2	100
スライスギャップ	0.84	0.84	0.84	0.84	None	None
Matrix	256*256	256*192	256*181	256*210	256*154	384*307
バンド幅[Hz/px]	391	454	130	130	488	150
ETL	256	1	1	1	1	256
加算回数	1	2	2	2	1	1
TI[ms]	—	—	1300	1300	—	—
スライス枚数	30〜40	30〜40	30〜40	20〜30	48	1

母体6mm，胎児・脳4mmスライス　　コントラスト付加のIR印加

骨盤　直腸・膀胱・MRU－撮像準備

【入室前特に気を付けること】
- ☑ 補聴器
- ☑ ウイッグ
- ☑ コンタクトレンズ
- ☑ 入れ歯

> 近年の補聴器は小型で目立ちにくく，被検者自身も装着している意識が低い場合があるので，問診票を確認するとともに，口頭で再確認する

【準備するもの】
- ☑ 耳栓またはヘッドフォン
- ☑ 腹帯（ベルト）
- ☑ スポンジまたはタオル
（両大腿内側の皮膚が接している場合，間に挟む）
- ☑ 固定用の砂嚢など

【装着するもの】
- ☑ 耳栓またはヘッドフォン
- ☑ 緊急ブザー
- ☑ 腹帯（ベルト）
- ☑ 酸素飽和度モニター（造影の場合）

> 騒音に対する保護のため，耳栓や防音機能を有する専用ヘッドフォン装着は必須

【撮像体位】
- 仰臥位・feet-first（膀胱・直腸）
- 仰臥位・head-first（MRU）

【基準位置（コイル中心）】
- 骨盤中心（膀胱・直腸），臍部（MRU）

> 皮膚の露出している部分のガントリーへの直接の接触を避ける。体格的に難しい場合はハンドタオルなどを間にはさむ

【気を付けること】
- ☑ 閉所恐怖感はないか
- ☑ ガントリー内部に肌が直接触れていないか
- ☑ ループ形成はないか（腕組みなど）
- ☑ コイルのケーブルが皮膚に直接触れていないか
- ☑ 両大腿内側の皮膚が接していないか

> 胸腹部上で手を組む体勢は被検者にとって楽な体勢である場合があるが，ループ形成を避けるため手を組ませないように注意する

【画像履歴・患者情報の確認】
- ☑ 他モダリティで得られた情報の確認（CTなど）

【撮像シーケンス選びのポイント】
- 基本撮像断面：T2強調画像3方向（横断像・矢状断像・冠状断像）
　　　　　　　　T1強調画像・拡散強調画像　横断像
　　　　　　　　ダイナミック撮像（膀胱）（造影の場合は腎機能・副作用履歴の確認）

【その他】
- 腸管ガスからの磁化率アーチファクトなどを考慮すると1.5T装置で施行が無難である。

骨盤

直腸・膀胱・MRU－ポジショニング

ポジショニング：直腸・膀胱　骨盤がコイル中心になるよう配置する－feet-first挿入

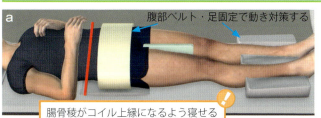

腹部ベルト・足固定で動き対策する

a 腸骨稜がコイル上縁になるよう寝せる

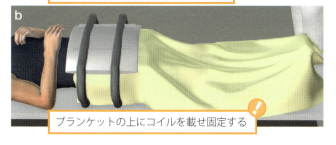

b ブランケットの上にコイルを載せ固定する

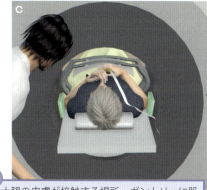

c 大腿の皮膚が接触する場所・ガントリーに肌が直接触れる場所にスポンジを挿入し，腕は組ませない（熱傷に注意する）

ポジショニング：MRU　背側コイルを腹側コイルよりも頭側に配置する－head-first挿入

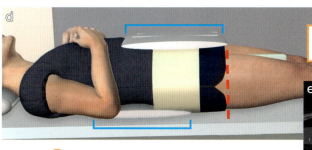

d
- 腹側コイル下端は恥骨（大転子）レベル
- 手のひら1つ分だけ背側/腹側コイルをずらす

背側のコイルで腎臓をカバーし，腹側のコイルで膀胱からの感度を保つ

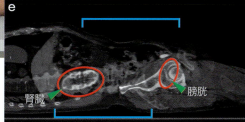

e 腎臓　膀胱

直腸の区域

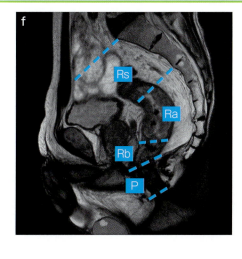

f （Rs, Ra, Rb, P）

- **直腸S状部**（Rs：rectosigmoid）：岬角から第2仙椎下縁
- **上部直腸**（Ra）（a：above）：第2仙椎下縁から腹膜反転部
- **下部直腸**（Rb）（b：below）：腹膜反転部から恥骨直腸筋付着部上縁
- **肛門管**（P：proctos）：恥骨直腸筋付着部上縁～肛門周囲皮膚との移行部

骨盤 ## 直腸-撮像範囲・断面

位置決め画像から基準断面まで

位置決め画像： 3方向

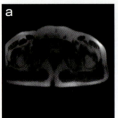
a

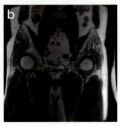
b

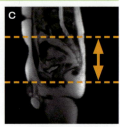
c

> コイル感度が骨盤中心にない場合は，もう一度コイルセッティングからやり直す

Point
撮像すべき部位が依頼書や他検査の結果からわかっている場合はその範囲を，不明な場合は矢状断・冠状断像を撮像し腸壁が肥厚している場所を観察し範囲を決める

T2強調画像： 3方向　矢状断像と冠状断像を先に撮像し横断像の範囲を決定する

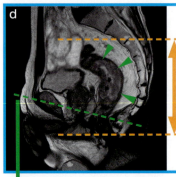
d

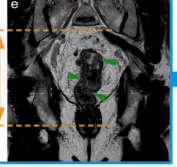
e

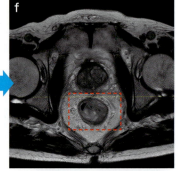
f

T2強調画像：矢状断像[REC-3]　　T2強調画像：冠状断像　　T2強調画像：横断像[REC-1]

> 矢状断像と冠状断像から目的の直腸が軸位になる断面を設定し，高解像度T2強調画像を撮像する（進展範囲評価用）

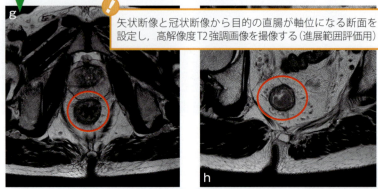

g　　　　　　　　　　h

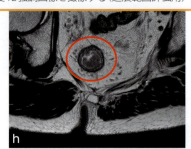

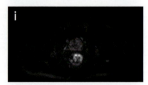
i

拡散強調画像：横断像[REC-5]

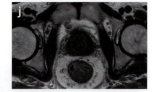
j

T1強調画像：横断像[REC-2]

高解像度T2強調画像：横断像[REC-4]

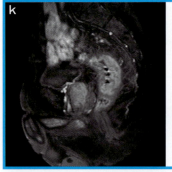
k

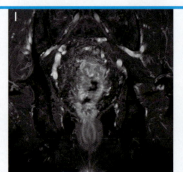
l

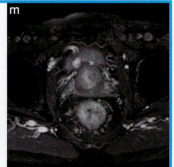
m

造影後脂肪抑制T1強調画像[REC-6]

骨盤　膀胱－撮像範囲・断面

位置決め画像から基準断面まで

位置決め画像：3方向

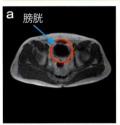
a　膀胱

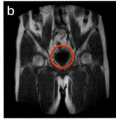
b

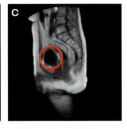
c

> コイル感度が骨盤中心にない場合は，もう一度コイルセッティングからやり直す。位置決め画像で膀胱の位置が把握できるようにする

> ある程度膀胱に尿が溜まっている状態のほうがよいが，検査時間（約30分）に耐えられるかなど被検者の状態に合わせて配慮する（極度に我慢させない）

撮像手順（例） 腫瘤が膀胱の側壁（左右方向）にある場合は矢状断ではなく冠状断のほうがよい

① T2強調画像：矢状断像
　→膀胱の頭尾方向の範囲を確認し横断像範囲決定
② T2強調画像/T1強調画像/脂肪抑制T2強調画像
　拡散強調画像：横断像
　→腫瘍の有無・大きさを確認
③ ダイナミック撮像：横断像
　→息止め撮像・単純画像で範囲など確認し造影撮像・血流モニタリングし腸骨動脈視認できたら撮像開始（子宮と同様の手順）
④ 造影後脂肪抑制T1強調画像：横断像・矢状断像

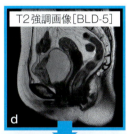
d　T2強調画像[BLD-5]

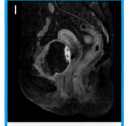
l

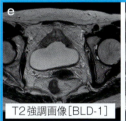
e　T2強調画像[BLD-1]　　f　T1強調画像[BLD-4]

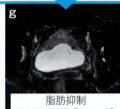
g　脂肪抑制T2強調画像[BLD-3]

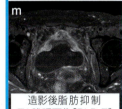
m　造影後脂肪抑制T1強調画像[BLD-7]

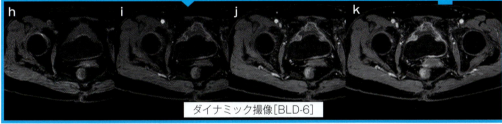
h　i　j　k　ダイナミック撮像[BLD-6]

ダイナミック撮像をする理由　症例：膀胱癌

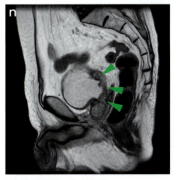
n　T2強調画像：矢状断像

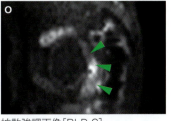
o　拡散強調画像[BLD-2]

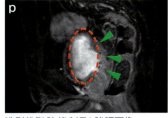
p　造影後脂肪抑制T1強調画像

> 時間経過とともに造影剤が膀胱内に排泄されるため，投与後速やかに撮像しないと，膀胱背側に小さな病変がある場合，造影剤に隠れてしまう。ダイナミック撮像では投与直後に撮像されるため排泄造影剤の影響を受けない

骨盤

MRU－撮像範囲・断面

位置決め画像から基準断面まで

位置決め画像：3方向

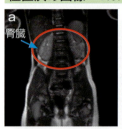
a 腎臓

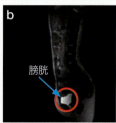
b 膀胱

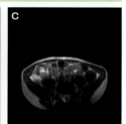
c

- コイル感度が骨盤中心にない場合は，もう一度コイルセッティングからやり直す
- 基準位置を臍部にすることで，腎臓と膀胱の両方が含まれる。範囲に入らない場合はFOVサイズを大きくして撮像し直す

single-shot T2強調画像：冠状断像・矢状断像［MRU-2, 3］

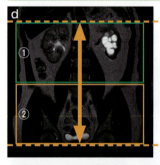
d ① ②

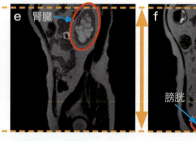
e 腎臓　f 膀胱

腎臓と膀胱の位置を確認し，横断像の範囲を決める

single-shot T2強調画像：横断像［MRU-1］広範囲の横断像を一度で撮像すると両端が歪みの影響を受けるため分割して撮像する

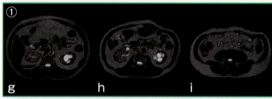
① g h i

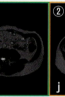
② j

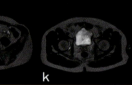
k l

T1強調画像：横断像［MRU-4］T2強調画像と同範囲撮像

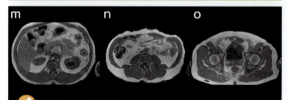
m n o

横断像と矢状断像を参照しながら，腎臓と膀胱が冠状断でできるだけ少ない枚数で撮像できるように角度を調整する（薄いスライス厚のため撮像時間を考慮）

脂肪抑制heavily T2強調画像：冠状断像［MRU-6］

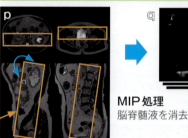
p q

MIP処理
脳脊髄液を消去

MR urography（MRU）

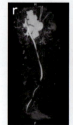
r

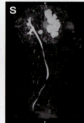
s

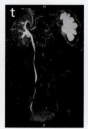
t

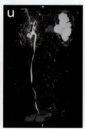
u

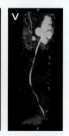
v

直腸・膀胱・MRU－撮像条件

骨盤

■直腸の撮像シーケンス例：1.5T

	REC-1	REC-2	REC-3	REC-4	REC-5	REC-6
画像種と断面	T2w tra	T1w tra	T2w sag	高解像度T2w tra	DWI tra	fsT1w tra
シーケンス情報	2D-TSE	2D-TSE	2D-TSE	2D-TSE	2D-EPI	2D-TSE
FOV[mm]	200	200	220	180	360	200
TR[ms]	4000	743	3500	4996	6487	788
TE[ms]	100	12	80	80	75	12
フリップ角	90	90	90	90	90	90
スライス厚	5	5	4	3	4	5
スライスギャップ	0.5	0.5	0.4	0.3	0	0.5
Matrix	256*190	288*216	304*254	304*228	136*139	240*179
バンド幅[Hz/px]	314	203	406	327	2357	186
ETL	19	4	13	15	49	3
加算回数	1	1	1	2	3	1
脂肪抑制	—	—	—	—	CHESS	CHESS
スライス枚数	19	19	19	30	40	19

b=1500s/mm²

■膀胱の撮像シーケンス例：1.5T

	BLD-1	BLD-2	BLD-3	BLD-4	BLD-5	BLD-6	BLD-7
画像種と断面	T2w tra	DWI tra	fsT2w tra	T1w tra	T2w sag	dynamic	fsT1w tra
シーケンス情報	2D-TSE	2D-DwiSE	2D-TSE	2D-TSE	2D-TSE	3D-FGRE	2D-TSE
FOV[mm]	200	360	200	200	220	300	200
TR[ms]	3431	6462	3785	817	3500	4.79	788
TE[ms]	80	74	80	12	80	2.36	12
フリップ角	90	90	90	90	90	10	90
スライス厚	4	5	4	4	5	4	4
スライスギャップ	0.8	0	0.8	0.8	1	−2	0.8
Matrix	288*231	136*139	288*228	288*215	304*254	224*169	240*180
バンド幅[Hz/px]	110	2356	110	203	406	361	187
ETL	9	49	9	4	13	49	3
加算回数	1	2	1	1	1	1	1
脂肪抑制	—	CHESS	CHESS	—	—	CHESS	CHESS
スライス枚数	21	40	21	21	19	100	21

b=1500s/mm²

■MRUの撮像シーケンス例：1.5T

	MRU-1	MRU-2	MRU-3	MRU-4	MRU-5	MRU-6
画像種と断面	single-shot T2w tra	single-shot T2w cor	single-shot T2w sag	dual-echo T1w tra	fsT2w tra	MRU
シーケンス情報	2D-TSE	2D-TSE	2D-TSE	2D-FFE	2D-TSE	3D-TSE
FOV[mm]	350	380	340	350	350	350
TR[ms]	547	649	2000	160	3500	1250
TE[ms]	200	200	80	2.3/4.6	80	600
フリップ角	90	90	90	80	90	90
スライス厚	6	6	4	6	6	2.4
スライスギャップ	6	0	1	6	6	−1.2
Matrix	320*269	320*270	320*257	256*204	320*123	256*256
バンド幅[Hz/px]	440	448	425	521	379	314
ETL	95	113	74	2	23	108
加算回数	1	1	1	1	1	1
脂肪抑制	—	—	—	—	CHESS	CHESS
スライス枚数	15*2	19	24	15*2	15*2	80

4章 脊椎・その他

脊椎 脊椎（頸椎・胸椎・腰椎・全脊椎）−撮像準備

【入室前特に気を付けること】
- ☑ ヘアピン・イヤリング
- ☑ 補聴器
- ☑ ウイッグ
- ☑ コンタクトレンズ
- ☑ 目の周りの化粧
- ☑ 入れ歯

> 近年の補聴器は小型で目立ちにくく，被検者自身も装着している意識が低い場合があるので，問診票を確認するとともに，口頭で再確認する

【準備するもの】
- ☑ 耳栓またはヘッドフォン
- ☑ 下肢用枕（脚の下へ挿入する）

> 皮膚の露出している部分のガントリーへの直接の接触を避ける。体格的に難しい場合はハンドタオルなどを間にはさむ

【装着するもの】
- ☑ 緊急ブザー
- ☑ 酸素飽和度モニター（造影時）

【撮像体位】
- ●仰臥位・head-first

> 胸腹部上で手を組む体勢は被検者にとって楽な体勢である場合があるが，ループ形成を避けるため手を組ませないように注意する

【基準位置（コイル中心）】
- ●頸椎：喉頭隆起　●胸椎：胸骨中心（乳頭レベル）　●腰椎：肋骨弓下縁（臍部）レベル
- ●全脊椎（上位脊椎）：鎖骨レベル　●全脊椎（下位脊椎）：肋骨弓下縁（臍部）レベル

【気を付けること】
- ☑ 閉所恐怖感はないか
- ☑ ガントリー内部に肌が直接触れていないか
- ☑ ループ形成はないか（腕組みなど）
- ☑ コイルのケーブルが皮膚に直接触れていないか

【画像履歴・患者情報の確認】
- ☑ 他モダリティで撮像された情報の確認（X線画像・CT画像など）

【撮像シーケンス選びのポイント】
- ●基本撮像断面：矢状断像（T1強調画像，T2強調画像）・横断像（T1強調画像，T2強調画像）
  - ・脊髄の出血：T2*強調画像（矢状断像・横断像）
  - ・脊髄の梗塞：拡散強調画像（矢状断像）
  - ・脊椎炎・椎間板炎：脂肪抑制T2強調画像（矢状断像・横断像）
  - ・骨転移検索：脂肪抑制T2強調画像（矢状断像・横断像）
  - ・脊髄動静脈奇形：造影ダイナミック撮像（矢状断像）
  - ・急性期脊髄損傷：T2*強調画像（矢状断像・横断像）・拡散強調画像（矢状断像）
  - ・多発性硬化症・視神経脊髄炎：プロトン密度強調画像（横断像）
  - ・脊柱側弯症：T1強調画像（冠状断像）

【その他ポイントとなる撮像】
- ●キアリ奇形：横断像を後頭蓋窩を含む範囲で撮像
- ●脊髄空洞症：空洞範囲がわかる矢状断像・横断像設定

脊椎　頸椎-ポジショニング

準備とコイル配置

被検者が寝る前の準備

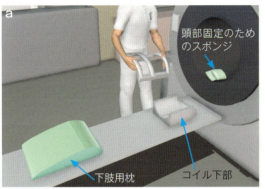

- 頭部固定のためのスポンジ
- 下肢用枕
- コイル下部

安定して楽に寝てもらうためにも下肢用枕は必須

> 検査によって頸椎のみの撮像とならない場合があるため、依頼書の内容を確認してコイルを選択する必要がある

頸椎撮像のためのコイル選択

頸椎用コイル上部

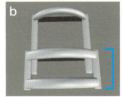

頸椎撮像に最適化され頸部のみに感度があり、その他の部分はコイル下部と接続するための構造となっている

頭頸部用コイル上部

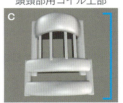

頭部と頸椎の撮像や頭部と頸部のMRAを同時に撮像する場合など。広い感度範囲がありコイル下部と接続して使用する

ポジショニング

d 上部コイルの装着

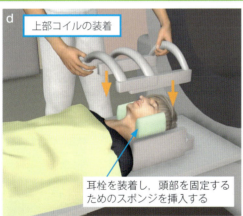

耳栓を装着し、頭部を固定するためのスポンジを挿入する

e 上部コイルの装着後

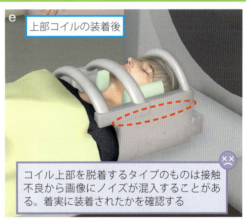

> コイル上部を脱着するタイプのものは接触不良から画像にノイズが混入することがある。着実に装着されたかを確認する

f コイルと被検者の位置関係

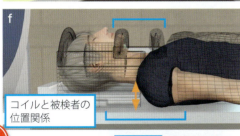

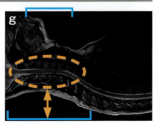

Point

頸椎や上位胸椎は寝台から離れて位置するため、前部の感度を担保するためのコイルエレメントが必要となる

h

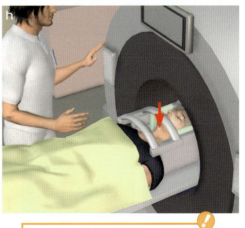

喉頭隆起を基準として寝台を挿入する

脊椎 頸椎－撮像範囲・断面①

位置決め画像から基準断面まで

位置決め画像：3方向から修正位置決め冠状断像撮像

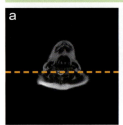
a 横断像

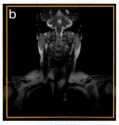
b 冠状断像

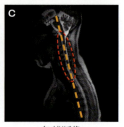
c 矢状断像

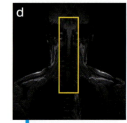
d 修正冠状断像

Point 初回の位置決め画像では頸椎（頸髄）の角度と無関係の断面になっているため、矢状断像を参照し頸椎（頸髄）の傾きに合わせた修正冠状断像を得る必要がある

頸髄が広く描出され角度が調整しやすい

修正位置決め画像：3方向から修正位置決め矢状断像撮像

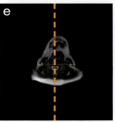
e 横断像

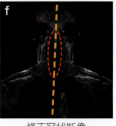
f 修正冠状断像

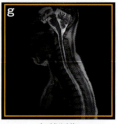
g 矢状断像

h 修正矢状断像

Point 修正冠状断像により頸髄の位置が視認できるため頸髄に合わせた矢状断を設定する

修正矢状断像は本撮像前に脊髄描出を確認する画像として使用する

矢状断像撮像：頸椎（頸髄）が含まれるように範囲を設定する

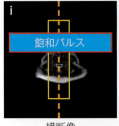
i 横断像（飽和パルス）

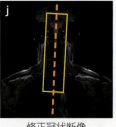
j 修正冠状断像

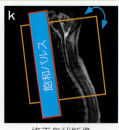
k 修正矢状断像（飽和パルス）

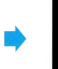
l T2強調画像 矢状断像

位相方向はA-PかH-F(S-I)か？ －利点と欠点－

位相方向A-P

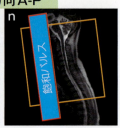
m / n （飽和パルス）

利点：矩形FOV使用で時間短縮が可能
欠点：嚥下や脳脊髄液拍動による動きが脊髄に掛かる
　　　（飽和パルス印加により嚥下による動きは抑制可能）

位相方向H-F

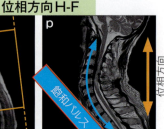
o / p （飽和パルス）

利点：嚥下などの動きが脊髄に掛からない
　　　（頸椎前弯が強い場合は飽和パルスを印加）
欠点：折り返し防止のオーバーサンプリングにより撮像時間が延長

脊椎　頸椎－撮像範囲・断面②

横断像撮像：頸椎（頸髄）が含まれるように範囲を設定する

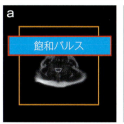
a
飽和パルス
横断像

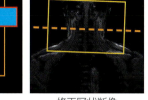
b
修正冠状断像

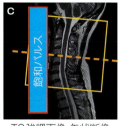
c
飽和パルス
T2強調画像 矢状断像

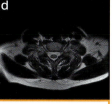
d

位相方向R-Lの場合，嚥下の影響を受けないが，下位頸椎撮像の場合は肩の折り返しに気を付ける

横断像の設定方法

1スライスずつ手動で設定する場合

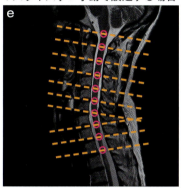
e

利点：確実に椎間にスライスを設定することが可能
欠点：連続で観察する場合の連続性が悪くなる

Point
画像を観察（ページング）する際の連続性を保つために1スライスずつ設定する場合はスライスの中心が脊髄となるように配置すると，連続観察時に横断像の上下がなくなり観察しやすい

スライス間ギャップで調節する場合

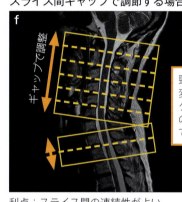
f
ギャップで調整

頸椎の前彎で角度が変わる場合は2スタック（図では7枚と3枚の2スタック）に分けて撮像するとよい

利点：スライス間の連続性がよい
欠点：すべてのスライスが椎間を通らないことがある

スライスギャップの大きさを変化させてなるべく多くのスライスが椎間を通るように設定する

キアリ奇形と脊髄空洞症

キアリ奇形（g）：小脳扁桃が脊柱管内に落ち込んでいる状態（大後頭孔より足側に下垂）
脊髄空洞症（h）：脊髄の中に脳脊髄液が溜まり空洞ができている状態

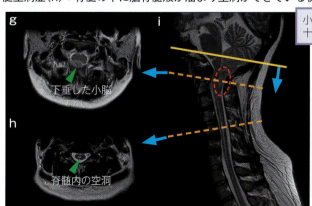
g　下垂した小脳
h　脊髄内の空洞
i

小脳が下垂している場合，後頭蓋窩から十分にスライスを含めるようにする

phase contrast法により脳幹腹側の脳脊髄液の流れを可視化することも可能

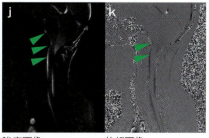
j　強度画像　　k　位相画像

脊椎 — 頸椎−症例

症例：中心性脊髄損傷（同一被検者の1.5Tと3Tの画像）

> 脊髄出血はT2*強調画像でより低信号で描出される

1.5T

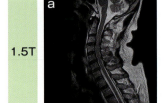

a: T2強調画像 矢状断像 [CSP-1]　b: STIR 矢状断像 [CSP-3]　c: T2強調画像 横断像 [CSP-4]　d: T2*強調画像 横断像 [CSP-6]

3T

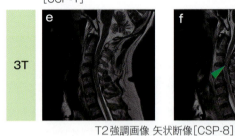

e: T2強調画像 矢状断像　f: T2強調画像 矢状断像 [CSP-8]　g: T2強調画像 横断像 [CSP-10]　h: T1強調画像 横断像 [CSP-11]

■ 頸椎の撮像シーケンス例：1.5T

	CSP-1	CSP-2	CSP-3	CSP-4	CSP-5	CSP-6	CSP-7
画像種と断面	T2w sag	T1w sag	STIR sag	T2w tra	T1w tra	T2*w tra	CSF-flow sag
シーケンス情報	2D-TSE	2D-TSE	2D-TSE	2D-TSE	2D-TSE	2D-GRE	2D-PC
FOV[mm]	240	240	250	160	160	160	240
TR[ms]	3500	360	2860	4000	600	400	335
TE[ms]	104	9.72	51	98	10	17	9.73
フリップ角	90	90	90	90	90	20	10
スライス厚	3	3	3	3	4	4	4.5
スライスギャップ	0.3	0.3	0.3	0.6	5	5	—
Matrix	320*224	320*192	288*224	256*192	256*192	256*192	256*192
バンド幅[Hz/px]	89	122	89	89	98	57	105
ETL	16	2	8	16	2	1	1
加算回数	1.5	1	1	1.5	1.5	1	2
TI[ms]	—	—	150	—	—	—	—
スライス枚数	13	13	13	19	19	19	1

VENC=10cm/s

■ 頸椎の撮像シーケンス例：3T

	CSP-8	CSP-9	CSP-10	CSP-11
画像種と断面	T2w sag	T1w sag	T2w tra	T1w tra
シーケンス情報	2D-TSE	2D-TSE	2D-TSE	2D-TSE
FOV[mm]	220	220	180	180
TR[ms]	4000	647	4000	665
TE[ms]	90	10	90	8
フリップ角	90	90	90	90
スライス厚	3	3	5	5
スライスギャップ	0.3	0.3	1	1
Matrix	384*320	384*320	352*288	320*288
バンド幅[Hz/px]	195	195	244	195
ETL	19	3	15	3
加算回数	1	1	1	1
脂肪抑制	—	—	—	—
スライス枚数	13	13	19	19

脊椎 胸椎－ポジショニング

準備とコイル配置

被検者が寝る前の準備

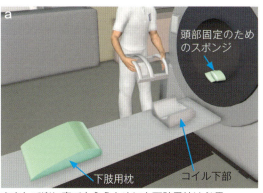

頸椎用コイル上部を取り付けた状態

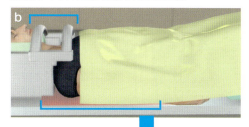

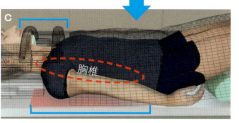

安定して楽に寝てもらうためにも下肢用枕は必須

⚠ 上位胸椎の感度を考慮して頸椎撮像と同じコイルセッティングが望ましい

ポジショニング

d 上部コイルの装着

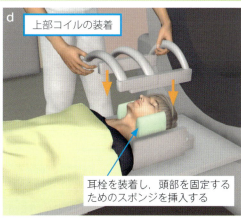

耳栓を装着し，頭部を固定するためのスポンジを挿入する

e 上部コイルの装着後

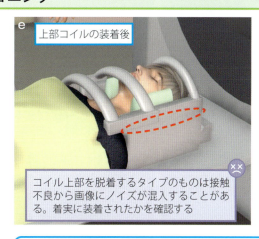

😣 コイル上部を脱着するタイプのものは接触不良から画像にノイズが混入することがある．着実に装着されたかを確認する

f
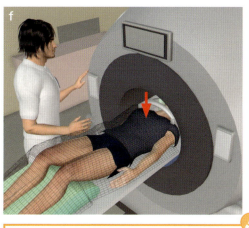

⚠ 胸骨中心（乳頭レベル）を基準として寝台を挿入する

撮像範囲と基準位置の目安

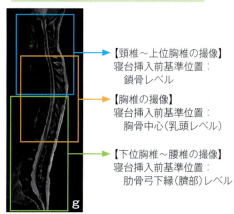

- 【頸椎～上位胸椎の撮像】
  寝台挿入前基準位置：
  鎖骨レベル
- 【胸椎の撮像】
  寝台挿入前基準位置：
  胸骨中心（乳頭レベル）
- 【下位胸椎～腰椎の撮像】
  寝台挿入前基準位置：
  肋骨弓下縁（臍部）レベル

| 脊椎 | # 胸椎－撮像範囲・断面①

位置決め画像から撮像まで

位置決め画像：3方向から修正位置決め冠状断像撮像

a	b 大きなFOV設定で撮像 400～500mm	c 描出されていない範囲の頭部（後頭蓋窩）を範囲に含める	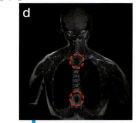
横断像	冠状断像	矢状断像	修正冠状断像

Point 修正冠状断像は頭部（後頭蓋窩）を含む大きなFOV設定とし，胸髄2点（上位胸椎と下位胸椎）を通る断面を設定する

髄液腔の一部が描出されている画像を得る

修正位置決め画像：3方向から修正位置決め矢状断像撮像

描出されていない範囲の頭部（後頭蓋窩）を範囲に含める　　大きなFOV設定で撮像

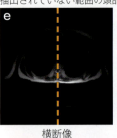 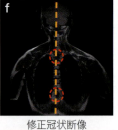 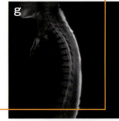 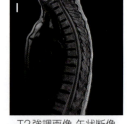

| 横断像 | 修正冠状断像 | 矢状断像 | 修正矢状断像 |

Point 修正冠状断像により胸髄の一部が視認できるため，この2点を通る断面を設定することにより，胸髄に合わせた矢状断を得ることができる

修正矢状断像は本撮像前に脊髄描出を確認する画像として使用する

矢状断像撮像：胸椎（胸髄）が含まれるように範囲を設定する

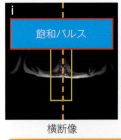 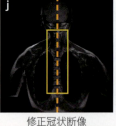 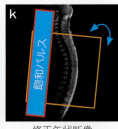

i 飽和パルス	j	k 飽和パルス
横断像	修正冠状断像	修正矢状断像

l　T2強調画像 矢状断像

＋

なぜ大きなFOVの修正位置決め画像を取得しておくのか？

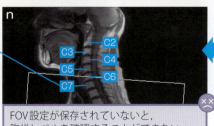

o 第?胸椎　　n C2 C3 C4 C5 C6 C7

FOV設定が保存されていないと，胸椎レベルを確認することができない（撮像者は問題ないが参照する者はわからない）

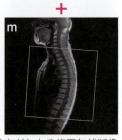

範囲設定がわかる修正矢状断像のスクリーンキャプチャを作成
[PACSにこの画像も送信する]

脊椎 胸椎－撮像範囲・断面②

横断像撮像：胸椎（胸髄）が含まれるように範囲を設定する

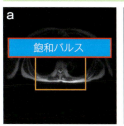
a 横断像

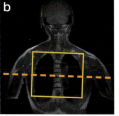
b 修正冠状断像

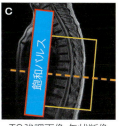
c T2強調画像 矢状断像

T2強調画像 横断像
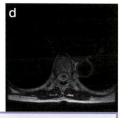
d

位相方向A-Pの場合，胸椎は心臓の背側に位置するため飽和パルスなしでは拍動の影響を受ける

胸椎（胸髄）横断像の設定位相方向と撮像例

①飽和パルスなし

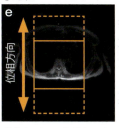
e

【位相方向A-P】
折り返し防止にオーバーサンプリングを設定するのみ。心拍動がA-P方向にアーチファクトとして混入してしまうため，推奨されない。

②飽和パルスあり（1つ）

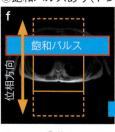
f

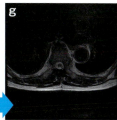
g

【位相方向A-P】
折り返し防止にオーバーサンプリングをし，心拍動を抑制するために飽和パルスを印加。

③飽和パルスあり（1つ）・オーバーサンプリングなし

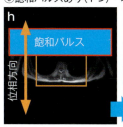
h

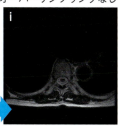
i

【位相方向A-P】
コイル感度が背部のみの場合，前胸部の信号強度は低い。FOV設定を椎体中心にするのではなく，FOV下端を背部に合わせることで前胸部の大部分をFOV内に収める。心臓や前胸部の信号を抑制するために飽和パルス幅を大きく設定して配置。

④飽和パルスあり（2つ）

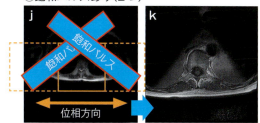
j　　　　　　k

【位相方向R-L】
折り返し防止にオーバーサンプリングをし，呼吸や拍動を抑制するために飽和パルスを交差するように2つ印加。

■胸椎の撮像シーケンス例：1.5T

	TSP-1	TSP-2	TSP-3	TSP-4	TSP-5	TSP-6
画像種と断面	scout cor	scout sag	T2w sag	T1w sag	T2w tra	T1w tra
シーケンス情報	2D-TSE	2D-TSE	2D-TSE	2D-TSE	2D-TSE	2D-TSE
FOV[mm]	500	500	300	300	180	180
TR[ms]	616	359	3780	571	4020	556
TE[ms]	16	16	89	9.89	87	7.9
フリップ角	90	90	90	90	90	90
スライス厚	5	5	4	4	5	5
スライスギャップ	5	0.5	0.4	0.4	3.5	3.5
Matrix	512*416	512*416	480*384	480*384	288*288	288*256
バンド幅[Hz/px]	195	195	244	195	195	195
ETL	9	9	23	3	16	3
加算回数	1	1	1	1	1	1
脂肪抑制	—	—	—	—	—	—
スライス枚数	5	3	13	13	19	19

| 脊椎 | # 腰椎－ポジショニング①

通常体位

準備とコイル配置

被検者が寝る前の準備

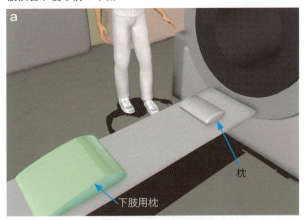

a

下肢用枕

枕

腰椎をまっすぐにするために下肢用枕は必須

コイルが寝台に埋め込まれている装置の場合は準備が容易である

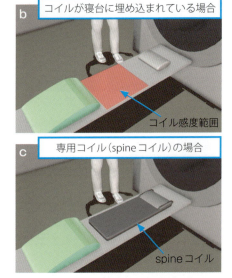

b　コイルが寝台に埋め込まれている場合

コイル感度範囲

c　専用コイル（spineコイル）の場合

spineコイル

ポジショニング

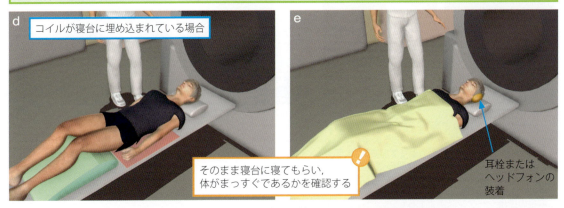

d　コイルが寝台に埋め込まれている場合

e

そのまま寝台に寝てもらい，体がまっすぐであるかを確認する

耳栓またはヘッドフォンの装着

なぜコイルは背面だけでよいか？

腰椎は仰臥位では呼吸による直接の動きを生じないが，腹部前面にコイルの感度があると，呼吸による腹部の動きが画像に影響を与える。このため，コイルは背面のみの配置でよい。

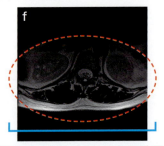

f

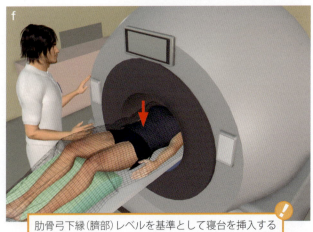

f

肋骨弓下縁（臍部）レベルを基準として寝台を挿入する

| 脊椎 | # 腰椎－ポジショニング②

仰臥位が困難な場合

準備とコイル配置

被検者が寝る前の準備

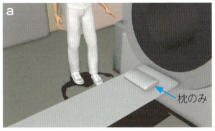
a　枕のみ

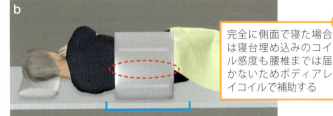
b　完全に側面で寝た場合は寝台埋め込みのコイル感度も腰椎までは届かないためボディアレイコイルで補助する

ポジショニング

仰臥位の姿勢を保つことのできない(斜位でも被検者が辛い)場合は側臥位でのポジショニングを試みる

Point 被検者が横を向いた状態で寝台の端に寄せ，背部にコイルを当てて固定する

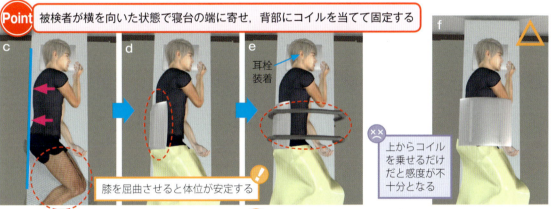

c　
d　膝を屈曲させると体位が安定する
e　耳栓装着
f　上からコイルを乗せるだけだと感度が不十分となる

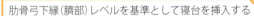
肋骨弓下縁(臍部)レベルを基準として寝台を挿入する

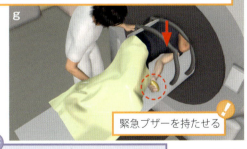
g　緊急ブザーを持たせる

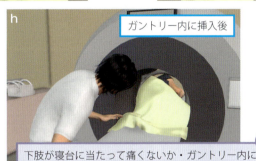
h　ガントリー内に挿入後
下肢が寝台に当たって痛くないか・ガントリー内に直接皮膚が触れていないかを確認する必要がある

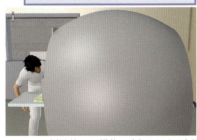
被検者登録時の体位を[右側臥位]や[左側臥位]など正しい情報で登録することを忘れない

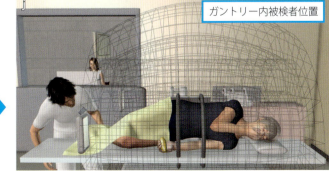
j　ガントリー内被検者位置

側臥位での撮像で(痛みによる)体動が大きい場合は検査施行可否に関して依頼医と相談する必要がある

脊椎　腰椎－撮像範囲・断面①

位置決め画像から撮像まで

位置決め画像：3方向から修正位置決め冠状断像撮像

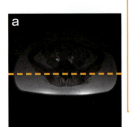
横断像

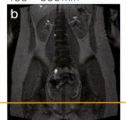
冠状断像
大きなFOV設定で撮像 400〜500mm

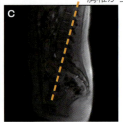
矢状断像
描出されていない範囲の胸椎から腰椎を範囲に含める

→

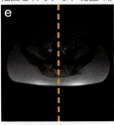
修正冠状断像
髄液腔が描出されている画像を得る

Point：修正冠状断像は胸椎から腰椎を含む大きなFOV設定とし，髄液腔を通る断面を設定する

修正位置決め画像：3方向から修正位置決め矢状断像撮像

描出されていない範囲の胸椎から腰椎を範囲に含める

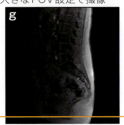
横断像 (e)

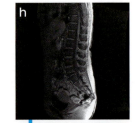
修正冠状断像 (f)

大きなFOV設定で撮像

矢状断像 (g)

→

修正矢状断像 (h)
修正矢状断像は，本撮像前に脊髄描出を確認する画像として使用する

Point：修正冠状断像により髄液腔が視認できるため，腰椎に合わせた矢状断を得ることができる

矢状断像撮像：腰椎（腰髄）が含まれるように範囲を設定する

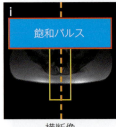

横断像（飽和パルス）

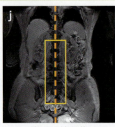
修正冠状断像

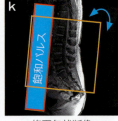
修正矢状断像（飽和パルス）

→

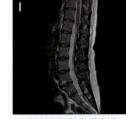
T2強調画像　矢状断像

横断像撮像：腰椎（腰髄）が含まれるように範囲を設定する

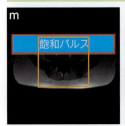
横断像（飽和パルス）

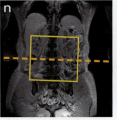
修正冠状断像

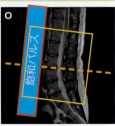
T2強調画像　矢状断像（飽和パルス）

→

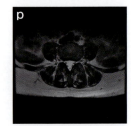
T2強調画像　横断像

脊椎 腰椎－撮像範囲・断面②／症例

横断像の設定方法

1スライスずつ手動で設定する場合

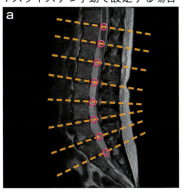

a

スライス間ギャップで調節する場合

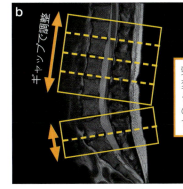

b

頸椎の前彎で角度が変わる場合は2スタック（図では5枚と3枚の2スタック）に分けて撮像するとよい

利点：確実に椎間にスライスを設定することが可能
欠点：連続で観察する場合の連続性が悪くなる

利点：スライス間の連続性がよい
欠点：すべてのスライスが椎間を通らないことがある

Point 画像を観察（ページング）する際の連続性を保つために1スライスずつ設定する場合はスライスの中心が脊髄となるように配置すると，連続観察時に横断像の上下がなくなり観察しやすい

スライスギャップの大きさを変化させてなるべく多くのスライスが椎間を通るように設定する

症例：転移性骨腫瘍
下位胸椎～仙骨までの転移性骨腫瘍（▶）・転移による病的圧迫骨折（▶）が見られる

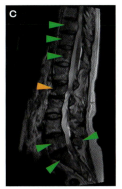

c
T2強調画像
矢状断像[LSP-7]

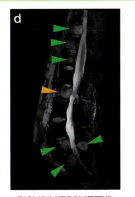

d
脂肪抑制T2強調画像
矢状断像[LSP-8]

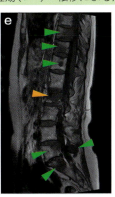

e
T1強調画像
矢状断像[LSP-9]

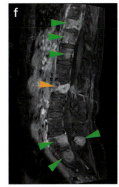

f
造影後脂肪抑制T1強調画像 矢状断像[LSP-10]

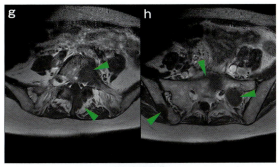

g　h
T1強調画像
横断像[LSP-11]

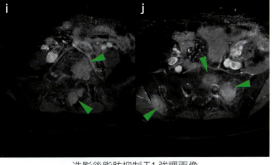

i　j
造影後脂肪抑制T1強調画像
横断像[LSP-12]

脊椎 腰椎－症例

症例：脊髄梗塞

第11胸椎以下から脊髄円錐にかけて脊髄はわずかに腫大しT2強調像で比較的明瞭な高信号を認め，拡散強調画像で同部は高信号を示し，ADCは軽度低下している。

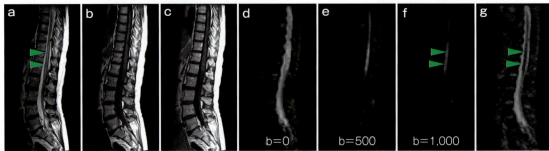

a	b	c	d	e	f	g
T2強調画像	T1強調画像	造影後T1強調画像	拡散強調画像[LSP-3] b=0	b=500	b=1,000	ADCマップ

脊椎のT1強調画像でGd造影剤投与有無を見分けるには？

椎体背側の「椎体静脈」の信号強度を見比べることで造影の有無がわかる

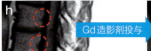
造影前

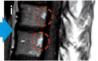
Gd造影剤投与　造影後

■腰椎の撮像シーケンス例：1.5T

	LSP-1	LSP-2	LSP-3	LSP-4	LSP-5	LSP-6
画像種と断面	T2w sag	T1w sag	DWI sag	T2w tra	T1w tra	fsT1w tra
シーケンス情報	2D-TSE	2D-TSE	2D-EPI	2D-TSE	2D-TSE	2D-TSE
FOV[mm]	280	280	360	200	200	200
TR[ms]	4000	613	3000	4270	600	814
TE[ms]	105	11	64	102	12	12
フリップ角	90	90	90	90	90	90
スライス厚	4	4	4	5	5	5
スライスギャップ	0.4	0.4	0.4	5	5	5
Matrix	448*260	448*260	128*80	256*256	256*256	256*256
バンド幅[Hz/px]	149	157	2604	130	130	130
ETL	15	3	1	15	1	1
加算回数	2	1	8	1	1	1
脂肪抑制	—	—	CHESS	—	—	CHESS
スライス枚数	13	13	13	19	19	19

■腰椎の撮像シーケンス例：3T

	LSP-7	LSP-8	LSP-9	LSP-10	LSP-11	LSP-12
画像種と断面	T2w sag	fsT2w sag	T1w sag	fsT1w sag	T1w tra	fsT1w tra
シーケンス情報	2D-TSE	2D-TSE	2D-TSE	2D-TSE	2D-TSE	2D-TSE
FOV[mm]	340	340	340	340	200	200
TR[ms]	4020	3800	668	648	553	667
TE[ms]	104	84	8.4	9.2	8.4	9.4
フリップ角	90	90	90	90	90	90
スライス厚	4	4	4	4	5	5
スライスギャップ	0.4	0.4	0.4	0.4	10	10
Matrix	448*352	352*256	352*288	320*256	320*256	256*224
バンド幅[Hz/px]	244	244	163	163	195	195
ETL	19	18	3	3	3	4
加算回数	1	1	1	1	1	1
脂肪抑制	—	DIXON	—	DIXON	—	DIXON
スライス枚数	13	13	13	13	19	19

脊椎　全脊椎-ポジショニング

準備とコイル配置

被検者が寝る前の準備

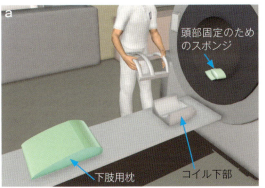

頭部固定のためのスポンジ

下肢用枕　　コイル下部

安定して楽に寝てもらうためにも下肢用枕は必須

検査によって脊椎のほか頭部も撮像する場合があるため，依頼書の内容を確認してコイルを選択する必要がある

全脊椎撮像のためのコイル選択

頸椎用コイル上部

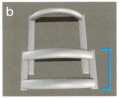

頸椎撮像に最適化され頭部のみに感度があり，その他の部分はコイル下部と接続するための構造となっている（全脊椎の場合はこちら）

頭頸部用コイル上部

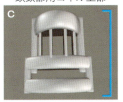

頭部と全脊椎の撮像や頭部や頸部のMRAを同時に撮像する場合など．広い感度範囲がありコイル下部と接続して使用する（全脊椎の撮像に加えて頭部も撮像する必要がある場合はこちら）

ポジショニング

d　上部コイルの装着

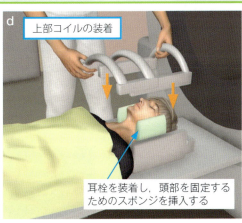

耳栓を装着し，頭部を固定するためのスポンジを挿入する

e　上部コイルの装着後

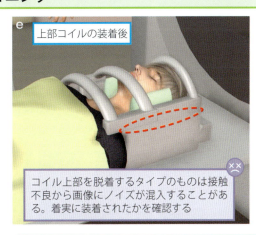

コイル上部を脱着するタイプのものは接触不良から画像にノイズが混入することがある．着実に装着されたかを確認する

f

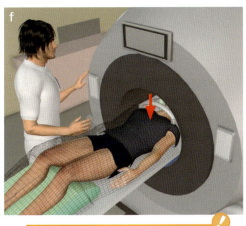

鎖骨レベルを基準として寝台を挿入する

撮像範囲と基準位置の目安

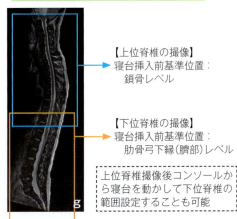

【上位脊椎の撮像】
寝台挿入前基準位置：
　鎖骨レベル

【下位脊椎の撮像】
寝台挿入前基準位置：
　肋骨弓下縁（臍部）レベル

上位脊椎撮像後コンソールから寝台を動かして下位脊椎の範囲設定することも可能

脊椎　全脊椎－撮像範囲・断面①（上位脊椎）

位置決め画像から撮像まで

位置決め画像：3方向から修正位置決め冠状断像撮像

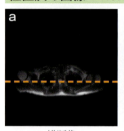
a 横断像

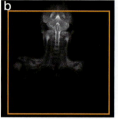
b 冠状断像

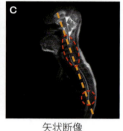
c 矢状断像

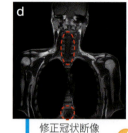
d 修正冠状断像

Point 修正冠状断像は頸髄と胸髄の2点を通る断面を設定する

髄液腔の一部が描出されている画像を得る

修正位置決め画像：3方向から修正位置決め矢状断像撮像

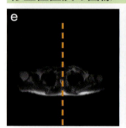
e 横断像

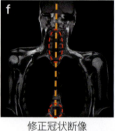
f 修正冠状断像

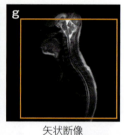
g 矢状断像

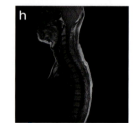
h 修正矢状断像

Point 修正冠状断像により髄液腔の一部が視認できるため，この2点を通る断面を設定することにより，脊椎（脊髄）に合わせた矢状断を得ることができる

修正矢状断像は，本撮像前に脊髄描出を確認する画像として使用する

矢状断像撮像：上位脊椎が含まれるように範囲を設定する

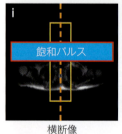
i 横断像

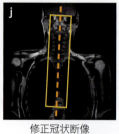
j 修正冠状断像

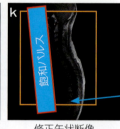
k 修正矢状断像

l T2強調画像 矢状断像

第9胸椎

Point 上位脊椎と下位脊椎を撮像する場合，矢状断像は1椎体分をオーバーラップさせて撮像する（上位脊椎を後頭蓋窩から第9胸椎まで撮像した場合は，下位脊椎を第9胸椎を含めてから撮像する）

横断像撮像：腰椎（腰髄）が含まれるように範囲を設定する

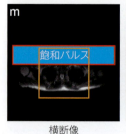
m 横断像

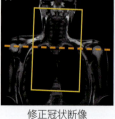
n 修正冠状断像

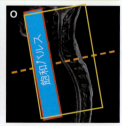
o T2強調画像 矢状断像

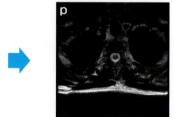
p T2強調画像 横断像

脊椎 全脊椎－撮像範囲・断面②（下位脊椎）

位置決め画像から撮像まで

位置決め画像：3方向から修正位置決め冠状断像撮像

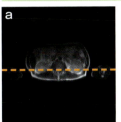
a 横断像

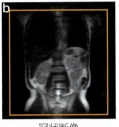
b 冠状断像

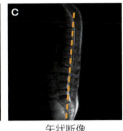
c 矢状断像

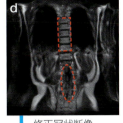
d 修正冠状断像

Point 修正冠状断像は胸椎から腰椎を含むFOV設定とし，髄液腔を通る断面を設定する（被検者腰椎前彎の程度によっては胸髄と腰髄の2点を通る断面とする）

椎体・髄液腔の一部が描出されている画像を得る

修正位置決め画像：3方向から修正位置決め矢状断像撮像

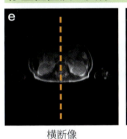
e 横断像

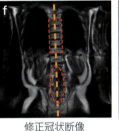
f 修正冠状断像

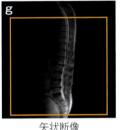
g 矢状断像

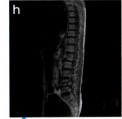
h 修正矢状断像

Point 修正冠状断像により髄液腔の一部・椎体が視認できるため，この2点を通る断面を設定することにより，脊椎（脊髄）に合わせた矢状断を得ることができる

修正矢状断像は，本撮像前に脊髄描出を確認する画像として使用する

矢状断像撮像：下位脊椎が含まれるように範囲を設定する

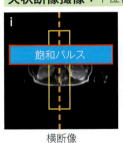
i 横断像（飽和パルス）

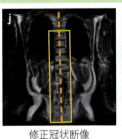
j 修正冠状断像

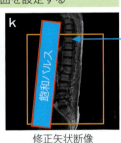
k 修正矢状断像（飽和パルス）

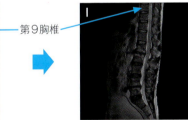
第9胸椎
l T2強調画像 矢状断像

Point 上位脊椎と下位脊椎を撮像する場合，矢状断像は1椎体分をオーバーラップさせて撮像する（上位脊椎を後頭蓋窩から第9胸椎まで撮像した場合は，下位脊椎を第9胸椎を含めてから撮像する）

横断像撮像：腰椎（腰髄）が含まれるように範囲を設定する

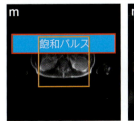
m 横断像（飽和パルス）

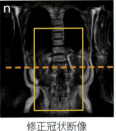
n 修正冠状断像

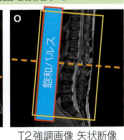
o T2強調画像 矢状断像（飽和パルス）

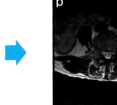
p T2強調画像 横断像

脊椎 全脊椎－撮像範囲・断面③／症例

症例：脊髄動静脈奇形

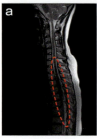
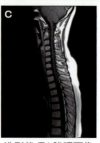
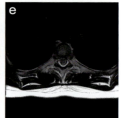

a T2強調画像　b T1強調画像　c 造影後 T1強調画像
T2強調画像矢状断像では脊髄周囲に拡張・蛇行した flow void が目立ち，脊髄動静脈奇形の異常血管を示す

d, e T2強調画像 横断像
脊髄右側に T2強調画像横断像で低信号を示す領域がみられ脊髄内の出血を示す

ダイナミック撮像：大動脈と脊髄が含まれるように範囲を設定する

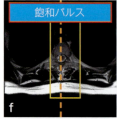
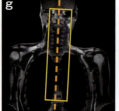
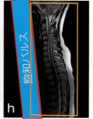

f T2強調画像 横断像（飽和パルス）　g 修正冠状断像　h T2強調画像 矢状断像（飽和パルス）

i ダイナミック画像[WSP-5]

Point 時間分解能を高めるために，位相方向のFOVサイズを絞る。飽和パルスで折り返しを抑制して撮像を行う。断面は大動脈が含まれる矢状断を設定するために少し正中より被検者左側に範囲を設定する

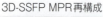

3D-SSFP MPR再構成

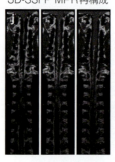

j

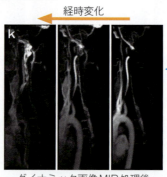

k　経時変化 →

ダイナミック画像MIP処理後

造影剤注入と同時に撮像を開始し，造影前の画像で差分したものをそれぞれの時相でMIP処理すると左の画像が得られる

■ 全脊椎の撮像シーケンス例：1.5T

	WSP-1	WSP-2	WSP-3	WSP-4	WSP-5	WSP-6
像種と断面	T2w sag	T1w sag	T2w tra	T1w tra	dynamic	segmented-SSFP
シーケンス情報	2D-TSE	2D-TSE	2D-TSE	2D-SE	3D-GRE	3D-SSFP
FOV[mm]	340	340	180	180	350	340
TR[ms]	4000	651	4000	600	3.97	2300
TE[ms]	115	15	114	13	1.4	1.99
フリップ角	90	90	90	90	25	50
スライス厚	4	4	5	5	1.2	0.8
スライスギャップ	0.4	0.4	6	6	—	—
Matrix	448*269	448*269	256*230	256*230	320*130	368*368
バンド幅[Hz/px]	151	115	130	130	332	715
ETL	15	3	15	1	1	1
加算回数	1	1	1	1	1	2
TI[ms]	—	—	—	—	—	1200
スライス枚数	11	11	19	19	40	64

12Phases

その他 － 撮像準備

【入室前特に気を付けること】
- ☑ ヘアピン・イヤリング
- ☑ 補聴器
- ☑ ウイッグ
- ☑ コンタクトレンズ
- ☑ 目の周りの化粧
- ☑ 入れ歯

> 近年の補聴器は小型で目立ちにくく，被検者自身も装着している意識が低い場合があるので，問診票を確認するとともに，口頭で再確認する

【準備するもの】
- ☑ 耳栓
- ☑ 下肢用枕（脚の下へ挿入する）

【装着するもの】
- ☑ 緊急ブザー
- ☑ 酸素飽和度モニター（造影時）

【撮像体位】
- 仰臥位・head-first

【基準位置（コイル中心）】
- 腕神経叢：喉頭隆起
- 腰神経叢：腸骨稜レベル
- 全身撮像：鎖骨レベル（胸部から撮像開始時）
  　　　　　下腿中心（下腿から撮像開始時）

> 皮膚の露出している部分のガントリーへの直接の接触を避ける。体格的に難しい場合はハンドタオルなどを間にはさむ

【気を付けること】
- ☑ 閉所恐怖感はないか
- ☑ ガントリー内部に肌が直接触れていないか
- ☑ ループ形成はないか（腕組みなど）
- ☑ コイルのケーブルが皮膚に直接触れていないか

> 胸腹部上で手を組む体勢は被検者にとって楽な体勢である場合があるが，ループ形成を避けるため手を組ませないように注意する

【画像履歴・患者情報の確認】
- ☑ 他モダリティで撮像された情報の確認（X線画像・CT画像など）

【撮像シーケンス選びのポイント】
- 腕神経叢：撮像基本シーケンス・断面は頸椎に準ずる
- 腰神経叢：撮像基本シーケンス・断面は腰椎に準ずる
  MR neurography として
  　拡散強調画像（1軸[A-P]印加），3D-STIR，MSDE印加の3D-TSEなどがある
- 全身撮像
  ・全身筋　　　：冠状断を結合する場合はFOVがオーバーラップするように撮像
  ・関節リウマチ：造影後の撮像は「手指・手関節」から撮像を開始する

その他 腕神経叢・腰神経叢－ポジショニング

腕神経叢

準備とコイル配置

被検者が寝る前の準備

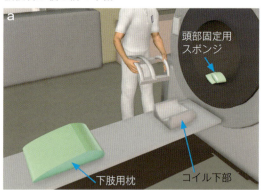

ポジショニング

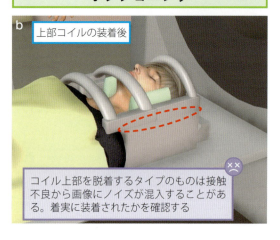

コイル上部を脱着するタイプのものは接触不良から画像にノイズが混入することがある。着実に装着されたかを確認する

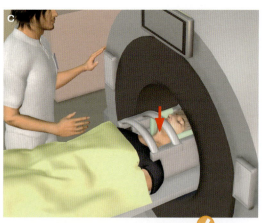

喉頭隆起を基準として寝台を挿入する

腰神経叢

準備とコイル配置

被検者が寝る前の準備

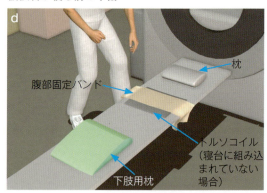

ポジショニング

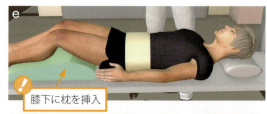

膝下に枕を挿入

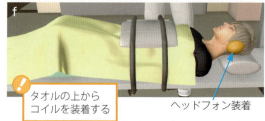

タオルの上からコイルを装着する

ヘッドフォン装着

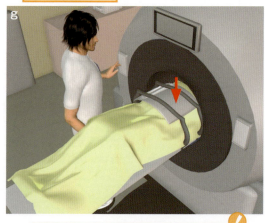

腸骨稜レベルを基準として寝台を挿入する

その他　腕神経叢－撮像範囲・断面／症例

位置決め画像から矢状断像撮像：頸椎（頸髄）が含まれるように範囲を設定する

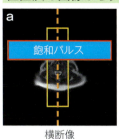
a
横断像

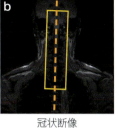
b
冠状断像

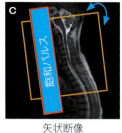
c
矢状断像

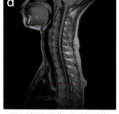
d
T1強調画像　矢状断像

腕神経叢撮像（冠状断像撮像）：頸椎（頸髄）が含まれるように範囲を設定する

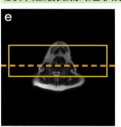
e
横断像

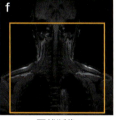
f
冠状断像

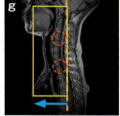
g
T1強調画像　矢状断像

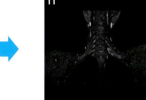
h
MR neurography 冠状断像

Point　腕神経叢は第5頸神経から第1胸神経の前枝までより構成されていること，脊髄よりも前方に走行することを踏まえると，C4/5とTh1/2より前方にスライスを設定すれば腕神経叢が欠けることはない

3D収集T2強調画像にプリパルスとしてIRパルス（脂肪抑制）とMSDE（motion-sensitized driven-equilibrium）パルスを印加したシーケンス

症例：左腕神経叢引き抜き損傷　左C7, C8, Th1神経は椎間孔内で同定できず，偽性髄膜瘤と思われる高信号域がみられる

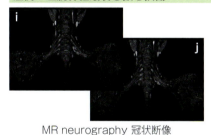
i, j
MR neurography 冠状断像

MIP処理

k
MR neurography MIP像

l
STIR 横断像

■腕神経叢の撮像シーケンス例：3T

	BPL-1	BPL-2	BPL-3	BPL-4	BPL-5
画像種と断面	T1w sag	STIR tra	STIR cor	T1w cor	Neurography
シーケンス情報	2D-TSE	2D-TSE	2D-TSE	2D-TSE	3D-TSE
FOV[mm]	300	300	300	300	378
TR[ms]	871	3317	3771	700	2200
TE[ms]	12	60	60	12	187
フリップ角	90	90	90	90	90
スライス厚	4	1.5	0.4	0.4	-1
スライスギャップ	-3	-2	0	0	0
Matrix	480*356	416*306	400*292	448*336	315*400
バンド幅[Hz/px]	292	438	461	292	285
ETL	4	15	15	4	70
加算回数	1	1	1	1	1
TI[ms]	—	230	230	—	290
スライス枚数	29	24	19	19	170

その他 腰神経叢－撮像範囲・断面／症例

位置決め画像から矢状断像撮像：腰椎（腰髄）が含まれるように範囲を設定する

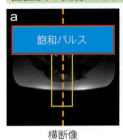
a 横断像

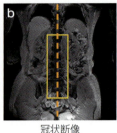
b 冠状断像

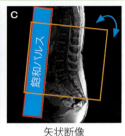
c 矢状断像

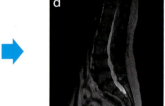
d T2強調画像 矢状断像

腰神経叢撮像（冠状断像撮影）：腰椎（腰髄）が含まれるように範囲を設定する

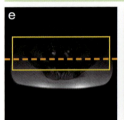
e 横断像

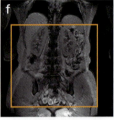
f 冠状断像

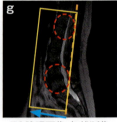
g T2強調画像 矢状断像

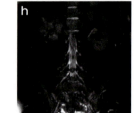
h MR neurography 冠状断像

 Point 腰神経叢は第12胸神経から第4腰神経の前枝までより構成されていること，髄液腔よりも前方に走行することを踏まえると，Th12/L1とL4/5より前方にスライスを設定すれば腰神経叢が欠けることはない

3D収集T2強調画像にプリパルスとしてIRパルス（脂肪抑制）とMSDE（motion-sensitized driven-equilibrium）パルスを印加したシーケンス

症例：慢性炎症性脱髄性多発神経炎（CIDP） 腰神経叢が全体的に腫大し，STIR像でも十分高信号が認められる

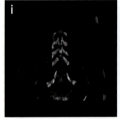
i MR neurography 冠状断像

MIP処理

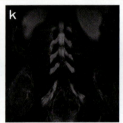
j MR neurography MIP像 k STIR 冠状断像

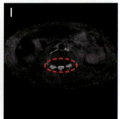
l STIR 横断像

■腰神経叢の撮像シーケンス例：3T

	LPL-1	LPL-2	LPL-3	LPL-4	LPL-5	LPL-6
画像種と断面	T2w sag	T1w sag	STIR cor	T1w cor	STIR tra	Neurography
シーケンス情報	2D-TSE	2D-TSE	2D-TSE	2D-TSE	2D-TSE	3D-TSE
FOV[mm]	300	300	300	300	300	417
TR[ms]	3500	700	3508	700	3618	2165
TE[ms]	100	12	60	12	60	142
フリップ角	90	90	90	90	90	90
スライス厚	4	4	4	4	4	2
スライスギャップ	0.4	0.4	1.2	1.2	5	−1
Matrix	512*356	480*358	400*297	448*336	416*304	356*354
バンド幅[Hz/px]	208	292	405	292	429	777
ETL	13	3	15	14	15	90
加算回数	1	1	1	1	1	2
TI[ms]	—	—	230	—	230	—
スライス枚数	13	13	19	19	24	170

その他　全身撮像（全身筋）－ポジショニング

準備とコイル配置

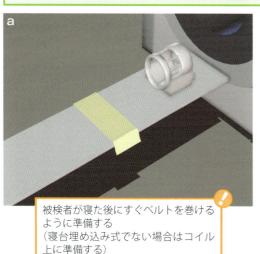

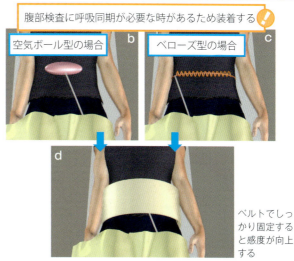

ポジショニング

コイル選択は頭部を含めた全身撮像であればヘッドコイルを装着する

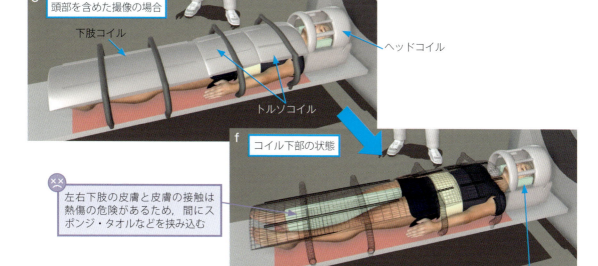

四肢および体幹の撮像の場合はヘッドコイルなしのコイル構成でポジショニングする

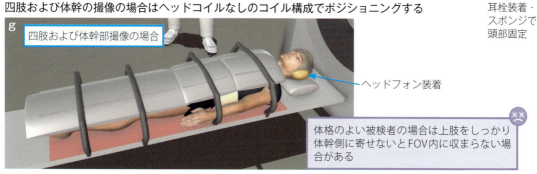

その他 全身撮像（全身筋）－撮像範囲・断面

位置決め画像から撮像まで 位置決め画像：3方向から冠状断像と横断像を撮像

位置決め画像

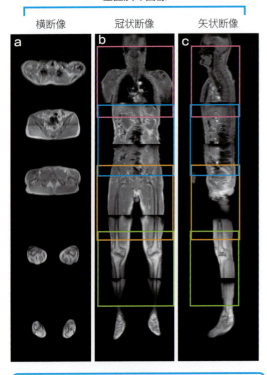

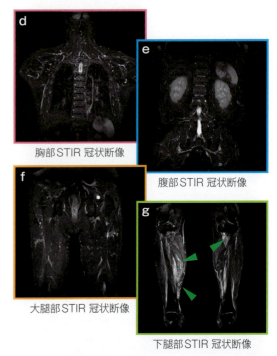

胸部STIR 冠状断像
腹部STIR 冠状断像
大腿部STIR 冠状断像
下腿部STIR 冠状断像

症例：両下腿の筋炎

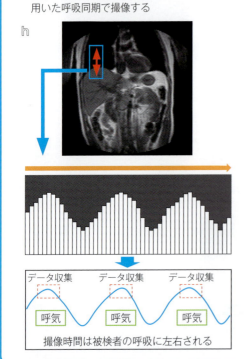

胸部・腹部の撮像は横隔膜モニタリングを用いた呼吸同期で撮像する

データ収集　データ収集　データ収集
呼気　呼気　呼気
撮像時間は被検者の呼吸に左右される

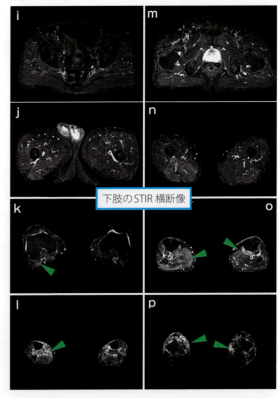

下肢のSTIR 横断像

その他　全身撮像（全身筋・DWIBS）－撮像断面

画像の結合

前ページのSTIR冠状断像を結合させたもの
全体を評価するのに適している

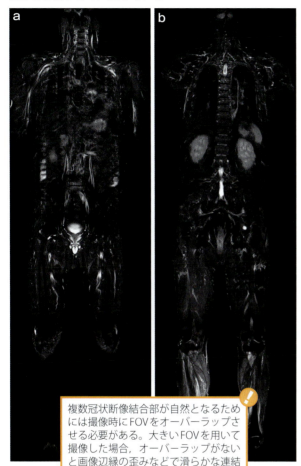

> 複数冠状断像結合部が自然となるためには撮像時にFOVをオーバーラップさせる必要がある。大きいFOVを用いて撮像した場合，オーバーラップがないと画像辺縁の歪みなどで滑らかな連結とならない

DWIBS法

DWIBS（ドゥイブス）：diffusion-weighted whole-body imaging with background body signal suppression
細胞密度の高い腫瘍性病変が拡散強調画像で高信号を示す特徴を生かし，全身撮像に応用した方法

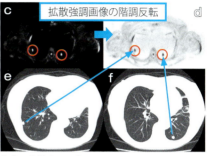

複数の拡散強調画像
冠状断像を結合し階調を反転

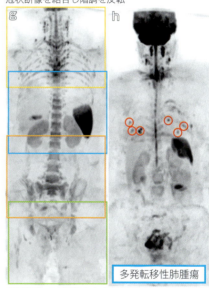

多発転移性肺腫瘍

冠状断像での撮像のため脂肪抑制法はSTIRを用い
SNR低下を担保するため加算回数を多くして撮像

■全身撮像（全身筋・DWIBS）の撮像シーケンス例：1.5T

	WMS-1	WMS-2	WMS-3	WMS-4	DWIBS
画像種と断面	STIR cor	STIR tra	T1w cor	T1w tra	DWI cor
シーケンス情報	2D-TSE	2D-TSE	2D-TSE	2D-TSE	2D-EPI
FOV[mm]	500	500	500	500	350
TR[ms]	5340	3990	599	676	3500
TE[ms]	73	70	12	14	68
フリップ角	90	90	90	90	90
スライス厚	6	6	6	6	8
スライスギャップ	1.8	12	1.8	12	0
Matrix	448*358	512*306	448*358	576*408	128*128
バンド幅[Hz/px]	180	180	130	130	2605
ETL	13	13	3	3	—
加算回数	1	1	1	1	12
TI[ms]	170	170	—	—	180
スライス枚数	35	25	35	25	27

b=800 s/mm²

その他 # 全身撮像（関節リウマチ）－ポジショニング

準備とコイル配置

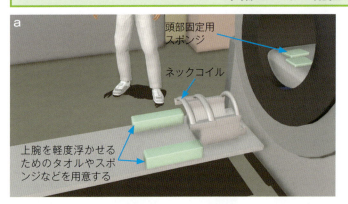

a 頭部固定用スポンジ / ネックコイル / 上腕を軽度浮かせるためのタオルやスポンジなどを用意する

造影剤投与後の頸椎環軸関節・肩関節・手および手関節・股関節・膝関節・足関節を一度に撮像するためのプロトコルと撮像準備

ポジショニング

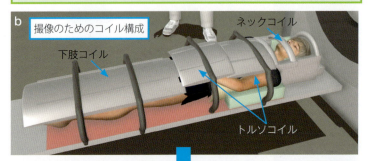

b 撮像のためのコイル構成 / 下肢コイル / ネックコイル / トルソコイル

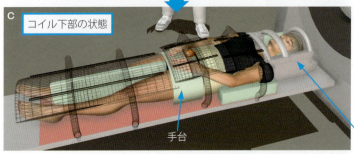

c コイル下部の状態 / 手台

耳栓装着・スポンジで頭部固定

手台はプラスチックや段ボールなどを置く。手部が同一平面に配置でき，かつ腹部からの呼吸の影響を受けないようにするために必要である。直接腹部に手を置くとモーションアーチファクトが顕著となる

酸素飽和度モニターは足趾に装着した場合，足趾を撮像するときには指に装着し直す。または，指に装着した場合，手部を撮像するときには足趾に装着し直す

緊急ブザーは，手部の撮像を考慮し手の間に固定する。関節リウマチを疾患にもつ被検者の場合は手に力が入らない場合があるため，その場合は手のひら全体で手台との間にブザーを押し付けて知らせてもらう。
いずれにしてもブザーを鳴らすことができるか検査前にテストをする

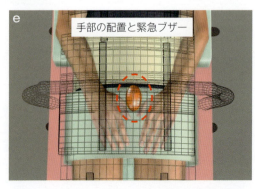

e 手部の配置と緊急ブザー

その他 全身撮像（関節リウマチ）－撮像範囲・断面

位置決め画像から撮像まで 全身の位置決め画像を得てから詳細の撮像計画

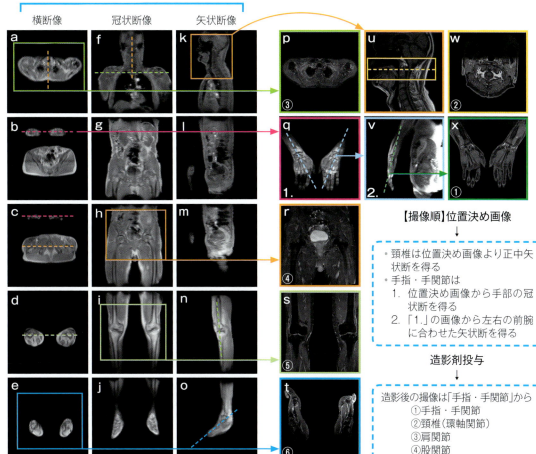

【撮像順】位置決め画像
↓
- 頸椎は位置決め画像より正中矢状断を得る
- 手指・手関節は
  1. 位置決め画像から手部の冠状断を得る
  2. 「1.」の画像から左右の前腕に合わせた矢状断を得る

↓
造影剤投与
↓

造影後の撮像は「手指・手関節」から
① 手指・手関節
② 頸椎（環軸関節）
③ 肩関節
④ 股関節
⑤ 膝関節
⑥ 足関節（足趾）

足趾は脂肪抑制不良が生じやすいためDIXON法を使用したほうがよい

■ 全身撮像（関節リウマチ）の撮像シーケンス例：1.5T

	WRA-1	WRA-2	WRA-3	WRA-4	WRA-5	WRA-6
画像種と断面	fsT1w cor hip	fsT1w cor knee	fsT1w tra foot	fsT1w cor hands	fsT1w cor C1/2	fsT1w cor shoulder
シーケンス情報	2D-TSE	2D-TSE	2D-TSE	2D-TSE	2D-TSE	2D-TSE
FOV[mm]	380	360	380	350	210	450
TR[ms]	540	599	708	600	814	621
TE[ms]	12	12	23	12	13	13
フリップ角	90	90	90	90	90	90
スライス厚	6	5	4	4	4	6
スライスギャップ	0.6	1	0.8	0.4	0.4	0.6
Matrix	448*403	384*384	384*365	384*384	320*224	512*317
バンド幅[Hz/px]	130	130	146	130	166	148
ETL	3	3	3	3	3	3
加算回数	1	1	1	1	2	1
脂肪抑制	CHESS	CHESS	CHESS/DIXON	CHESS	CHESS	CHESS
スライス枚数	15	17	21	17	11	17

5章 上肢

上肢 肩関節－撮像準備

【入室前特に気を付けること】
- ☑ ヘアピン
- ☑ イヤリング
- ☑ 補聴器
- ☑ ウィッグ
- ☑ コンタクトレンズ
- ☑ 目の周りの化粧
- ☑ 入れ歯
- ☑ 女性被検者の場合，下着のホック・ワイヤーなど

> 近年の補聴器は小型で目立ちにくく，被検者自身も装着している意識が低い場合があるので，問診票を確認するとともに，口頭で再確認する。

【準備するもの】
- ☑ 耳栓またはヘッドフォン
- ☑ 固定用の砂嚢など
- ☑ 下肢用枕（脚の下へ挿入する）

> 騒音に対する保護のため，耳栓や防音機能を有する専用ヘッドフォン装着は必須

【装着するもの】
- ☑ 耳栓またはヘッドフォン
- ☑ 緊急ブザー

【撮像体位】
- 仰臥位・head-first

【基準位置（コイル中心）】
- 肩関節（上腕骨頭レベル）

> 皮膚の露出している部分のガントリーへの直接の接触を避ける。体格的に難しい場合はハンドタオルなどを間にはさむ

【気を付けること】
- ☑ 閉所恐怖感はないか
- ☑ ガントリー内部に肌が直接触れていないか
- ☑ ループ形成はないか（腕組みなど）
- ☑ コイルのケーブルが皮膚に直接触れていないか

> 胸腹部上で手を組む体勢は被検者にとって楽な体勢である場合があるが，ループ形成を避けるため手を組ませないように注意する

【画像履歴・患者情報の確認】
- ☑ 他モダリティで撮像された情報の確認（X線画像など）

【撮像シーケンス選びのポイント】
- 基本撮像断面　　　：横断像・冠状断像・矢状断像（T1強調画像・T2強調画像ともに）
- 骨の炎症または損傷：脂肪抑制T2強調画像（STIR）
- 関節唇の評価　　　：T2*強調画像，ラジアルスキャン
- 腫瘍　　　　　　　：T2強調画像・T1強調画像・脂肪抑制プロトン密度強調画像
　　　　　　　　　　　T2強調画像で低信号であればT2*強調画像追加
　　　　　　　　　　　T1強調画像で高信号であれば脂肪抑制T1強調画像追加
　　　　　　　　　　　造影の場合は腎機能・副作用履歴の確認

上肢 肩関節－ポジショニング①
フレックスコイルの場合

準備とコイル選択

フレックスコイルの場合

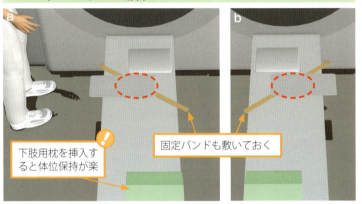

a 右肩撮像の場合 / b 左肩撮像の場合

- 下肢用枕を挿入すると体位保持が楽
- 固定バンドも敷いておく

Point
- 検側の肩関節がなるべく寝台中心に来るように枕を寄せて置く。フレックスコイルのおよそ1/3を背中に敷けるようあらかじめコイルを配置しておくとよい
- コイル固定のバンドも合わせて敷いておくと固定をスムーズに行うことができる

ポジショニング 上腕骨頭がコイル中心に来るように配置する

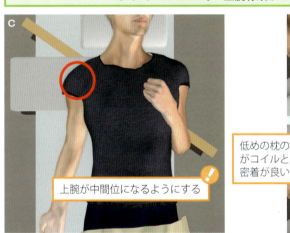

c 上腕が中間位になるようにする
前腕の回内は上肢の内旋を招いてしまうため注意

d そのままで寝台に寝ると上腕遠位部が体軸に対して背面に落ち込む
低めの枕のほうがコイルとの密着が良い

e **Point** 肘にスポンジやタオルを挿入し上腕遠位部の高さを補完する

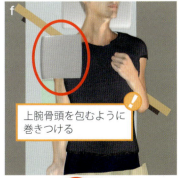

f 上腕骨頭を包むように巻きつける

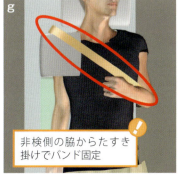

g 非検側の脇からたすき掛けでバンド固定

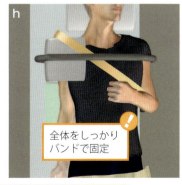

h 全体をしっかりバンドで固定

Point 呼吸による胸郭の動きでコイルが自由に動き過ぎないように固定することが重要

上肢 # 肩関節−ポジショニング②
各コイルごとの例

ポジショニング 表面コイルの場合

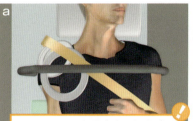

a
4つのコイルを固定するためバンドを巻き，さらに全体を固定する

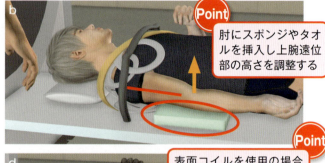

b
Point 肘にスポンジやタオルを挿入し上腕遠位部の高さを調整する

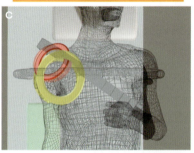

c

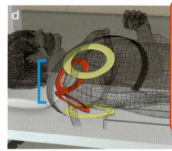

d
Point 表面コイルを使用の場合は肩関節を中心として前面と背面にそれぞれコイルを配置（c，dの黄色）し，肩峰の部分がどうしても感度が足りなくなるため補うようにコイルを配置する（c，dの赤）

ポジショニング 肩専用コイルの場合

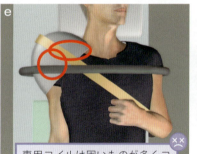

e
専用コイルは固いものが多くコイルの取り回しが難しいこともあるが，上腕骨頭から首の付け根あたりまでしっかりかぶせる

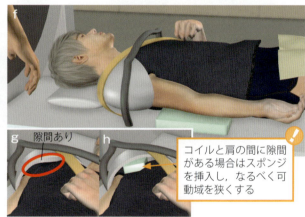

f
g 隙間あり h
コイルと肩の間に隙間がある場合はスポンジを挿入し，なるべく可動域を狭くする

ポジショニング ボディアレイコイルの場合

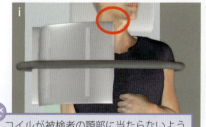

i
コイルが被検者の頸部に当たらないように気を付ける。接触しそうな場合はコイルにハンドタオルなどを当てるとよい

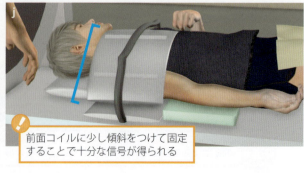

j
前面コイルに少し傾斜をつけて固定することで十分な信号が得られる

上肢

肩関節－撮像範囲・断面①

位置決め画像から基準断面まで

位置決め画像：3方向

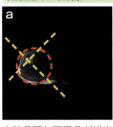
a
上腕骨頭と肩甲骨が描出されている断面にて肩甲骨に角度を合わせる

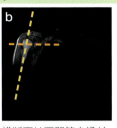
b
横断面は肩関節を通り，矢状断面は上腕骨に沿った断面を設定する

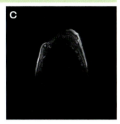
c
体幹が写っている場合は特に断面設定を行わない（ないものとする）

> コイル感度が肩関節中心にない場合は，もう一度コイルセッティングからやり直す

> 斜冠状断像は左右反転表示されることがあるので検査後に左右反転するなどの処理を忘れてはいけない

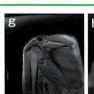
g
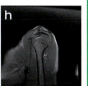
h

再修正斜冠状断像　再修正斜矢状断像
g, hを横断像と共に本撮像のための位置決め画像として使用する

修正位置決め画像：3方向

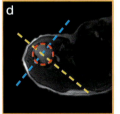
d
①上腕骨頭中心と肩甲骨を結ぶ斜冠状断（黄），それに垂直の斜矢状断（青）を設定する

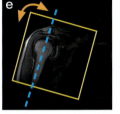
e
②斜矢状断（青）は上腕骨に沿った断面を設定し，斜冠状断（黄）は上腕骨に合わせ回転させる

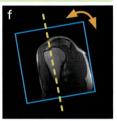
f
③斜冠状断（黄）は上腕骨に沿った断面を設定し，斜矢状断（青）は上腕骨に合わせ回転させる

Point 修正位置決め画像では肩関節周囲がもう少し詳細に描出されている。次は正確な斜冠状断面と斜矢状断面を設定するが，主に横断像（d橙色枠）を用いて断面設定を行い，その他の2断面は上腕骨の方向に沿って傾きを調整するのみに使用する

斜冠状断像撮像　上腕骨頭中心と肩甲骨を結ぶ線に水平な断面

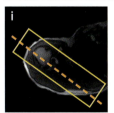
i
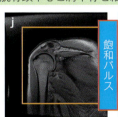
j 飽和パルス
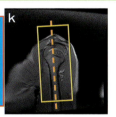
k
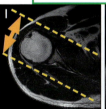
l
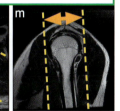
m

上腕骨頭周囲を十分含むように設定

斜冠状断像撮像において位相方向R-Lに設定の場合，背部の折り返しに気を付ける。飽和パルスを追加することによって信号を落とすのも効果的

斜矢状断像撮像　上腕骨頭中心と肩甲骨を結ぶ線に垂直な断面

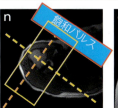
n 飽和パルス
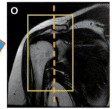
o
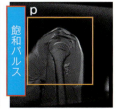
p 飽和パルス
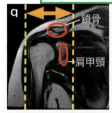
q 鎖骨／肩甲頸
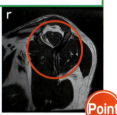
r

斜冠状断像の上腕骨頭が一番大きく写っている断面で，鎖骨の断面と肩甲頸よりも内側まで設定する

斜矢状断像撮像で位相方向R-L設定の場合は胸郭からのモーションアーチファクトに気を付ける。飽和パルスを前胸部に当てる

Point 斜矢状断像の内側スライス（r）で肩甲骨が「Y字形」であれば内側まで撮像されている

上肢 肩関節－撮像範囲・断面②

基準断面設定（つづき）

横断像撮像：肩甲上腕関節に垂直な断面

横断像へのモーションアーチファクト対策としては，①飽和パルス印加，②FOVの回転が有効

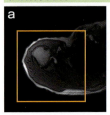
a

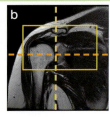
b

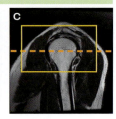
c

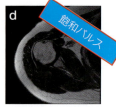
d
①飽和パルス印加

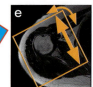
e
②FOV回転（位相方向移動）

飽和パルス

T2強調画像 横断像[SLD-11]　　**T2*強調画像 横断像[SLD-12]**

Point 依頼書に「関節唇の評価」や「脱臼」の文言がある場合は横断像も追加する

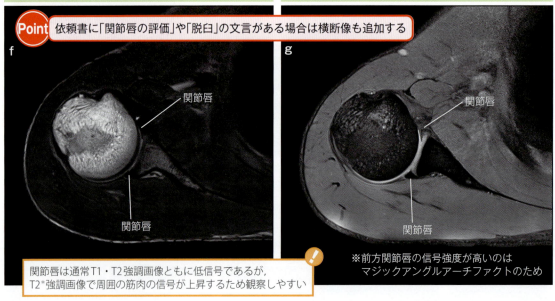

f 関節唇／関節唇

g 関節唇／関節唇

関節唇は通常T1・T2強調画像ともに低信号であるが，T2*強調画像で周囲の筋肉の信号が上昇するため観察しやすい

※前方関節唇の信号強度が高いのはマジックアングルアーチファクトのため

■肩関節の撮像シーケンス例：1.5T

	SLD-1	SLD-2	SLD-3	SLD-4	SLD-5	SLD-6
画像種と断面	T2w cor	T1w cor	T2w sag	T1w sag	T2w tra	T2*w tra
シーケンス情報	2D-TSE	2D-TSE	2D-TSE	2D-TSE	2D-TSE	2D-FGRE
FOV[mm]	160	160	160	160	160	160
TR[ms]	4000	600	4000	550	4000	567
TE[ms]	80	8	80	12	80	9.21
フリップ角	90	90	90	90	90	20
スライス厚	3	3	4	4	3	3
スライスギャップ	0.3	0.3	1	1	0.3	0.3
Matrix	320*256	320*256	320*256	320*255	320*256	256*193
バンド幅[Hz/px]	288	222	288	124	285	181
ETL	15	4	15	3	15	3
加算回数	3	2	3	2	3	2
脂肪抑制	—	—	—	—	—	—
スライス枚数	17	17	19	19	19	19

上肢 肩関節－撮像範囲・断面③

ラジアルスキャン：関節唇の詳細評価

横断像
T2強調画像[SLD-11]

斜冠状断像
T2強調画像[SLD-7]

斜矢状断像
T2強調画像[SLD-9]

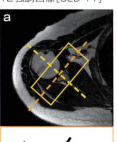
a

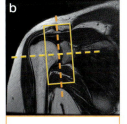
b

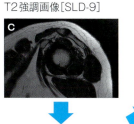
c

d

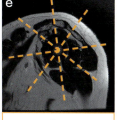
e

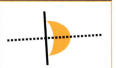

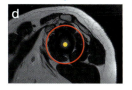

STEP1
斜冠状断像と横断像の両方が肩甲骨関節窩と水平になるような斜矢状断を撮像

STEP2
上腕骨側から肩甲骨側へと観察し上腕骨頭が最も小さく描出されている断面（最も肩甲骨側）を決める

STEP3
関節窩（上腕骨頭）を中心にして放射状に断面を設定する

ラジアルスキャン画像：T2*強調画像[SLD-13]

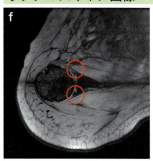
f

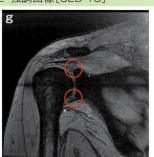
g

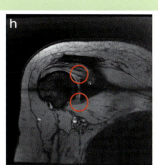
h

※画像中央の黒い線は他のスライス断面励起によるクロストークアーチファクト（複数枚数で撮像する限り避けることはできないが，関節唇描出には影響がない）

関節唇の観察に適している

■肩関節の撮像シーケンス例：3T

	SLD-7	SLD-8	SLD-9	SLD-10	SLD-11	SLD-12	SLD-13
画像種と断面	T2w cor	T1w cor	T2w sag	T1w sag	T2w tra	T2*w tra	T2*w radial
シーケンス情報	2D-FSE	2D-FSE	2D-FSE	2D-FSE	2D-FSE	2D-FGRE	2D-FGRE
FOV[mm]	160	160	160	160	160	160	160
TR[ms]	4020	505	4020	704	4020	455	425
TE[ms]	76	13	76	13	77	14	14
フリップ角	90	90	90	90	90	20	20
スライス厚	3	3	3	3	3	3	3
スライスギャップ	0.6	0.6	0.9	0.9	0.9	0.3	0.3
Matrix	352*256	352*288	352*256	352*288	320*256	320*192	320*192
バンド幅[Hz/px]	162.773	244.141	162.773	244.141	244.141	244.141	244.141
ETL	18	3	18	3	18	3	3
加算回数	1	1	1	1	1	1	1
脂肪抑制	—	—	—	—	—	—	—
スライス枚数	17	17	19	19	19	19	17

上肢

上腕・前腕 ― ポジショニング

ポジショニング 上腕撮像の場合

組になったコイルの場合 / **コイルが寝台に埋め込まれている場合**

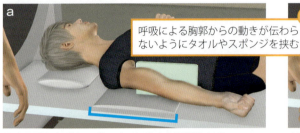
a: 呼吸による胸郭からの動きが伝わらないようにタオルやスポンジを挟む

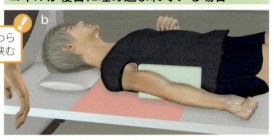
b

上腕骨頭から肘までがコイルに乗るよう調節する / 上腕範囲のコイルをonにする

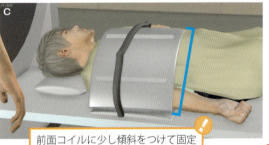
c / d
体を検測に少し傾けると体位が安定する

ブランケット上にコイル配置することで呼吸による小さな動きを吸収でき，コイル自体が動くことによる画像ボケを防ぐことができる

前面コイルに少し傾斜をつけて固定することで十分な信号が得られる

Point 非検側からの信号が得られないほうが冠状断での撮像において胸郭の呼吸や心拍動などの影響を回避できる

ポジショニング 前腕撮像の場合

組になったコイルの場合 / **コイルが寝台に埋め込まれている場合**

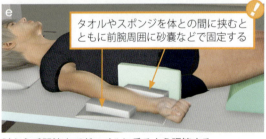
e: タオルやスポンジを体との間に挟むとともに前腕周囲に砂嚢などで固定する

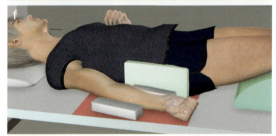
f

肘から手関節までがコイルに乗るよう調節する / 前腕範囲のコイルをonにする

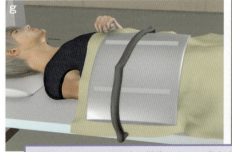
g / h 撮像可能範囲

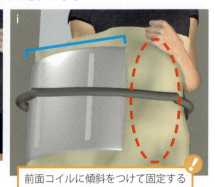
i

装置によってはhead-first撮像において寝台上の制限域があるため，その場合はfeet-firstでポジショニングする

前面コイルに傾斜をつけて固定する

上腕—撮像範囲・断面

上肢

位置決め画像から撮像まで

位置決め画像：3方向

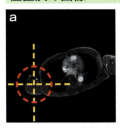
a

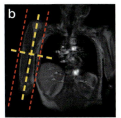
b

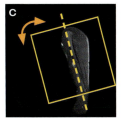
c

上腕を中心に矢状断面，冠状断面は上腕骨を通る面を設定する

上腕骨に沿った矢状断面，上腕骨に垂直な横断面を設定する

上腕骨に合わせ冠状断面を設定する，矢状断面は上腕骨に合わせ回転させる

体格のよい被検者の場合はガントリーのオフセンターに上腕が配置されることがある。FOV内に入っているのに上腕部が黒抜けしている場合は体をさらに寄せてポジショニングしないと画像が得られないので注意

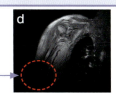
d

修正位置決め画像：3方向

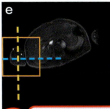
e

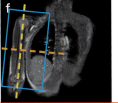
f

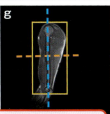
g

Point 位置決め画像は2回撮像し，修正後は上腕骨全体が描出されていること，画像縦方向と上腕骨が揃っていることを確認する

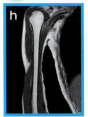
h

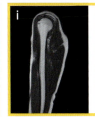
i

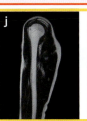
j

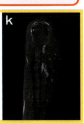
k

T1強調画像 冠状断像[UPA-1]

T1強調画像 矢状断像[UPA-2]

T2強調画像 矢状断像[UPA-3]

脂肪抑制T2強調画像 矢状断像[UPA-4]

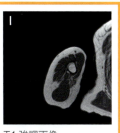
l

T1強調画像 横断像[UPA-5]

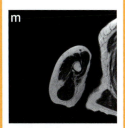
m

T2強調画像 横断像[UPA-6]

■上腕の撮像シーケンス例：1.5T

	UPA-1	UPA-2	UPA-3	UPA-4	UPA-5	UPA-6
画像種と断面	T1w cor	T1w sag	T2w sag	fsT2w sag	T1w tra	T2w tra
シーケンス情報	2D-TSE	2D-TSE	2D-TSE	2D-TSE	2D-TSE	2D-TSE
FOV[mm]	300	300	300	300	180	180
TR[ms]	666	537	4000	4000	500	4078
TE[ms]	10	15	80	80	10	80
フリップ角	90	90	90	90	90	90
スライス厚	4	4	4	4	4	4
スライスギャップ	0.8	0.8	0.8	0.8	1	1
Matrix	448*335	384*264	368*255	368*255	320*239	320*238
バンド幅[Hz/px]	207	104	242	242	216	446
ETL	3	3	17	17	3	17
加算回数	1	1	1	1	1	1
脂肪抑制	—	—	—	CHESS	—	—
スライス枚数	17	17	17	17	23	23

上肢

前腕―撮像範囲・断面

位置決め画像から撮像まで

位置決め画像：3方向

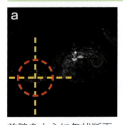
a
前腕を中心に矢状断面，冠状断面は橈骨/尺骨を通る面を設定する

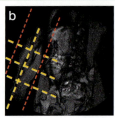
b
前腕の方向に沿った矢状断面，その方向に垂直な横断面を設定する

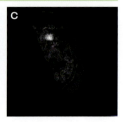
c
体幹が写っている場合は特に断面設定を行わない（ないものとする）

- コイル感度が前腕中心にない場合は，もう一度コイルセッティングからやり直す
- オフセンターでの撮像になりやすいため位置決め画像で画像化できていない場合は前腕を少し中心へずらし撮像し直す必要がある

Point オーバーサンプリングなど折り返しが生じない状態で前腕が画像全体に表示されるFOVを設定する（成人で約300mm）

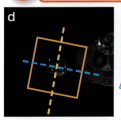
d

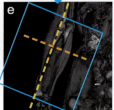
e

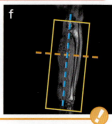
f

位置決め画像で橈骨・尺骨の描出が十分であれば断面が容易になる

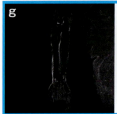
g
STIR 冠状断像[FRA-1]

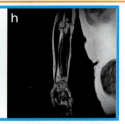
h
T2強調画像 冠状断像[FRA-2]

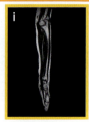
i
T2強調画像 矢状断像[FRA-3]

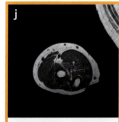
j
T1強調画像 横断像[FRA-4]

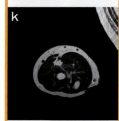
k
T2強調画像 横断像[FRA-5]

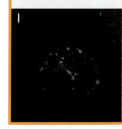
l
STIR 横断像[FRA-6]

■前腕の撮像シーケンス例：1.5T

	FRA-1	FRA-2	FRA-3	FRA-4	FRA-5	FRA-6
画像種と断面	STIR cor	T2w cor	T2w sag	T1w tra	T2w tra	STIR tra
シーケンス情報	2D-TSE	2D-TSE	2D-TSE	2D-TS	2D-TSE	2D-TSE
FOV[mm]	450	450	450	160	160	160
TR[ms]	3500	3500	3500	682	3500	3500
TE[ms]	60	80	80	12	80	60
フリップ角	90	90	90	90	90	90
スライス厚	4	4	4	5	5	5
スライスギャップ	0.4	0.4	0.8	10	10	10
Matrix	512*403	512*453	512*453	288*228	320*266	224*164
バンド幅[Hz/px]	349	223	235	211	250	528
ETL	16	15	15	54	17	13
加算回数	1	1	1	1	1	1
TI[ms]	170	―	―			170
スライス枚数	17	17	19	23	23	23

肘関節－撮像準備

【入室前特に気を付けること】
- ☑ ヘアピン
- ☑ イヤリング
- ☑ 補聴器
- ☑ ウイッグ
- ☑ コンタクトレンズ
- ☑ 目の周りの化粧
- ☑ 入れ歯

> 近年の補聴器は小型で目立ちにくく，被検者自身も装着している意識が低い場合があるので，問診票を確認するとともに，口頭で再確認する。

【準備するもの】
- ☑ 耳栓またはヘッドフォン
- ☑ 固定用の砂嚢など
- ☑ 下肢用枕（脚の下へ挿入する）

> 騒音に対する保護のため，耳栓や防音機能を有する専用ヘッドフォン装着は必須

【装着するもの】
- ☑ 耳栓またはヘッドフォン
- ☑ 緊急ブザー

【撮像体位】
- 仰臥位・head-first または feet-first

【基準位置（コイル中心）】
- 肘関節

> 皮膚の露出している部分のガントリーへの直接の接触を避ける。体格的に難しい場合はハンドタオルなどを間にはさむ

【気を付けること】
- ☑ 閉所恐怖感はないか
- ☑ ガントリー内部に肌が直接触れていないか
- ☑ ループ形成はないか（腕組みなど）
- ☑ コイルのケーブルが皮膚に直接触れていないか

> 胸腹部上で手を組む体勢は被検者にとって楽な体勢である場合があるが，ループ形成を避けるため手を組ませないように注意する

【画像履歴・患者情報の確認】
- ☑ 他モダリティで撮像された情報の確認（X線画像・CT画像など）

【撮像シーケンス選びのポイント】
- 基本撮像断面　　：矢状断像・冠状断像（T1強調画像・T2強調画像ともに）
  　　　　　　　　　横断像　T2強調画像
- 軟骨の評価　　　：脂肪抑制プロトン密度強調画像
- 靭帯の断裂の評価：3D-T2*強調画像（要 事後画像再構成）
- 骨の炎症または損傷：脂肪抑制T2強調画像（STIR）
- 腫瘍　　　　　　：T2強調画像・T1強調画像・脂肪抑制プロトン密度強調画像
  　　　　　　　　　T2強調画像で低信号であればT2*強調画像追加
  　　　　　　　　　T1強調画像で高信号であれば脂肪抑制T1強調画像追加
  　　　　　　　　　造影の場合は腎機能・副作用履歴の確認

上肢

肘関節－ポジショニング①
表面コイルの場合

準備とコイル選択

表面コイルの場合

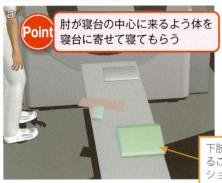

a Point 肘が寝台の中心に来るよう体を寝台に寄せて寝てもらう

b 呼吸による動きが肘に伝わらないようにタオルやスポンジを挟む

下肢用枕を入れることで楽に検査を受けることができる（楽な体勢での検査はモーションアーチファクト低下につながる）

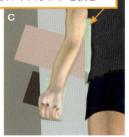

c

ポジショニング

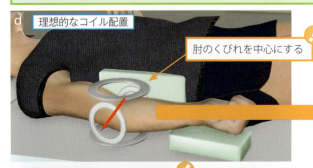

d 理想的なコイル配置　肘のくびれを中心にする

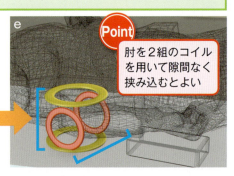

e Point 肘を2組のコイルを用いて隙間なく挟み込むとよい

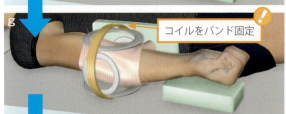

f 実際は肘にタオルを巻きその上からコイルを装着する

中間位を基本とするが，痛みのため屈曲位しかできない被検者の場合は，スポンジやタオルで高くし，前腕遠位や手部が浮いてしまわないようにする

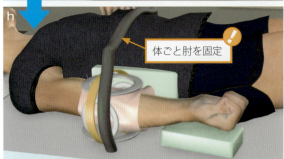

g コイルをバンド固定

h 体ごと肘を固定

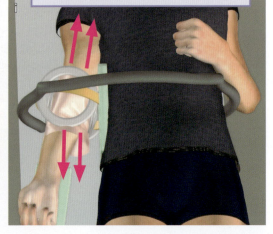

i 実際は表面コイルのケーブルが頭側または足側に伸びる。皮膚とケーブルの直接の接触は熱傷が生じる可能性があるため，タオルをケーブルと皮膚の間に挟むなどの対策が必要

上肢

肘関節－ポジショニング②
フレックスコイルの場合

準備とコイル選択

フレックスコイルの場合

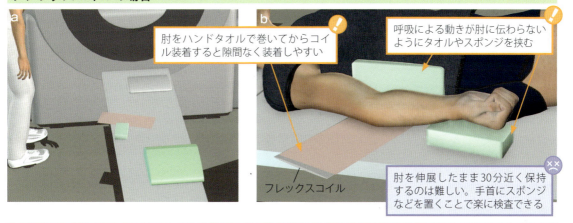

- 肘をハンドタオルで巻いてからコイル装着すると隙間なく装着しやすい
- 呼吸による動きが肘に伝わらないようにタオルやスポンジを挟む
- フレックスコイル
- 肘を伸展したまま30分近く保持するのは難しい。手首にスポンジなどを置くことで楽に検査できる

ポジショニング

Point コイルの両端を巻き込むように重ねて密着固定する

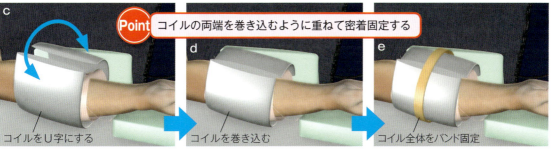

- c コイルをU字にする
- d コイルを巻き込む
- e コイル全体をバンド固定

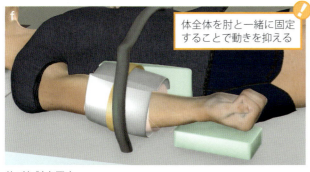

体ごと肘を固定

- 体全体を肘と一緒に固定することで動きを抑える

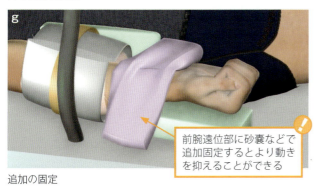

追加の固定

- 前腕遠位部に砂嚢などで追加固定するとより動きを抑えることができる

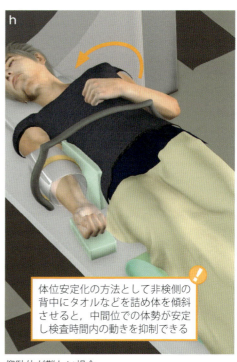

仰臥位が難しい場合

- 体位安定化の方法として非検側の背中にタオルなどを詰め体を傾斜させると、中間位での体勢が安定し検査時間内の動きを抑制できる

上肢 # 肘関節－撮像範囲・断面①

位置決め画像

①位置決め画像：3方向

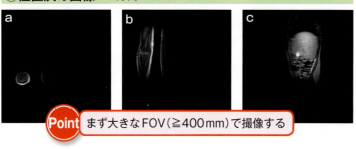

Point まず大きなFOV（≧400mm）で撮像する

😣 最初の位置決め画像では，被検者によって寝台に寝ている位置が異なるため，肘関節用にプリセットした条件でも全然異なる場所が撮像される場合がある

😣 始めから小さなFOVで撮像すると折り返しアーチファクトが実際の画像に重なり，どちらが本物でどちらが虚像であるかわからなくなるので注意

②コイル感度範囲の確認

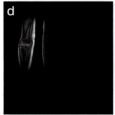

位置決め冠状断像

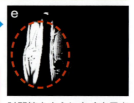

Point 極端にWW/WLを小さくして表示する

肘関節を中心に白く表示されればコイル位置は肘中心であり問題ないことを簡単に知ることができる

⚠️ コイル感度が肘関節中心にない場合は，もう一度コイルセッティングからやり直す

③小さなFOVでの修正位置決め画像

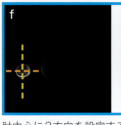 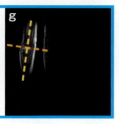 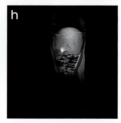

肘中心に3方向を設定する。この時点では横断面は上腕遠位部，矢状断面は上肢の軸に沿った断面，冠状断面は上肢の軸中心に設定でよい

肘が写っていない場合は特に断面設定を行わない（ないものとする）

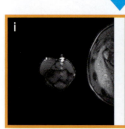 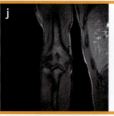 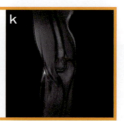

①横断像で肘頭が描出されている断面があるか，②冠状断像で上腕骨と尺骨が描出されている断面があるか，③矢状断像で上腕骨と尺骨が描出されている断面があるかを確認し，ないものは再度修正位置決め画像を取得する

肘頭レベルの横断像で冠状断・矢状断を決定する

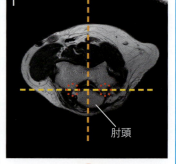

肘頭

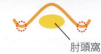

肘頭窩

肘頭窩が成す谷を結ぶ線を冠状断面，それに垂直な線を矢状断面とする

上肢 肘関節－撮像範囲・断面②

基準断面設定

矢状断像撮像：肘頭窩が成す谷を結ぶ線に垂直な断面

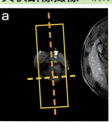 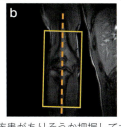 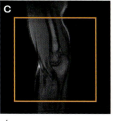 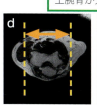 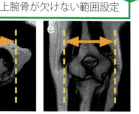

確 上腕骨が欠けない範囲設定

依頼書から内外どちらに疾患がありそうか把握しておく
　外側：野球肘（離断性骨軟骨炎[上腕骨小頭]）・テニス肘（上腕骨外側上顆炎）など
　内側：ゴルフ肘（上腕骨内側上顆炎）・肘部管症候群（尺骨神経）など

冠状断像撮像：肘頭窩が成す谷を結ぶ線に水平な断面

角度は上腕骨と水平

確 肘頭・上腕骨小頭・橈骨頭を含むように設定

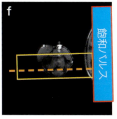 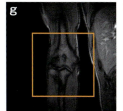 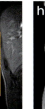

飽和パルス

「肘頭」が描出されているほうが内側

上腕骨小頭
橈骨頭

位相方向R-Lの場合，飽和パルスで体幹からの折り返しを防ぐ

矢状断像：内側　　　矢状断像：外側

Point 冠状断面設定の角度は内側の断面で決定し，外側を参照し範囲を確認する

※撮像後，内側側副靱帯がしっかり見えることを確認する

横断像撮像：肘関節面に水平な断面

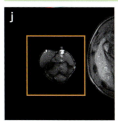 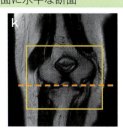 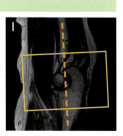

脂肪抑制プロトン密度強調画像 矢状断像[ELB-12]

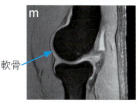

軟骨

軟骨の評価としてプロトン密度強調画像矢状断像を撮像しておくとよい

上肢　肘関節－撮像条件

■肘関節の撮像シーケンス例：1.5T

	ELB-1	ELB-2	ELB-3	ELB-4	ELB-5	ELB-6	ELB-7
画像種と断面	T2w cor	T1w cor	T2w sag	T1w sag	fsPDw sag	T2w tra	T2*w sag
シーケンス情報	2D-TSE	2D-TSE	2D-TSE	2D-TSE	2D-TSE	2D-TSE	3D-FGRE
FOV[mm]	120	120	120	120	120	140	100
TR[ms]	4000	662	4000	500	2500	3000	31.75
TE[ms]	80	10	80	10	12	80	14
フリップ角	90	90	90	90	90	90	40
スライス厚	3	3	3	3	3	3	2
スライスギャップ	0.3	0.3	0.6	0.6	0.6	0.9	－1
Matrix	288*214	272*204	288*214	272*204	288*214	320*254	172*174
バンド幅[Hz/px]	150	261	150	163	182	246	310
ETL	11	3	11	3	5	15	3
加算回数	1	1	1	1	1	1	1
脂肪抑制	－	－	－	－	CHESS	－	－
スライス枚数	17	17	19	19	19	19	210

■肘関節の撮像シーケンス例：3T

	ELB-8	ELB-9	ELB-10	ELB-11	ELB-12	ELB-13	ELB-14
画像種と断面	T2w cor	T1w cor	T2w sag	T1w sag	fsPDw sag	T2w tra	fsT2 cor
シーケンス情報	2D-FSE	2D-FSE	2D-FSE	2D-FSE	2D-FSE	2D-FSE	2D-FSE
FOV[mm]	140	140	140	140	140	140	140
TR[ms]	4096	635	4020	632	4020	4086	4154
TE[ms]	77	16	82	14	8.45	76	77
フリップ角	90	90	90	90	90	90	90
スライス厚	3	3	3	3	3	3	3
スライスギャップ	0.3	0.3	0.6	0.6	0.6	0.9	0.3
Matrix	384*320	384*320	320*256	320*256	320*256	384*320	384*320
バンド幅[Hz/px]	195.312	162.773	162.773	162.773	195.312	195.312	195.312
ETL	18	3	18	3	5	15	18
加算回数	1	1	1	1	2	1	1
脂肪抑制	－	－	－	－	CHESS	－	CHESS
スライス枚数	17	17	19	19	19	19	17

手関節－撮像準備

上肢

【入室前特に気を付けること】
- ☑ ヘアピン
- ☑ イヤリング
- ☑ 補聴器
- ☑ ウイッグ
- ☑ コンタクトレンズ
- ☑ 目の周りの化粧
- ☑ 入れ歯

> 近年の補聴器は小型で目立ちにくく，被検者自身も装着している意識が低い場合があるので，問診票を確認するとともに，口頭で再確認する。

【準備するもの】
- ☑ 耳栓またはヘッドフォン
- ☑ 固定用の砂嚢など
- ☑ 下腿用枕（脚の下へ挿入する）

> 騒音に対する保護のため，耳栓や防音機能を有する専用ヘッドフォン装着は必須

【装着するもの】
- ☑ 耳栓またはヘッドフォン
- ☑ 緊急ブザー

【撮像体位】
- 上肢挙上：腹臥位・head-first
- 上肢下垂：仰臥位・head-first または feet-first

【基準位置（コイル中心）】
- 手関節

> 皮膚の露出している部分のガントリーへの直接の接触を避ける。体格的に難しい場合はハンドタオルなどを間にはさむ

【気を付けること】
- ☑ 閉所恐怖感はないか
- ☑ ガントリー内部に肌が直接触れていないか
- ☑ ループ形成はないか（腕組みなど）
- ☑ コイルのケーブルが皮膚に直接触れていないか

> 胸腹部上で手を組む体勢は被検者にとって楽な体勢である場合があるが，ループ形成を避けるため手を組ませないように注意する

【画像履歴・患者情報の確認】
- ☑ 他モダリティで撮像された情報の確認（X線画像・CT画像など）

【撮像シーケンス選びのポイント】
- 基本撮像断面　　　：横断像・冠状断像（T1強調画像・T2強調画像ともに）
- 骨の炎症または損傷：脂肪抑制T2強調画像（STIR）
- TFCCの評価　　　　：T2*強調画像（3Tあるいは1.5T［要マイクロコイル］）
- 腫瘍　　　　　　　：T2強調画像・T1強調画像・脂肪抑制プロトン密度強調画像・T2*強調画像（出血・ヘモジデリン沈着におけるblooming effect）
  T1強調画像で高信号であれば脂肪抑制T1強調画像追加
  造影の場合は腎機能・副作用履歴の確認

上肢　手関節-ポジショニング①
上肢挙上位と上肢下垂位

> 上肢挙上位での撮像か上肢下垂位での撮像かの判断

上肢挙上位が可能な場合

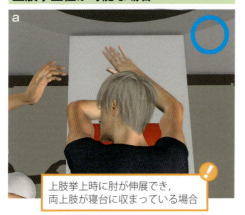

a

上肢挙上時に肘が伸展でき，両上肢が寝台に収まっている場合

上肢挙上位が不可能な場合

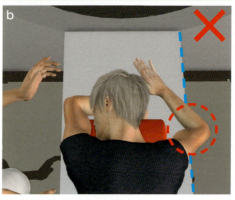

b

肘が寝台内に収まらない場合
（ガントリー内に入れないため）

上肢挙上位が不可能な場合

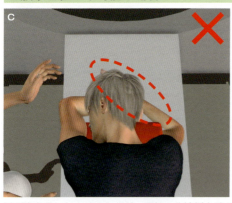

c

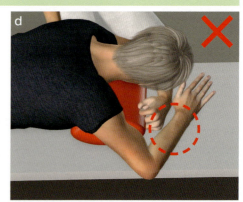

d

肘が寝台内に収まりそうだが，頭部や非検側上肢からの距離が十分とれない場合
（コイル装着が難しくなる・折り返しアーチファクトの影響を受けやすい）

> 上肢下垂位でのポジショニングに際して　手関節部を横断像と冠状断像主体で撮像すると想定した場合

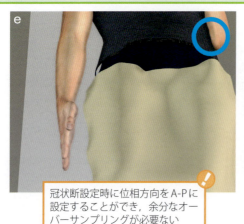

e

冠状断設定時に位相方向をA-Pに設定することができ，余分なオーバーサンプリングが必要ない

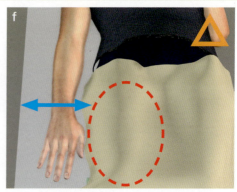

f

コイルの感度範囲にもよるが，下肢からの折り返しアーチファクトを考慮して冠状断を設定しなければならない

上肢 手関節－ポジショニング②
フレックスコイルの場合

準備とコイル選択　上肢挙上位全般

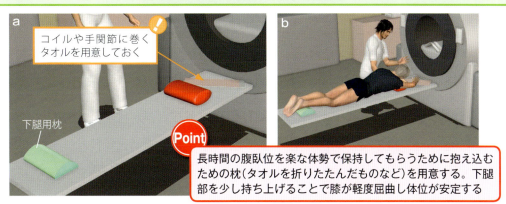

a　コイルや手関節に巻くタオルを用意しておく／下腿用枕

b　**Point** 長時間の腹臥位を楽な体勢で保持してもらうために抱え込むための枕(タオルを折りたたんだものなど)を用意する。下腿部を少し持ち上げることで膝が軽度屈曲し体位が安定する

ポジショニング　フレックスコイルの場合

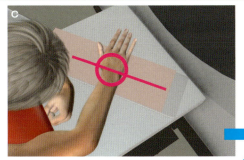

c　手関節部をコイル中心に配置

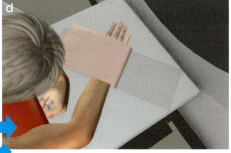

d　手関節部をタオルで巻く

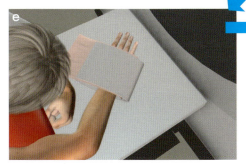

e　フレックスコイルを巻き込む

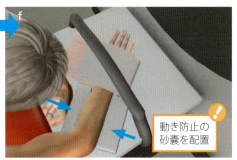

f　全体を固定する　動き防止の砂嚢を配置

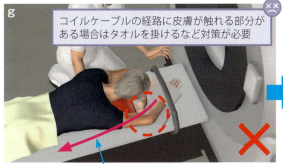

g　コイルケーブルの経路に皮膚が触れる部分がある場合はタオルを掛けるなど対策が必要
このケーブル経路では熱傷の危険がある

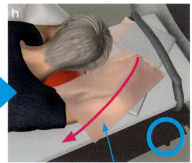

h　タオルを掛けて保護

上肢 手関節−ポジショニング③
表面コイルの場合

準備とコイル選択 表面コイルの場合

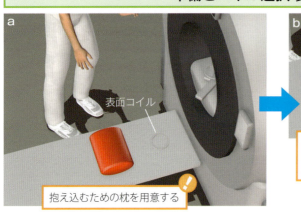

a 表面コイル／抱え込むための枕を用意する

b 表面コイル上にタオルを敷いた状態／表面コイルの上にハンドタオルなどを事前に敷いておき，すぐポジショニングできるようにする

c タオル下の状態

ポジショニング 表面コイルの場合

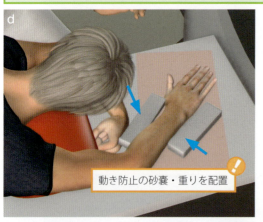

d 動き防止の砂嚢・重りを配置

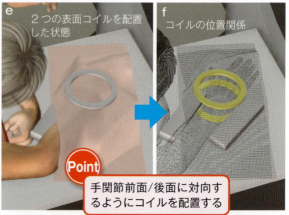

e ２つの表面コイルを配置した状態

f コイルの位置関係

Point 手関節前面/後面に対向するようにコイルを配置する

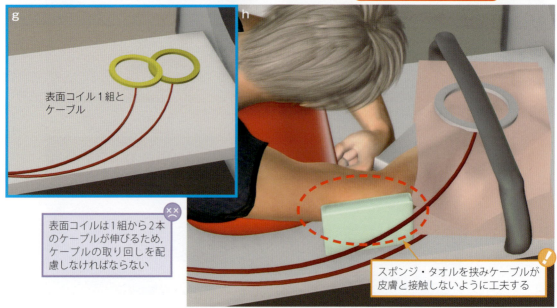

g 表面コイル１組とケーブル／表面コイルは１組から２本のケーブルが伸びるため，ケーブルの取り回しを配慮しなければならない

h スポンジ・タオルを挟みケーブルが皮膚と接触しないように工夫する

| 上肢 | # 手関節－ポジショニング④
ボディアレイコイル，マイクロコイルの場合

ポジショニング ボディアレイコイルの場合

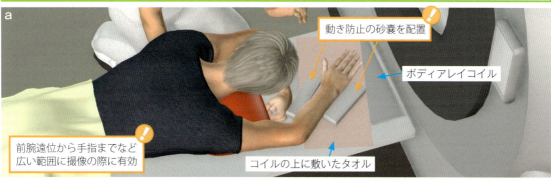

a　前腕遠位から手指までなど広い範囲に撮像の際に有効
動き防止の砂嚢を配置
ボディアレイコイル
コイルの上に敷いたタオル

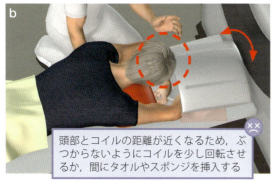

b　頭部とコイルの距離が近くなるため，ぶつからないようにコイルを少し回転させるか，間にタオルやスポンジを挿入する

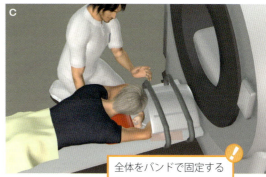

c　全体をバンドで固定する

ポジショニング マイクロコイルの場合（TFCC撮像の場合）

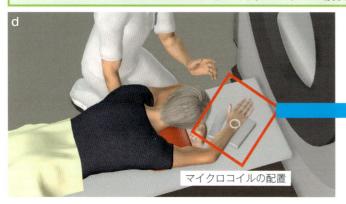

d　マイクロコイルの配置

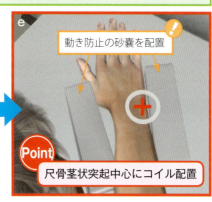

e　動き防止の砂嚢を配置
Point 尺骨茎状突起中心にコイル配置

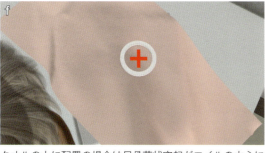

f　タオルの上に配置の場合は尺骨茎状突起がコイルの中心にきているか確認する

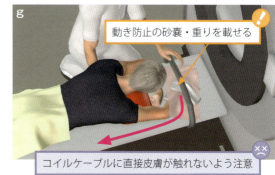

g　動き防止の砂嚢・重りを載せる
コイルケーブルに直接皮膚が触れないよう注意

上肢 手関節-ポジショニング⑤
上肢を挙上しない撮像の場合

ポジショニング リストコイルの場合

リストコイル：手関節/手指を撮像するのに適した専用コイル

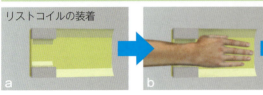
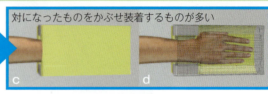

a リストコイルのベース
b 手部をコイルに乗せる
c・d 上からもう1方のコイル装着する

対になったものをかぶせ装着するものが多い

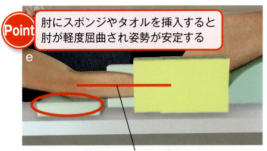
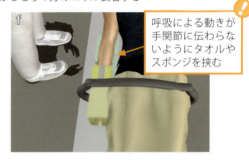

Point 肘にスポンジやタオルを挿入すると肘が軽度屈曲され姿勢が安定する

e 前腕から手までが寝台と水平

f 呼吸による動きが手関節に伝わらないようにタオルやスポンジを挟む

ポジショニング 表面コイルの場合

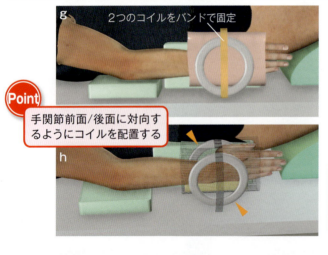
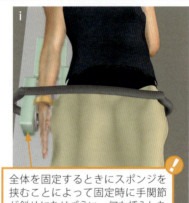

g 2つのコイルをバンドで固定

Point 手関節前面/後面に対向するようにコイルを配置する

h

i 全体を固定するときにスポンジを挟むことによって固定時に手関節が斜めになりづらい。何も挿入しないと隙間が生じ固定性が低下する

ポジショニング フレックスコイルの場合

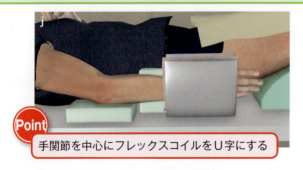
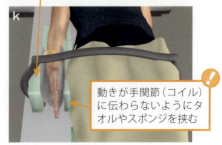

j
Point 手関節を中心にフレックスコイルをU字にする

k 動きが手関節（コイル）に伝わらないようにタオルやスポンジを挟む

上肢　手関節－撮像範囲・断面

位置決め画像から撮像まで　上肢挙上の場合

①位置決め画像：3方向

Point まず大きなFOV（≧400mm）で撮像する

a 横断像で描出されているのは斜めに挙上した手部であるので，この画像で設定は行わない（他断面から次に撮像される修正位置決め画像を断面設定に使用する）

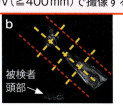

b 冠状断像で描出されているのは挙上した前腕

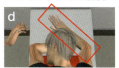

d 被検者頭部→

c 冠状断像・矢状断像では前腕から手部の一部が描出されている。修正位置決め画像として軸に沿ってそれぞれ断面を設定する

> 最初の位置決め画像では，被検者によって寝台に寝ている位置が異なるため，何が描出されているかわからない場合がある

> 始めから小さなFOVで撮像すると折り返しアーチファクトが実際の画像に重なり，どちらが本物でどちらが虚像であるかわからなくなるので注意

> コイル感度が肘関節中心にない場合は，もう一度コイルセッティングからやり直す

②修正位置決め画像：3方向

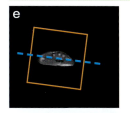 e

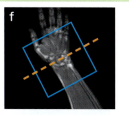 f

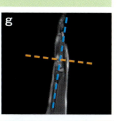 g

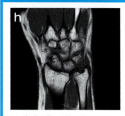 h
T1強調画像 冠状断像[WST-1]

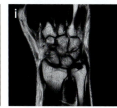 i
T2強調画像 冠状断像[WST-2]

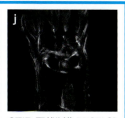 j
STIR 冠状断像[WST-3]

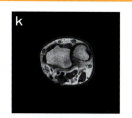 k
T1強調画像 横断像[WST-4]

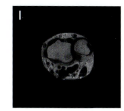 l
T2強調画像 横断像[WST-5]

■手関節の撮像シーケンス例：1.5T

	WST-1	WST-2	WST-3	WST-4	WST-5	WST-6
画像種と断面	T1w cor	T2w cor	STIR cor	T1w tra	T1w tra	STIR tra
シーケンス情報	2D-TSE	2D-TSE	2D-TSE	2D-TSE	2D-TSE	2D-TSE
FOV[mm]	120	120	120	120	120	102
TR[ms]	500	3000	3000	500	3000	3500
TE[ms]	10	80	60	10	80	60
フリップ角	90	90	90	90	90	90
スライス厚	3	3	3	3	3	3
スライスギャップ	0.3	0.3	0.3	0.6	0.6	0.6
Matrix	288*273	288*259	172*170	256*246	288*255	172*150
バンド幅[Hz/px]	334	319	226	289	175	229
ETL	4	15	15	4	15	15
加算回数	1	1	1	2	1	2
TI[ms]	—	—	180	—	—	180
スライス枚数	17	17	17	19	19	19

上肢

TFCC－撮像範囲・断面

位置決め画像から撮像まで マイクロコイルを用いた撮像の場合（上肢挙上）

位置決め画像：3方向

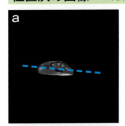
a

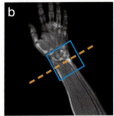
b

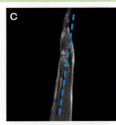
c

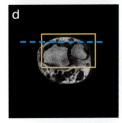
d

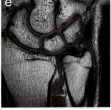
e
T1強調画像冠状断像[TFC-1]

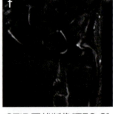
f
STIR冠状断像[TFC-3]

> 手関節部に痛みがある被検者の撮像のためKeyとなる撮像（T2*強調画像）を早めに行わないと後半モーションアーチファクトに悩まされ，結局poor studyになってしまうので注意

> T1強調画像で位置・範囲・コイル感度を確認できたらT2*強調画像撮像を開始するのがよい

> 手背側から尺骨を十分含むように冠状断面を設定すれば十分TFCCは含まれる

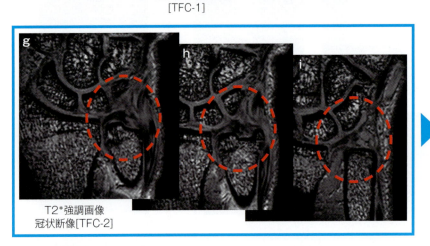
g, h, i
T2*強調画像
冠状断像[TFC-2]

画像再構成（MPR）

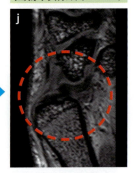
j
T2*強調画像
矢状断像（画像再構成）

■TFCCの撮像シーケンス例：1.5T

	TFC-1	TFC-2	TFC-3	TFC-4
画像種と断面	T1w cor	T2*w cor	STIR cor	T2w cor
シーケンス情報	2D-TSE	3D-FFE	2D-TIR	2D-TSE
FOV[mm]	60	60	60	60
TR[ms]	600	44.66	3000	4000
TE[ms]	12	9.21	50	70
フリップ角	90	25	90	90
スライス厚	2	0.6	2	2
スライスギャップ	0.2	−0.3	0.2	0.2
Matrix	224*180	132*133	128*98	208*154
バンド幅[Hz/px]	159	144	225	220
ETL	3	3	11	11
加算回数	1	1	2	1
TI[ms]	—	—	160	—
スライス枚数	16	130	16	16

TFCC：三角線維軟骨複合体
(triangular fibrocartilage complex)

三角靱帯
(triangular ligament)

尺側手根側副靱帯
(ulnar carpal collateral ligament)

尺骨三角骨靱帯
(ulnotriquetral ligament)

尺骨月状骨靱帯
(ulnolunate ligament)

掌側橈骨尺骨靱帯
(volar radioulnar ligament)

背側橈骨尺骨靱帯
(dorsal radioulnar ligament)

関節円板
(disc proper)

上肢　手指－撮像準備

【入室前特に気を付けること】
- ☑ ヘアピン
- ☑ イヤリング
- ☑ 補聴器
- ☑ ウイッグ
- ☑ コンタクトレンズ
- ☑ 目の周りの化粧
- ☑ 入れ歯

> 近年の補聴器は小型で目立ちにくく，被検者自身も装着している意識が低い場合があるので，問診票を確認するとともに，口頭で再確認する

【準備するもの】
- ☑ 耳栓またはヘッドフォン
- ☑ 固定用の砂嚢など
- ☑ 下腿用枕（脚の下へ挿入する）

> 騒音に対する保護のため，耳栓や防音機能を有する専用ヘッドフォン装着は必須

【装着するもの】
- ☑ 耳栓またはヘッドフォン
- ☑ 緊急ブザー

【撮像体位】
- 上肢挙上：腹臥位・head-first
- 上肢下垂：仰臥位・head-first または feet-first

【基準位置（コイル中心）】
- 手部中心

> 皮膚の露出している部分のガントリーへの直接の接触を避ける。体格的に難しい場合はハンドタオルなどを間にはさむ

【気を付けること】
- ☑ 閉所恐怖感はないか
- ☑ ガントリー内部に肌が直接触れていないか
- ☑ ループ形成はないか（腕組みなど）
- ☑ コイルのケーブルが皮膚に直接触れていないか

> 胸腹部上で手を組む体勢は被検者にとって楽な体勢である場合があるが，ループ形成を避けるため手を組ませないように注意する

【画像履歴・患者情報の確認】
- ☑ 他モダリティで撮像された情報の確認（X線画像・CT画像など）

【撮像シーケンス選びのポイント】
- 基本撮像断面　　　：横断像・冠状断像（T1強調画像・T2強調画像ともに）
- 骨の炎症または損傷：脂肪抑制T2強調画像（STIR）
- 関節リウマチの評価：両手撮像（STIR・T1強調画像）
- 微小腫瘤の評価　　：100 mm未満の小FOV撮像
- 腫瘍　　　　　　　：T2強調画像・T1強調画像・脂肪抑制プロトン密度強調画像・T2*強調画像（出血・ヘモジデリン沈着におけるblooming effect→腱鞘巨細胞腫の鑑別に有用）
　　　　　　　　　　　T1強調画像で高信号であれば脂肪抑制T1強調画像追加
　　　　　　　　　　　造影の場合は腎機能・副作用履歴の確認

上肢　手指ーポジショニング・撮像範囲・断面

片手撮像の場合

ポジショニング

上肢挙上の場合 a

上肢下垂の場合 b

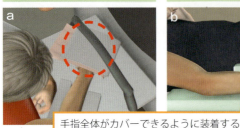
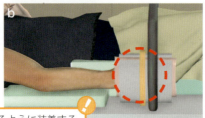

⚠ 手指全体がカバーできるように装着する

Point 手関節のポジショニング例を手指中心にした配置でよい

【コイル選択】
- フレックスコイル（左図）
- 表面コイル
- ボディアレイコイル
- リスト・ハンド専用コイル

【ガントリー挿入方向】
- 上肢挙上：head-first
- 上肢下垂：feet-first

位置決め画像から撮像まで　上肢挙上の場合

①位置決め画像：3方向

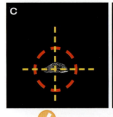 c
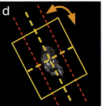 d
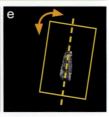 e

⚠ 手部が小さく描出されるが手掌に沿って冠状断・矢状断面を設定する。手から前腕の方向に沿ってFOVを変えながら修正位置決め画像を取得する

②小さなFOVでの修正位置決め画像

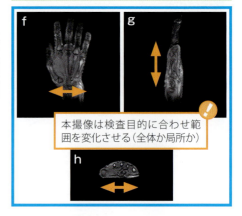

⚠ 本撮像は検査目的に合わせ範囲を変化させる（全体か局所か）

症例：脂肪腫

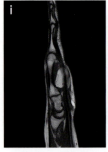
T1強調画像
矢状断像[HND-1]

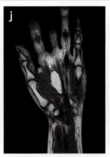
T1強調画像
冠状断像[HND-2]

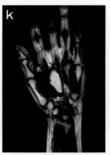
T2強調画像
冠状断像[HND-3]

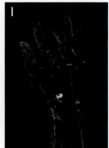
脂肪抑制T2強調画像
冠状断像[HND-4]

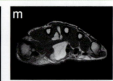
T1強調画像 横断像
[HND-5]

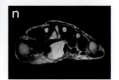
T2強調画像 横断像
[HND-6]

Point 脂肪であるか否かを証明するためにはSTIRではなくCHESSで脂肪抑制する

上肢　手指－画像マーカー

■手指（片手撮像）の撮像シーケンス例：1.5T

	HND-1	HND-2	HND-3	HND-4	HND-5	HND-6
画像種と断面	T1w sag	T1w cor	T2w cor	fsT2w cor	T1w tra	T2w tra
シーケンス情報	2D-TSE	2D-TSE	2D-TSE	2D-TSE	2D-TSE	2D-TSE
FOV[mm]	200	200	200	200	100	200
TR[ms]	500	500	3500	3500	523	3500
TE[ms]	10	10	80	80	10	80
フリップ角	90	90	90	90	90	90
スライス厚	3	3	3	3	3	3
スライスギャップ	0.3	0.3	0.3	0.3	0.3	0.3
Matrix	548*443	548*443	512*384	512*384	384*308	320*235
バンド幅[Hz/px]	178	178	277	277	209	182
ETL	4	4	15	15	4	15
加算回数	2	2	2	2	2	2
脂肪抑制	—	—	—	CHESS	—	—
スライス枚数	17	17	17	17	19	19

画像マーカー

画像マーカーは被検者に配置して撮像することにより，画像上に描画され位置を記すものである。
撮像前に被検者が具体的な場所を認識している場合，画像マーカーを配置することで被検者がスライス位置・範囲を決定する際や読影側に被検者の訴えている場所を明確に示すことができる補助具である。
T1強調画像およびT2強調画像で高信号を示し，どの撮像シーケンスに使用しても視認できる（市販品あり）。

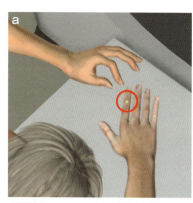

中節骨上にマーカーを配置した例。
サージカルテープなどで固定する

爪部腫瘍

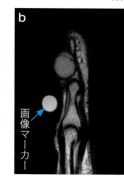

T2強調画像

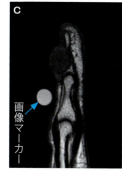

T1強調画像

> 隆起して見えるものや，外見上何も見えないが被検者が示す具体的部位がある場合は，画像マーカーを直接目的部位に置かずに，撮像すべき範囲がわかるように配置するか，同レベルの別のところに配置し目的部位を画像マーカーによって押しつぶさないようにする

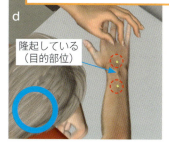

隆起している（目的部位）
目的部位を挟むように配置

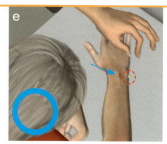

目的部位と同レベルに配置

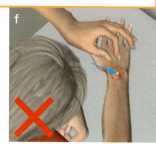

目的部位に直接置かない

上肢 手指－ポジショニング
両手同時撮像の場合

準備とポジショニング 両手同時撮像の場合

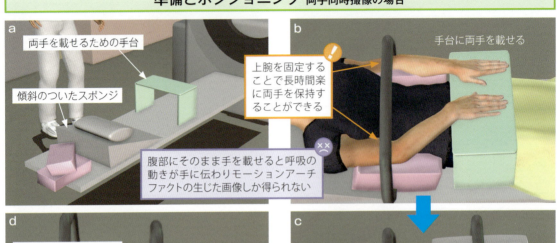

a　両手を載せるための手台／傾斜のついたスポンジ

b　手台に両手を載せる／上腕を固定することで長時間楽に両手を保持することができる／腹部にそのまま手を載せると呼吸の動きが手に伝わりモーションアーチファクトの生じた画像しか得られない

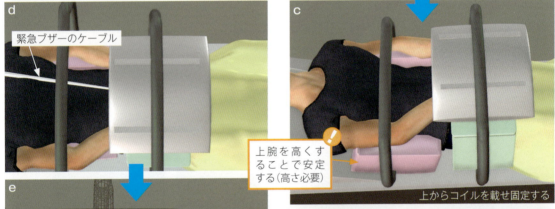

d　緊急ブザーのケーブル

c　上腕を高くすることで安定する（高さ必要）／上からコイルを載せ固定する

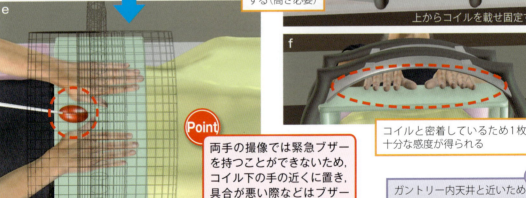

e　コイル下の状態

Point 両手の撮像では緊急ブザーを持つことができないため、コイル下の手の近くに置き、具合が悪い際などはブザーを握るように説明する

f　コイルと密着しているため1枚で十分な感度が得られる

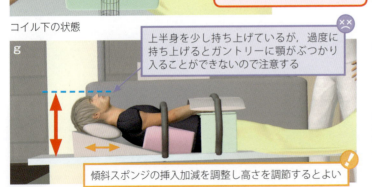

g　上半身を少し持ち上げているが、過度に持ち上げるとガントリーに顎がぶつかり入ることができないので注意する／傾斜スポンジの挿入加減を調整し高さを調節するとよい

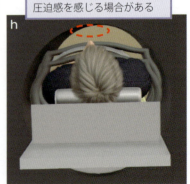

h　ガントリー内天井と近いため圧迫感を感じる場合がある／撮影位置まで挿入した場合

上肢 手指−撮像範囲・断面

両手同時撮像の場合

位置決め画像から撮像まで　両手同時撮像の場合

①位置決め画像：3方向

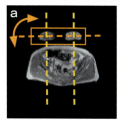
a

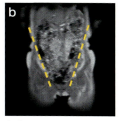
b

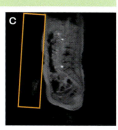
c

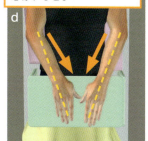
d

体の上に前腕・手があるのは肘より遠位であることを想像するとよい

冠状断面は両手が1断面に含まれるように角度を調節する

矢状断面は2つに分けて左右それぞれ設定する

最初の位置決め矢状断像では手・前腕の一部しか写っていない場合が多い

②修正位置決め画像：3方向

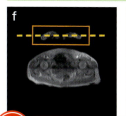
f

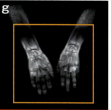
g

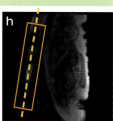
h

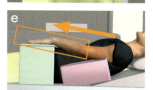
e

上腕から手関節までは傾斜している

Point 横断像・矢状断像で両手が1断面に最大に描出されるように断面設定を行う

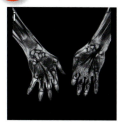
i
T1強調画像
冠状断像[BLH-1]

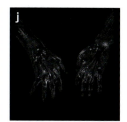
j
STIR
冠状断像[BLH-3]

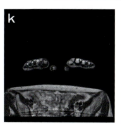
k
T1強調画像
横断像[BLH-4]

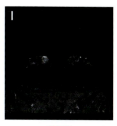
l
STIR
横断像[BLH-6]

■手指（両手同時撮像）の撮像シーケンス例：1.5T

	BLH-1	BLH-2	BLH-3	BLH-4	BLH-5	BLH-6
画像種と断面	T1w cor	T2w cor	STIR cor	T1w tra	T2w tra	STIR tra
シーケンス情報	2D-TSE	2D-TSE	2D-TSE	2D-TSE	2D-TSE	2D-TSE
FOV[mm]	320	320	320	320	320	320
TR[ms]	500	3500	3000	500	3500	5573
TE[ms]	10	80	60	10	80	60
フリップ角	90	90	90	90	90	90
スライス厚	3	3	3	6	6	6
スライスギャップ	0.3	0.3	0.3	3	3	3
Matrix	352*283	336*251	336*251	352*283	336*251	336*251
バンド幅[Hz/px]	216	288	288	216	288	288
ETL	4	9	13	4	9	13
加算回数	2	2	2	2	2	2
TI[ms]	—	—	170	—	—	170
スライス枚数	19	19	19	19	19	19

| 上肢 | # 上肢MRA－ポジショニング |

ポジショニングをする前に 心電同期/脈波同期のどちらを用いるか決める

心電同期を選択する場合

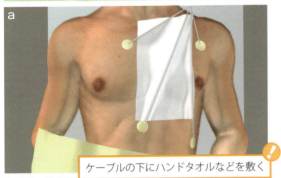

a 心電計の装着
ケーブルの下にハンドタオルなどを敷く

b 上肢検査ではfeet-firstで検査を行うため、心電計のケーブルは肌着や検査着の頸部から頭部方向に出るように配置する

脈波同期を選択する場合

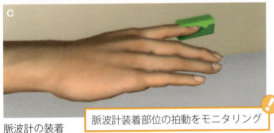

c 脈波計の装着
脈波計装着部位の拍動をモニタリング

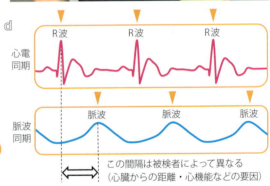

d 心電同期 R波

脈波同期 脈波

この間隔は被検者によって異なる（心臓からの距離・心機能などの要因）

ポジショニング 両手を一度に撮像する場合と同様の体勢

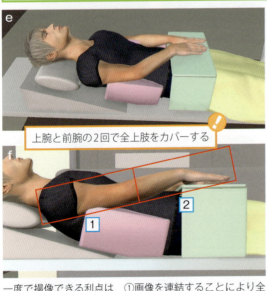

e 上腕と前腕の2回で全上肢をカバーする

f 一度で撮像できる利点は、①画像を連結することにより全体像を得ることができること、②位置決め画像は1度で済むことである

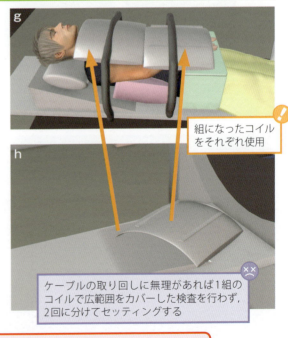

g 組になったコイルをそれぞれ使用

h ケーブルの取り回しに無理があれば1組のコイルで広範囲をカバーした検査を行わず、2回に分けてセッティングする

Point 背部コイルからの距離が遠くなるため、前面コイルのみの感度で十分信号が得られる

上肢

上肢MRA－撮像範囲・断面

位置決め画像から撮像まで 非造影MRAの場合

位置決め画像：3方向

Point 横断像で両上肢が入っているか確認する

連結のため矢状断で2つの軸は揃うように設定する

Point 上腕部の方が厚みがあるため撮像枚数を増やす

■上肢MRAの撮像シーケンス
　例：1.5T
脈波同期使用

画像種と断面	MRA cor
シーケンス情報	3D-TSE
FOV[mm]	400
TR[ms]	1500
TE[ms]	80
フリップ角	90
スライス厚	3.6
スライスギャップ	−1.8
Matrix	268*268
バンド幅[Hz/px]	868
ETL	86
加算回数	1
TI[ms]	170
スライス枚数	70(60)

上腕(前腕)

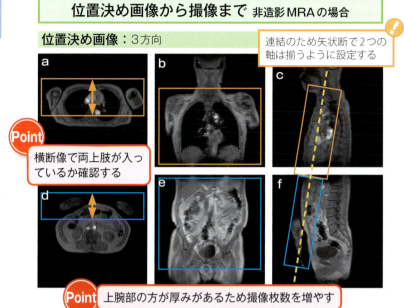

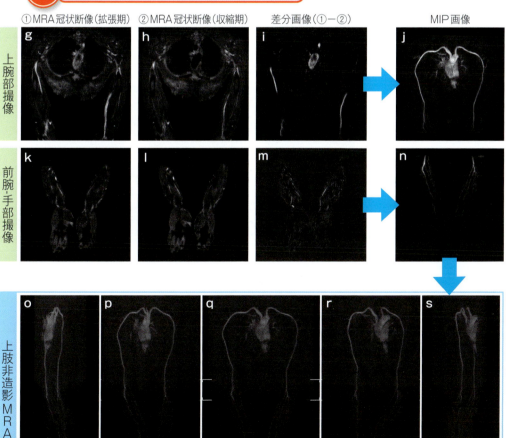

①MRA冠状断像(拡張期)　②MRA冠状断像(収縮期)　差分画像(①−②)　MIP画像

上腕部撮像

前腕・手部撮像

上肢非造影MRA

183

6章 下肢

下肢 股関節－撮像準備

【入室前特に気を付けること】
- ☑ ヘアピン
- ☑ イヤリング
- ☑ 補聴器
- ☑ ウイッグ
- ☑ コンタクトレンズ
- ☑ 目の周りの化粧
- ☑ 入れ歯

> 近年の補聴器は小型で目立ちにくく，被検者自身も装着している意識が低い場合があるので，問診票を確認するとともに，口頭で再確認する

【準備するもの】
- ☑ 耳栓またはヘッドフォン
- ☑ 腹帯（ベルト）
- ☑ スポンジまたはタオル
  （両大腿内側の皮膚が接している場合，間に挟む）
- ☑ 固定用の砂嚢など

> 騒音に対する保護のため，耳栓や防音機能を有する専用ヘッドフォン装着は必須

【装着するもの】
- ☑ 耳栓またはヘッドフォン
- ☑ 緊急ブザー
- ☑ 腹帯（ベルト）

【撮像体位】
- 仰臥位・feet-first

【基準位置（コイル中心）】
- 恥骨結合（大転子）レベル

> 皮膚の露出している部分のガントリーへの直接の接触を避ける。体格的に難しい場合はハンドタオルなどを間にはさむ

【気を付けること】
- ☑ 閉所恐怖感はないか
- ☑ ガントリー内部に肌が直接触れていないか
- ☑ ループ形成はないか（腕組みなど）
- ☑ コイルのケーブルが皮膚に直接触れていないか
- ☑ 両大腿内側の皮膚が接していないか

> 胸腹部上で手を組む体勢は被検者にとって楽な体勢である場合があるが，ループ形成を避けるため手を組ませないように注意する

【画像履歴・患者情報の確認】
- ☑ 他モダリティで撮像された情報の確認（X線画像など）

【撮像シーケンス選びのポイント】
- 基本撮像断面　　　：横断像・冠状断像（T1強調画像・T2強調画像ともに）
- 骨の炎症または損傷：脂肪抑制T2強調画像（STIR）
- 関節唇の評価　　　：T2*強調画像，ラジアルスキャン
- 腫瘍　　　　　　　：造影の有無確認
　　　　　　　　　　　造影の場合は腎機能・副作用履歴の確認

下肢　股関節－ポジショニング①

準備とコイル選択

コイルが寝台に埋め込まれている場合

組になったコイルの場合

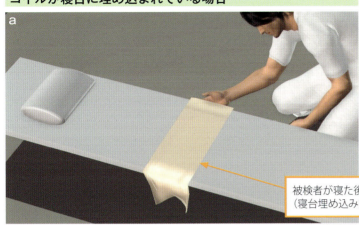
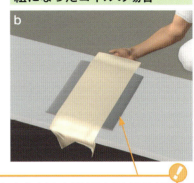

被検者が寝た後にすぐベルトを巻けるように準備する
（寝台埋め込み式でない場合はコイル上に準備する）

ポジショニング　コイル中心は恥骨結合（大転子）レベル

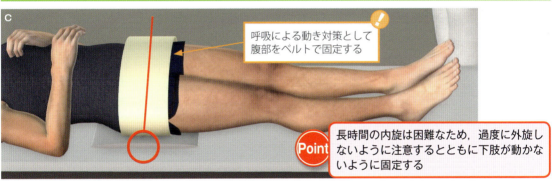

呼吸による動き対策として腹部をベルトで固定する

Point 長時間の内旋は困難なため，過度に外旋しないように注意するとともに下肢が動かないように固定する

膝を屈曲させたほうが被検者にとって楽な体位であるが，股関節の撮像においては大腿骨を水平にするため下肢を伸展させたままで撮像するのが望ましい

特に両大腿部の皮膚が接しているとループを形成し熱傷の危険が高まる。なるべくズボンタイプの検査着を着用させるか，短パンやガウンタイプの検査着の場合は間にタオルやスポンジを挿入しよう

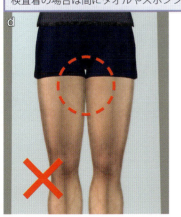
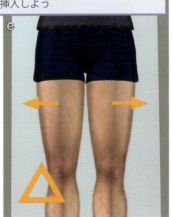
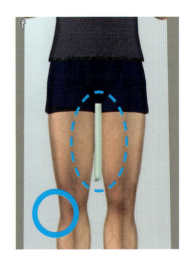

下肢 股関節－ポジショニング②

ポジショニング（つづき）

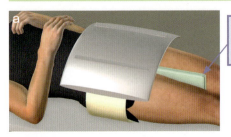

短パンやガウンタイプの検査着の場合は間にタオルやスポンジを挿入して，皮膚の接触によるループ形成を避ける

Point
長時間の内旋は困難なため，過度に外旋しないように注意するとともに，下肢が動かないように固定する

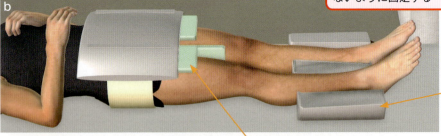

動き対策として，下腿部に砂嚢など固定具を置く

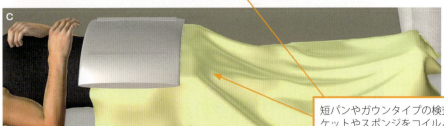

短パンやガウンタイプの検査着の場合，ブランケットやスポンジをコイルとの間に挟む

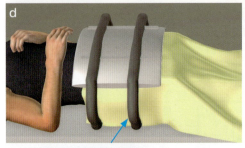

コイル全体をバンドで固定する

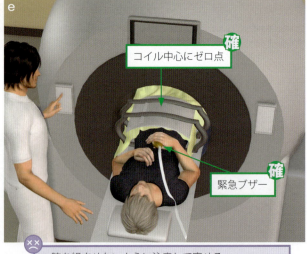

コイル中心にゼロ点

緊急ブザー

- 腕を組ませないように注意して寝せる
- 片手ずつ胸の上に置くなどループ形成に気をつける

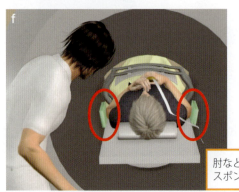

肘などガントリー内壁に直接皮膚が触れる部分にはスポンジやタオルを間に挟みループ形成を避ける

股関節－撮像範囲・断面①

位置決め画像から基準断面まで

位置決め画像：3方向

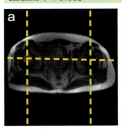
a

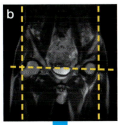
b

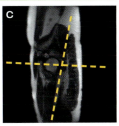
c

> コイル感度が股関節中心にない場合は，もう一度コイルセッティングからやり直す
> ※ポジショニング時にコイル中心を恥骨結合（大転子）レベルにしておけば問題ない

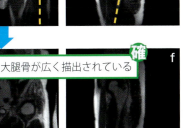
d e 大腿骨が広く描出されている f
大腿骨頭が確認できる

Point 冠状断は位置決め画像の矢状断像を見ながら，大腿骨と水平に範囲設定するとよい

- 本スキャンをする前に時間をかけて軸合わせを行うこと
- あとで断面がずれていることに気づくと再撮像など余計に時間がかかる

冠状断像撮像：大腿骨頭中心を結んだ線に水平な断面

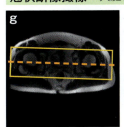
g

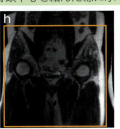
h

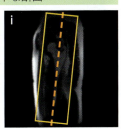
i

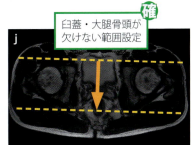
j 臼蓋・大腿骨頭が欠けない範囲設定

横断像撮像：大腿骨頭中心を結んだ線に水平な断面

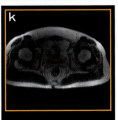
k

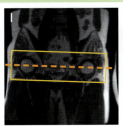
l

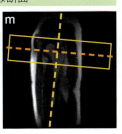
m

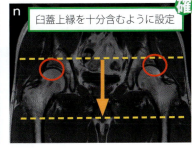
n 臼蓋上縁を十分含むように設定

横断像位相方向と利点・欠点

位相方向 A-P

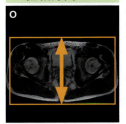
o

- 矩形FOVによる時間短縮
- 体輪郭よりも小さなFOVでも左右方向の折り返しは気にしなくてよい
- 呼吸状態によって股関節にモーションアーチファクトが混入

位相方向 R-L

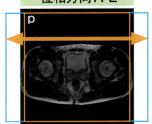
p

- 腹部の動きは左右方向に逃げるためモーションアーチファクト低減
- 左右方向の折り返しは防止のためにオーバーサンプリング必要。それに伴う時間延長

股関節 – 撮像範囲・断面②／画像①

ラジアルスキャン：大腿骨頭中心を結んだ線に水平な断面

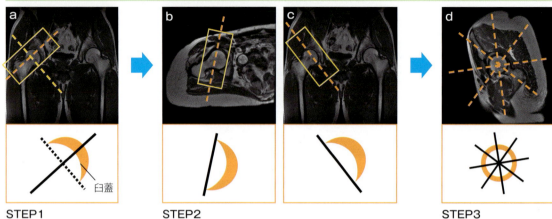

STEP1
臼蓋外上縁から寛骨臼入口面に垂直になるように断面を設定

STEP2
冠状断像とSTEP1で撮像された画像の両方を寛骨臼入口面と水平になるように断面を設定

STEP3
臼蓋（大腿骨頭）を中心にして放射状に断面を設定する

ラジアルスキャン画像：T2*強調画像［HIP-14］　関節唇の観察に適している

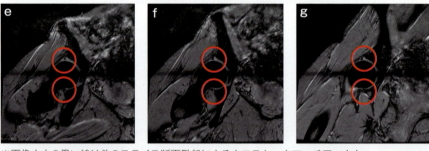

※画像中央の黒い線は他のスライス断面励起によるクロストークアーチファクト
（複数枚数で撮像する限り避けることはできないが，関節唇描出には影響がない）

3T MRI装置で撮像された画像

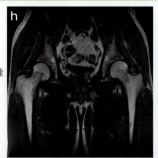

T1強調画像
冠状断像
［HIP-9］

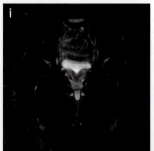

STIR
冠状断像
［HIP-10］

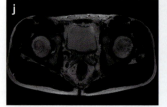

T2強調画像　横断像［HIP-11］

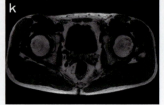

T1強調画像　横断像［HIP-12］

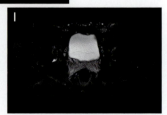

STIR横断像［HIP-13］

下肢 股関節－画像②

1.5T MRI装置で撮像された画像

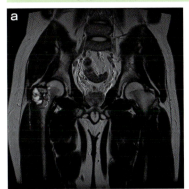
T2強調画像 冠状断像[HIP-2]

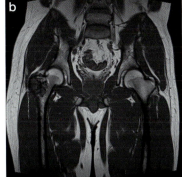
T1強調画像 冠状断像[HIP-3]

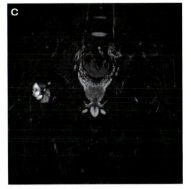
STIR強調画像 冠状断像[HIP-1]

■股関節の撮像シーケンス例：1.5T

	HIP-1	HIP-2	HIP-3	HIP-4	HIP-5	HIP-6	HIP-7
画像種と断面	STIR cor	T2w cor	T1w cor	T2w tra	T1w tra	STIR tra	T2w dixon tra
シーケンス情報	2D-TSE	2D-TSE	2D-TSE	2D-TSE	2D-TSE	2D-TSE	2D-TSE
FOV[mm]	380	380	380	380	380	380	284*379
TR[ms]	3000	3500	506	3500	511	3000	4500
TE[ms]	71	96	14	80	14	71	91
フリップ角	90	90	90	90	90	90	90
スライス厚	4	4	4	4	4	4	4
スライスギャップ	0.8	0.8	0.8	0.8	0.8	0.8	0.8
Matrix	384*326	384*384	448*403	384*270	448*312	384*326	448*302
バンド幅[Hz/px]	181	130	130	130	130	181	385
ETL	13	7	3	7	3	13	15
加算回数	1	1	1	1	1	1	1
TI[ms]	170	—	—	—	—	170	—
スライス枚数	19	19	19	19	19	19	19

■股関節の撮像シーケンス例：3T

	HIP-8	HIP-9	HIP-10	HIP-11	HIP-12	HIP-13	HIP-14
画像種と断面	T2w cor	T1w cor	STIR cor	T2w tra	T1w tra	STIR tra	T2*w radial
シーケンス情報	2D-TSE	2D-TSE	2D-TSE	2D-TSE	2D-TSE	2D-TSE	2D-GRE
FOV[mm]	360	360	360	360	360	360	200
TR[ms]	4000	700	4459	4000	700	5854	460
TE[ms]	80	12	56	80	12	53	15
フリップ角	90	90	90	90	90	90	30
スライス厚	4	4	4	5	5	5	4
スライスギャップ	1.2	1.2	1.2	1	1	1	0.4
Matrix	452*323	452*337	408*300	452*319	452*336	340*263	416*288
バンド幅[Hz/px]	291	291	471	291	291	377	61.0547
ETL	17	4	15	17	4	15	1
加算回数	1	1	1	1	1	1	1
TI[ms]	—	—	230	—	—	230	—
スライス枚数	19	19	19	19	19	19	18

下肢　大腿－撮像準備

【入室前特に気を付けること】
- ☑ ヘアピン
- ☑ イヤリング
- ☑ 補聴器
- ☑ ウイッグ
- ☑ コンタクトレンズ
- ☑ 目の周りの化粧
- ☑ 入れ歯

> 近年の補聴器は小型で目立ちにくく，被検者自身も装着している意識が低い場合があるので，問診票を確認するとともに，口頭で再確認する

【準備するもの】
- ☑ 耳栓またはヘッドフォン
- ☑ スポンジまたはタオル
  （両大腿内側の皮膚が接している場合，間に挟む）
- ☑ 固定用の砂嚢など

> 騒音に対する保護のため，耳栓や防音機能を有する専用ヘッドフォン装着は必須

【装着するもの】
- ☑ 耳栓またはヘッドフォン
- ☑ 緊急ブザー

【撮像体位】
- ●仰臥位・feet-first

【基準位置（コイル中心）】
- ●大腿中心

【気を付けること】
- ☑ 左右どちらを撮像するか（片方だけ撮像する場合）
- ☑ ガントリー内部に肌が直接触れていないか
- ☑ ループ形成はないか（腕組みなど）
- ☑ 閉所恐怖感はないか
- ☑ コイルのケーブルが皮膚に直接触れていないか
- ☑ 両大腿内側の皮膚が接していないか

> 皮膚の露出している部分のガントリーへの直接の接触を避ける。体格的に難しい場合はハンドタオルなどを間にはさむ

> 胸腹部上で手を組む体勢は被検者にとって楽な体勢である場合があるが，ループ形成を避けるため手を組ませないように注意する

【画像履歴・患者情報の確認】
- ☑ 他モダリティで撮像された情報の確認（X線画像など）

【撮像シーケンス選びのポイント】
- ●筋肉の損傷・筋炎：横断像・冠状断像・矢状断像（大腿軸に沿った断面）
  （T1強調画像・T2強調画像・脂肪抑制T2強調画像または脂肪抑制プロトン密度強調画像）
- ●骨髄炎・損傷　　：横断像・冠状断像・矢状断像（大腿骨に沿った断面）
  （T1強調画像・T2強調画像・脂肪抑制T2強調画像またはSTIR）
- ●腫瘍　　　　　　：T2強調画像・T1強調画像・脂肪抑制プロトン密度強調画像
  T2強調画像で低信号であればT2*強調画像追加
  T1強調画像で高信号であれば脂肪抑制T1強調画像追加
  造影の場合は腎機能・副作用履歴の確認

下肢 大腿－ポジショニング

準備とコイル選択

コイルが寝台に埋め込まれている場合

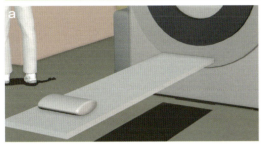

a 撮像時にコイルエレメントを選択する

組になったコイルの場合

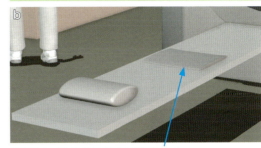

b 背側のコイルをあらかじめ敷いておく

ポジショニング

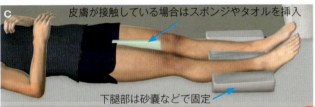

c 皮膚が接触している場合はスポンジやタオルを挿入
下腿部は砂嚢などで固定

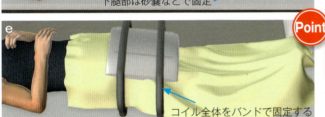

e コイル全体をバンドで固定する

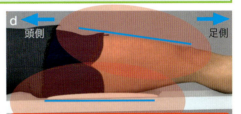

d 頭側　足側

Point
トルソコイルは大腿すべてをカバーできないサイズのものもある。理想的には対向配置したいが、少しずらして配置することで広い範囲をカバーすることができる

大腿の厚みや解剖構造を考慮して、背部コイル上縁を大腿骨頭上縁、前部コイル下縁を膝蓋骨下縁に合わせるとよい

大腿部全体を撮像する場合

⚠ 前部コイル下縁は、膝蓋骨下縁から近位をカバーするように配置する

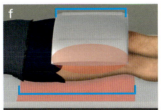

f 大腿範囲のコイルをonにする

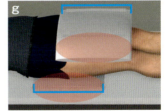

g 背部のコイル上縁は大腿骨頭

大腿部一部を撮像する場合

⚠ 大腿近位のみまたは遠位のみを撮像する場合は、コイルを対向配置する

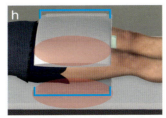

h 大腿骨近位のみの配置

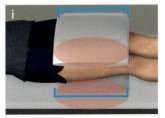

i 大腿骨遠位のみの配置

下肢 大腿－撮像範囲・断面①

位置決め画像から基準断面まで

位置決め画像：3方向

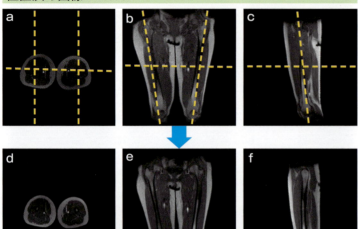

> コイル感度が大腿中心にない場合は，もう一度コイルセッティングからやり直す
> ※被検者挿入時に撮像中心を大腿中心にしておけば問題ない

Point 冠状断は位置決め画像の矢状断像を見ながら，大腿骨と水平に範囲設定するとよい

冠状断像撮像：矢状断像において大腿骨に水平な断面

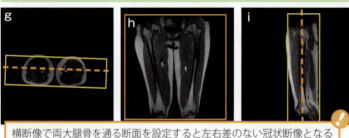

大腿骨全体が確認できる

横断像で両大腿骨を通る断面を設定すると左右差のない冠状断像となる

横断像撮像：冠状断および矢状断像において体軸に垂直な断面

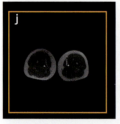 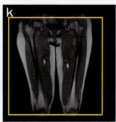 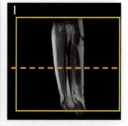

全体の横断像を得るためにはスライスギャップを大きく設定する必要がある

矢状断像撮像：冠状断像において大腿骨に水平な断面

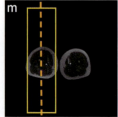 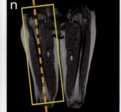 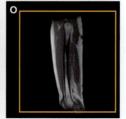

大腿骨の評価の場合は冠状断像を確認して，大腿骨に水平な断面を設定する

評価するのは大腿骨か筋肉か？

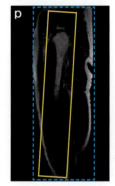

黄色：大腿骨評価の断面
青点：筋肉評価の断面

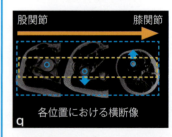

各位置における横断像

- 大腿骨は大転子レベルでやや背側に位置し，膝関節側に行くにつれて前面へ移動する
- 冠状断像で画像内に広く大腿骨を描出するためには，矢状断像で大腿骨幹部に水平に断面設定する必要がある
- スライス厚に関して，筋肉を評価する場合は筋肉全体を含むスライス厚設定が必要となる

下肢 大腿－撮像範囲・断面②

横断像撮像のFOV

T2強調画像 横断像 [FEM-13]

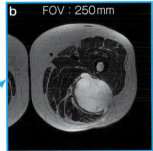
b　FOV：250mm

【局所撮像】
- 詳細を確認するためにはFOVを小さめに設定しなければならないが，分解能を上げると得られる信号強度にも影響するので注意が必要
- 折り返しに関しても位相方向をR-L方向に設定する場合は，オーバーサンプリングの設定を加えるなど対策が必要である

検査目的によって全体を撮像すべきか，局所を撮像すべきかが異なる

位置決め画像 冠状断像

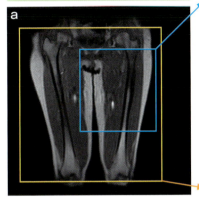
a

T2強調画像 横断像

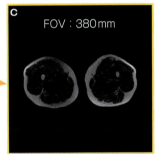
c　FOV：380mm

【全体撮像】
- 左右差を評価するためには両大腿を含む大きさのFOVを設定しなければならない
- 位相方向がA-P方向の場合，大腿部の前面/背面に何もないため矩形FOVを設定すると撮像時間を短縮することができる（ただし，それに伴い得られる信号強度は低下する）

広い範囲の横断像を撮像しても両端の画像が歪まないようにするには？

T2強調画像 横断像

図d黄色枠はスライス厚5mm，スライスギャップ8mmで29枚を1回のacquisitionで設定をした場合の範囲

T1強調画像 冠状断像 [FEM-9]

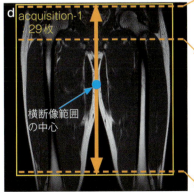
d　acquisition-1　29枚　横断像範囲の中心

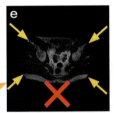
e

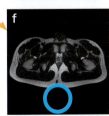
f

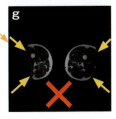
g

2回に分けて撮像すると回避することが可能

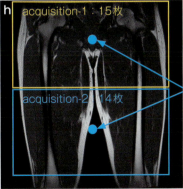
h　acquisition-1：15枚　acquisition-2：14枚　横断像範囲の中心

※acquisition数を2にする（スタックを2にする）ということは，それぞれのacquisitionにおいて撮像中心が変化することになる．図hのように2回に分けても図dと撮像枚数が変わらなければ撮像時間は変わらないため，両端の画像が歪まない撮像が可能．

下肢　大腿－画像

1.5T MRI装置で撮像された画像

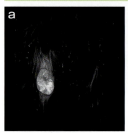

a　STIR画像 冠状断像［FEM-1］

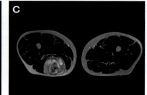

b　STIR画像 横断像［FEM-4］　　c　T2強調画像 横断像［FEM-5］

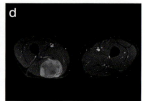

d　造影後T1強調画像 横断像［FEM-6］

■大腿の撮像シーケンス例：1.5T

	FEM-1	FEM-2	FEM-3	FEM-4	FEM-5	FEM-6	FEM-7
画像種と断面	STIR cor	T1w cor	T2w cor	STIR tra	T2w tra	T1wDIXON tra	T1wDIXON cor
シーケンス情報	2D-TSE	2D-TSE	2D-TSE	2D-TSE	2D-TSE	2D-TSE	2D-TSE
FOV[mm]	430	430	430	430	430	430	430
TR[ms]	4672	556	4000	5150	4000	622	600
TE[ms]	79	11	93	73	93	14	11
フリップ角	90	90	90	90	90	90	90
スライス厚	4	4	4	5	5	5	4
スライスギャップ	3.2	3.2	3.2	5	5	5	3.2
Matrix	512*384	512*512	512*384	512*270	320*228	384*216	384*307
バンド幅[Hz/px]	199	199	130	199	130	383	383
ETL	21	3	13	21	13	3	3
加算回数	1	1	1	2	1	1	1
TI[ms]	170	—	—	170	—	—	—
スライス枚数	21	21	21	23	23	23	21

■大腿の撮像シーケンス例：3T

	FEM-8	FEM-9	FEM-10	FEM-11	FEM-12	FEM-13	FEM-14
画像種と断面	T1w cor	T2w cor	STIR tra	T1w tra	T2w tra	T2wDIXON tra	T1wDIXON tra
シーケンス情報	2D-TSE	2D-TSE	2D-TSE	2D-TSE	2D-TSE	2D-TSE	2D-TSE
FOV[mm]	380	380	380	380	380	250	250
TR[ms]	700	4082	5079	615	4020	4512	643
TE[ms]	13	97	58	8.65	86	81	10
フリップ角	90	90	90	90	90	90	90
スライス厚	6	6	5	5	5	5	5
スライスギャップ	0.6	0.6	0.5	0.5	0.5	2.5	2.5
Matrix	448*384	512*416	416*320	512*512	512*512	384*320	320*256
バンド幅[Hz/px]	195	244	326	244	244	280	280
ETL	3	20	8	3	18	16	3
加算回数	1	1	1	1	1	1	1
TI[ms]	—	—	200	—	—	—	—
スライス枚数	19	19	19	19	19	19	19

膝関節－撮像準備

【入室前特に気を付けること】
- ☑ ヘアピン
- ☑ イヤリング
- ☑ 補聴器
- ☑ ウイッグ
- ☑ コンタクトレンズ
- ☑ 目の周りの化粧
- ☑ 入れ歯

> 近年の補聴器は小型で目立ちにくく，被検者自身も装着している意識が低い場合があるので，問診票を確認するとともに，口頭で再確認する

【準備するもの】
- ☑ 耳栓またはヘッドフォン
- ☑ 膝下に敷くスポンジ（膝専用コイルを使用しない場合）
- ☑ ハンドタオル
- ☑ スポンジ（膝専用コイルの場合隙間を埋める）
- ☑ 固定用のスポンジ・砂嚢など

> 騒音に対する保護のため，耳栓や防音機能を有する専用ヘッドフォン装着は必須

【装着するもの】
- ☑ 耳栓またはヘッドフォン
- ☑ 固定用スポンジ
- ☑ 緊急ブザー

【撮像体位】
- 仰臥位・feet-first

【基準位置（コイル中心）】
- 膝蓋骨下縁

> 皮膚の露出している部分のガントリーへの直接の接触を避ける。体格的に難しい場合はハンドタオルなどを間にはさむ

【気を付けること】
- ☑ 左右どちらを撮像するか
- ☑ ガントリー内壁に皮膚が直接触れていないか
- ☑ ループ形成はないか（腕組みなど）
- ☑ 閉所恐怖感はないか
- ☑ コイルのケーブルが肌に直接触れていないか

> 胸腹部上で手を組む体勢は被検者にとって楽な体勢である場合があるが，ループ形成を避けるため手を組ませないように注意する

【画像履歴・患者情報の確認】
- ☑ 他モダリティで撮像された情報の確認（X線画像など）

【撮像シーケンス選びのポイント】
T1強調画像，T2強調画像を基本として
- 靱帯・半月板の損傷　：矢状断像・冠状断像
- 軟骨の損傷　　　　　：プロトン密度強調画像
- 骨の炎症または損傷　：脂肪抑制T2強調画像・脂肪抑制プロトン密度強調画像
- 膝蓋骨の障害　　　　：横断像
- 腫瘍　　　　　　　　：T2強調画像・T1強調画像・脂肪抑制プロトン密度強調画像
　　　　　　　　　　　　T2強調画像で低信号であればT2*強調画像追加
　　　　　　　　　　　　T1強調画像で高信号であれば脂肪抑制T1強調画像追加
　　　　　　　　　　　　造影の場合は腎機能・副作用履歴の確認

下肢 膝関節－ポジショニング①

膝専用コイルの場合

準備とコイル選択

膝専用コイルの場合

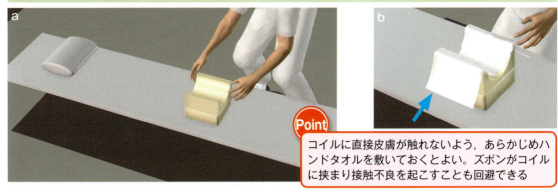

Point コイルに直接皮膚が触れないよう，あらかじめハンドタオルを敷いておくとよい．ズボンがコイルに挟まり接触不良を起こすことも回避できる

ポジショニング

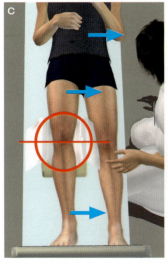

検側の膝がガントリー中心にくるように配置する．コイル中心は膝蓋骨下縁

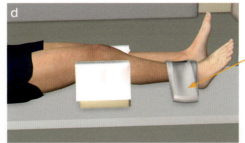

動き対策として足首に砂嚢などを置き，動きを抑える

確 膝は軽度屈曲

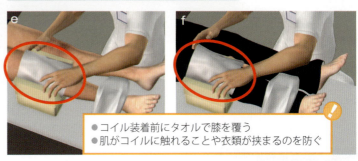

- コイル装着前にタオルで膝を覆う
- 肌がコイルに触れることや衣類が挟まるのを防ぐ

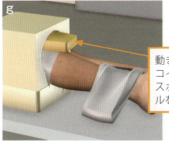

コイルの装着およびブザーを確認する

動き対策としてコイルの隙間にスポンジやタオルを詰める

ケーブルの皮膚への接触に気をつける

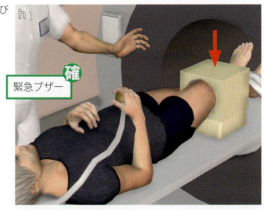

確 緊急ブザー

下肢 膝関節－ポジショニング②
フレックスコイルの場合

準備とコイル選択

膝専用コイルがない場合・使用できない場合①～フレックスコイルの場合

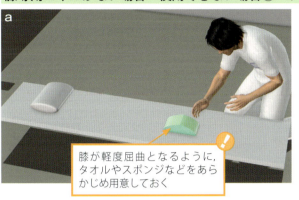

a 膝が軽度屈曲となるように，タオルやスポンジなどをあらかじめ用意しておく

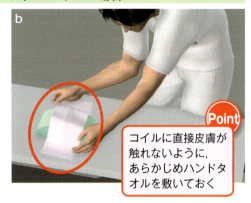

b **Point** コイルに直接皮膚が触れないように，あらかじめハンドタオルを敷いておく

ポジショニング

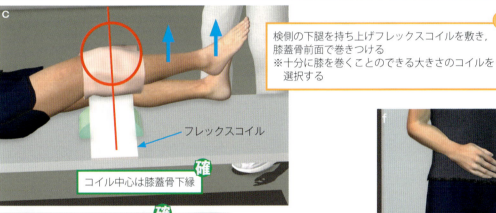

c 検側の下腿を持ち上げフレックスコイルを敷き，膝蓋骨前面で巻きつける
※十分に膝を巻くことのできる大きさのコイルを選択する

フレックスコイル

確 コイル中心は膝蓋骨下縁

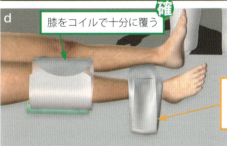

d 膝をコイルで十分に覆う

動き対策として足首に砂嚢などを置き，動きを抑える

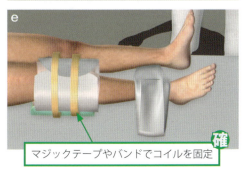

e **確** マジックテープやバンドでコイルを固定

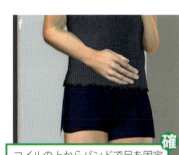

f **確** コイルの上からバンドで足を固定

ケーブルの皮膚への接触に気をつける

下肢

膝関節−ポジショニング③
円形コイルの場合

準備とコイル選択

膝専用コイルがない場合・使用できない場合②〜円形コイルの場合

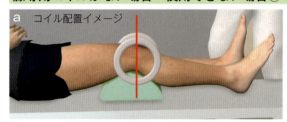

a コイル配置イメージ

b コイル中心は膝蓋骨下縁　【確】

c 膝関節を十分に含むコイルサイズを選択し，内側/外側に配置する［補助的に前部/背部に配置するとさらに感度を上げることができる］

膝が軽度屈曲となるように，タオルやスポンジなどを膝下に敷けるようあらかじめ用意しておく

ポジショニング

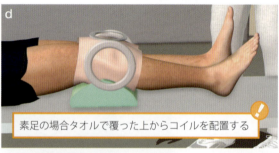

d 素足の場合タオルで覆った上からコイルを配置する

f コイルの上からバンドで足を固定　【確】

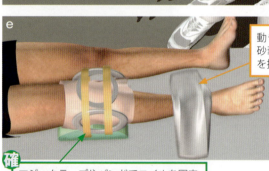

e マジックテープやバンドでコイルを固定　【確】

動き対策として足首に砂嚢などを置き，動きを抑える

Point どうしてもケーブルが皮膚に触れる場合は，皮膚との間にタオルまたは非導電性のスポンジを挟む

※非導電性のスポンジ（パッド）
装置に付属するスポンジ（パッド）。乾燥したタオルで代用できる

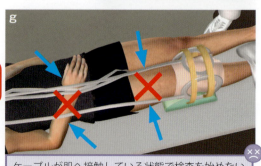

g ケーブルが肌へ接触している状態で検査を始めない

200

下肢 膝関節－撮像範囲・断面

位置決め画像から基準断面まで

初期位置決め画像：3方向

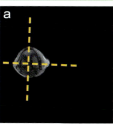
a

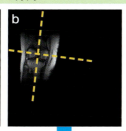
b

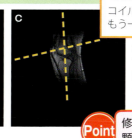
c

⚠ コイル感度が膝関節中心にない場合は，もう一度コイルセッティングからやり直す

初期位置決めは大きめのFOV設定で撮像することで感度範囲が確認できる。
折り返し（虚像）に断面設定してしまうことを避けるためにも重要である

修正位置決め画像：3方向

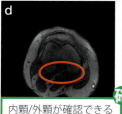
d
内顆/外顆が確認できる 確

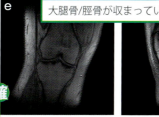
e
大腿骨/脛骨が収まっている 確

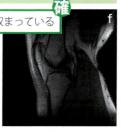
f

Point 修正位置決め画像の冠状断・矢状断は顆間窩を通る断面を設定するとよい

修正位置決め画像は，FOVを小さく設定し骨の外観が捉えられるようにすると本スキャンでのスキャン計画が容易になる

- 本スキャンをする前に時間をかけて軸合わせを行うこと
- あとで断面がずれていることに気づくと再撮像など余計に時間がかかる

矢状断像撮像：内顆外顆を結んだ線に垂直な断面

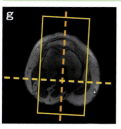
g

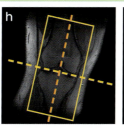
h

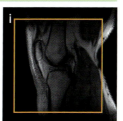
i

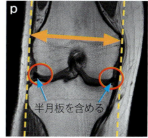
p
半月板を含める

冠状断像撮像：内顆外顆を結んだ線に水平な断面

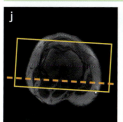
j

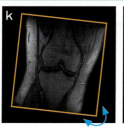
k
軸に合わせて回転

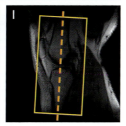
l

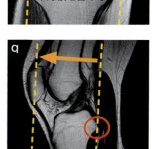
q
脛骨後面から膝蓋骨まで

横断像撮像：関節に水平な断面

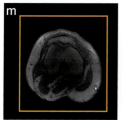
m

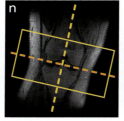
n

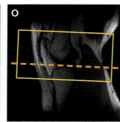
o

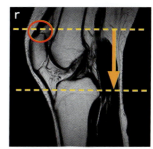
r
膝蓋骨上縁から脛骨まで

下肢 膝関節－画像

3T MRI装置で撮像された画像

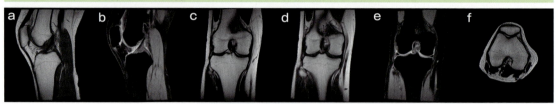

a	b	c	d	e	f
T2強調画像 矢状断像 [KNE-8]	脂肪抑制プロトン密度強調画像 矢状断像 [KNE-10]	T2強調画像 冠状断像 [KNE-12]	T1強調画像 冠状断像 [KNE-11]	脂肪抑制プロトン密度強調画像 冠状断像 [KNE-13]	T2強調画像 横断像 [KNE-14]

■膝関節の撮像シーケンス例：1.5T

	KNE-1	KNE-2	KNE-3	KNE-4	KNE-5	KNE-6	KNE-7
画像種と断面	T2w sag	T1w sag	fsPDw sag	T2w cor	T1w cor	fsPDw cor	T2w tra
シーケンス情報	2D-TSE	2D-TSE	2D-TSE	2D-TSE	2D-TSE	2D-TSE	2D-TSE
FOV[mm]	160	160	160	160	160	160	160
TR[ms]	3000	572	2500	3575	571	2500	3560
TE[ms]	70	12	12	70	12	12	70
フリップ角	90	90	90	90	90	90	90
スライス厚	3	3	3	3	3	3	3
スライスギャップ	0.6	0.6	0.6	0.6	0.6	0.6	0.6
Matrix	320*255	320*253	304*211	320*252	320*255	304*211	320*255
バンド幅[Hz/px]	192	162	168	262	163	168	306
ETL	15	3	5	14	3	5	15
加算回数	1	2	1	1	1	1	1
脂肪抑制	—	—	CHESS	—	—	CHESS	—
スライス枚数	24	24	24	24	24	24	24

■膝関節の撮像シーケンス例：3T

	KNE-8	KNE-9	KNE-10	KNE-11	KNE-12	KNE-13	KNE-14
画像種と断面	T2w sag	T1w sag	fsPDw sag	T1w cor	T2w cor	fsPDw cor	T2w tra
シーケンス情報	2D-TSE	2D-TSE	2D-TSE	2D-TSE	2D-TSE	2D-TSE	2D-TSE
FOV[mm]	160	160	160	160	160	160	160
TR[ms]	4316	584	3500	572	4271	3500	4070
TE[ms]	82	8.28	8.28	8.3	82	8.3	93
フリップ角	90	90	90	90	90	90	90
スライス厚	3	3	3	3	3	3	3
スライスギャップ	0.3	0.3	0.3	0.3	0.3	0.3	0.6
Matrix	384*320	352*320	352*320	352*320	384*320	352*320	384*256
バンド幅[Hz/px]	244	163	163	163	244	163	244
ETL	20	3	4	3	20	4	20
加算回数	1	1	1	1	1	1	1
脂肪抑制	—	—	CHESS	—	—	CHESS	—
スライス枚数	24	24	24	24	24	24	24

下腿－撮像準備

【入室前特に気を付けること】
- ☑ ヘアピン
- ☑ イヤリング
- ☑ 補聴器
- ☑ ウイッグ
- ☑ コンタクトレンズ
- ☑ 目の周りの化粧
- ☑ 入れ歯

> 近年の補聴器は小型で目立ちにくく，被検者自身も装着している意識が低い場合があるので，問診票を確認するとともに，口頭で再確認する

【準備するもの】
- ☑ 耳栓またはヘッドフォン
- ☑ スポンジまたはタオル
  （両大腿内側の皮膚が接している場合，間に挟む）
- ☑ 固定用砂嚢など

> 騒音に対する保護のため，耳栓や防音機能を有する専用ヘッドフォン装着は必須

【装着するもの】
- ☑ 耳栓またはヘッドフォン
- ☑ 緊急ブザー

【撮像体位】
- 仰臥位・feet-first

【基準位置（コイル中心）】
- 下腿中心

【気を付けること】
- ☑ 左右どちらを撮像するか（片方だけ撮像する場合）
- ☑ ガントリー内壁に皮膚が直接触れていないか
- ☑ ループ形成はないか（腕組みなど）
- ☑ 閉所恐怖感はないか
- ☑ コイルのケーブルが肌に直接触れていないか

> 皮膚の露出している部分のガントリーへの直接の接触を避ける。体格的に難しい場合はハンドタオルなどを間にはさむ

> 胸腹部上で手を組む体勢は被検者にとって楽な体勢である場合があるが，ループ形成を避けるため手を組ませないように注意する

【画像履歴・患者情報の確認】
- ☑ 他モダリティで撮像された情報の確認（X線画像など）

【撮像シーケンス選びのポイント】
- 筋肉の損傷・筋炎：横断像・冠状断像・矢状断像（下腿軸に沿った断面）
  （T1強調画像・T2強調画像・脂肪抑制T2強調画像または脂肪抑制プロトン密度強調画像）
- 骨髄炎・損傷　：横断像・冠状断像・矢状断像（脛骨または腓骨に沿った断面）
  （T1強調画像・T2強調画像・脂肪抑制T2強調画像またはSTIR）
- 腫瘍　　　　　：T2強調画像・T1強調画像・脂肪抑制プロトン密度強調画像
  T2強調画像で低信号であればT2*強調画像追加
  T1強調画像で高信号であれば脂肪抑制T1強調画像追加
  造影の場合は腎機能・副作用履歴の確認

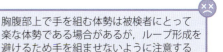

下肢　下腿－ポジショニング

準備とコイル選択　トルソコイル使用の場合

コイルが寝台に埋め込まれている場合

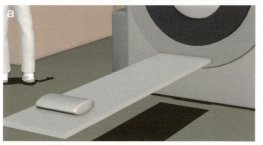

a　撮像時にコイルエレメントを選択する

組になったコイルの場合

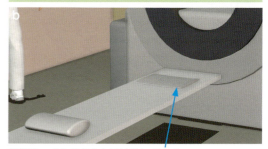

b　背側のコイルをあらかじめ敷いておく

ポジショニング

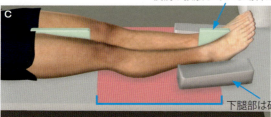

c　皮膚が接触している場合はスポンジやタオルを挿入
　下腿部は砂嚢などで固定
　下腿範囲のコイルをonにする

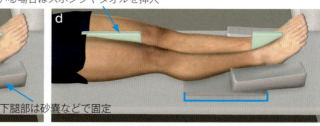

d　背部のコイル下縁は足関節

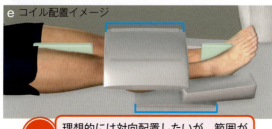

e　コイル配置イメージ

Point 理想的には対向配置したいが，範囲が届かない場合は少しずらして配置する

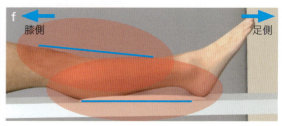

f　膝側　　足側
　膝から遠位をカバーするようにコイルを配置

Point 下腿の厚みや解剖構造を考慮して，前部コイル上縁を膝蓋骨上縁，背部コイル下縁を踵骨に合わせるとよい

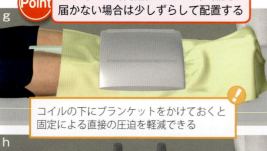

g　コイルの下にブランケットをかけておくと固定による直接の圧迫を軽減できる

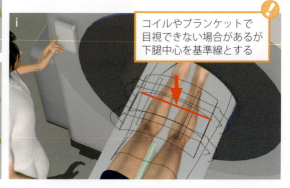

i　コイルやブランケットで目視できない場合があるが下腿中心を基準線とする

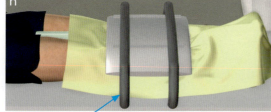

h　コイル全体をバンドで固定する

下肢 下腿－撮像範囲・断面

位置決め画像から基準断面まで

初期位置決め画像：3方向

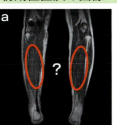
a

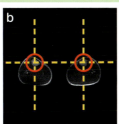
b

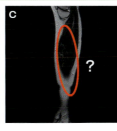
c

> コイル感度が下腿中心にない場合は，もう一度コイルセッティングからやり直す

Point 最初の位置決め画像時に冠状断像や矢状断像で脛骨が写らない場合は横断像で脛骨を合わせ，修正位置決め画像ではすべての方向で脛骨が写っているようにする

修正位置決め画像：3方向

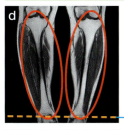
d

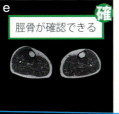
e　確　脛骨が確認できる

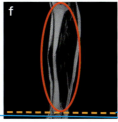
f

＋αの修正位置決め画像 横断像

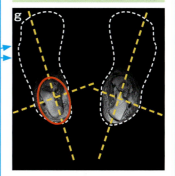
g

片脚だけの撮像の場合
下腿部は外旋しやすいため，踵骨の傾きを確認できれば正確な矢状断・冠状断像が得られやすい

冠状断像撮像：矢状断像において脛骨に水平な断面

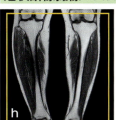
h

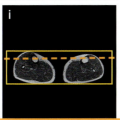
i

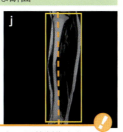
j

横断像で両脛骨を通る断面を設定すると左右差のない冠状断像となる

横断像撮像：冠状断および矢状断像において下腿軸に垂直な断面

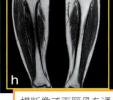
k

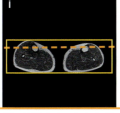
l

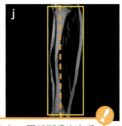
m

全体の横断像を得るためにはスライスギャップを大きく設定する必要がある

Point 矢状断像を撮像する前に横断像で踵骨まで撮像する予定があれば，修正の位置決め画像は不要となる（撮像範囲が下腿近位部であれば大腿骨遠位部で傾きを判断できる）

矢状断像撮像：冠状断像において脛骨に水平な断面

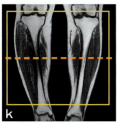
n

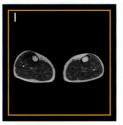
o

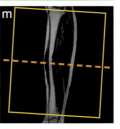
p

修正可能

＋αの修正位置決め画像または横断像踵骨レベル

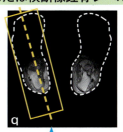
q

下肢　下腿－画像

1.5T MRI装置で撮像された画像

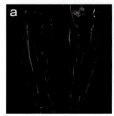

a
STIR画像
冠状断像 [TIB-1]

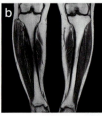

b
T1強調画像
冠状断像 [TIB-2]

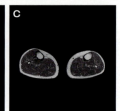

c
T1強調画像
横断像 [TIB-5]

3T MRI装置で撮像された画像

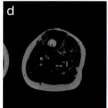

d
T2強調画像
横断像 [TIB-13]

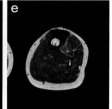

e
T1強調画像
横断像 [TIB-14]

■ 下腿の撮像シーケンス例：1.5T

	TIB-1	TIB-2	TIB-3	TIB-4	TIB-5	TIB-6	TIB-7
画像種と断面	STIR cor	T1w cor	T2w cor	STIR tra	T1w tra	T2w tra	STIR sag
シーケンス情報	2D-TSE	2D-TSE	2D-TSE	2D-TSE	2D-TSE	2D-TSE	2D-TSE
FOV[mm]	350	350	350	350	350	350	350
TR[ms]	3524	684	3630	5588	764	3630	3522
TE[ms]	60	15	80	60	15	80	60
フリップ角	90	90	90	90	90	90	90
スライス厚	4	4	4	6	6	6	4
スライスギャップ	0.4	0.4	0.4	12	12	12	0.4
Matrix	328*227	352*248	336*231	312*231	284*238	384*231	400*273
バンド幅[Hz/px]	276	313	286	246	312	312	307
ETL	15	3	17	15	3	17	15
加算回数	1	1	1	1	1	1	1
TI[ms]	170	—	—	170	—	—	170
スライス枚数	23	23	23	19	19	19	23

■ 下腿の撮像シーケンス例：3T

	TIB-8	TIB-9	TIB-10	TIB-11	TIB-12	TIB-13	TIB-14
画像種と断面	STIR cor	T1w cor	STIR tra	T1w tra	T2w tra	T2w tra	T1w tra
シーケンス情報	2D-TIR	2D-TSE	2D-TIR	2D-TSE	2D-TSE	2D-TSE	2D-TSE
FOV[mm]	340	340	340	340	340	180	180
TR[ms]	4387	700	3831	700	4000	3000	500
TE[ms]	56	12	57	12	80	70	15
フリップ角	90	90	90	90	90	90	90
スライス厚	4	4	4	4	4	5	5
スライスギャップ	0.4	0.4	2	2	2	4	4
Matrix	384*283	432*323	320*255	576*432	576*419	360*285	360*288
バンド幅[Hz/px]	495	290	411	292	292	192	248
ETL	15	4	15	4	17	15	3
加算回数	1	1	1	1	1	1	1
TI[ms]	230	—	230	—	—	—	—
スライス枚数	19	19	21	21	21	24	24

下肢　足関節・足趾－撮像準備

【入室前特に気を付けること】
- ☑ ヘアピン
- ☑ イヤリング
- ☑ 補聴器
- ☑ ウイッグ
- ☑ コンタクトレンズ
- ☑ 目の周りの化粧
- ☑ 入れ歯

> 近年の補聴器は小型で目立ちにくく，被検者自身も装着している意識が低い場合があるので，問診票を確認するとともに，口頭で再確認する

【準備するもの】
- ☑ 耳栓またはヘッドフォン
- ☑ 固定用スポンジや砂嚢など
- ☑ 固定具（足部専用コイルを使用しない場合）

> 騒音に対する保護のため，耳栓や防音機能を有する専用ヘッドフォン装着は必須

【装着するもの】
- ☑ 耳栓またはヘッドフォン
- ☑ 緊急ブザー

【撮像体位】
- 足関節または足趾
  仰臥位・feet-first
- 足趾
  腹臥位・feet-first

【基準位置（コイル中心）】
- 足関節

【気を付けること】
- ☑ 左右どちらを撮像するか
- ☑ ガントリー内壁に皮膚が直接触れていないか
- ☑ ループ形成はないか（腕組みなど）
- ☑ 閉所恐怖感はないか
- ☑ コイルのケーブルが肌に直接触れていないか

> 皮膚の露出している部分のガントリーへの直接の接触を避ける。体格的に難しい場合はハンドタオルなどを間にはさむ

> 胸腹部上で手を組む体勢は被検者にとって楽な体勢である場合があるが，ループ形成を避けるため手を組ませないように注意する

【画像履歴・患者情報の確認】
- ☑ 他モダリティで撮像された情報の確認（X線画像など）

【撮像シーケンス選びのポイント】
T1強調画像，T2強調画像を基本として
- 靭帯の損傷　　　　：T2*強調画像
- 軟骨の損傷　　　　：脂肪抑制プロトン密度強調画像
- 骨の炎症または損傷：脂肪抑制T2強調画像（STIR）
- 腫瘍　　　　　　　：T2強調画像・T1強調画像・脂肪抑制プロトン密度強調画像
　　　　　　　　　　　T2強調画像で低信号であればT2*強調画像追加
　　　　　　　　　　　T1強調画像で高信号であれば脂肪抑制T1強調画像追加
　　　　　　　　　　　造影の場合は腎機能・副作用履歴の確認

下肢

足関節－ポジショニング①
足部専用コイルの場合

準備とコイル選択

足部専用コイルの場合

- 足部専用コイルは固定部とコイルが分かれている場合が多い
- 固定部がなるべくガントリー中心となるように配置しておく

足部専用コイルの感度領域は足関節だけでなく足趾を撮像するのにも適している

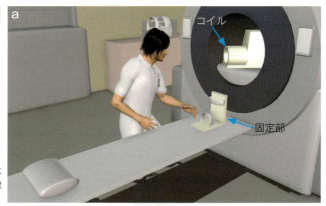
a　コイル／固定部

ポジショニング

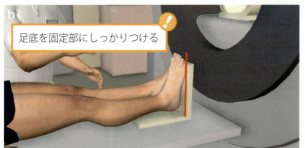
b　足底を固定部にしっかりつける

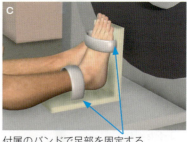
c　付属のバンドで足部を固定する

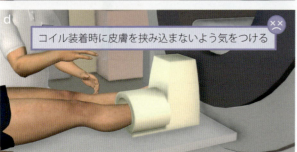
d　コイル装着時に皮膚を挟み込まないよう気をつける

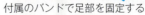

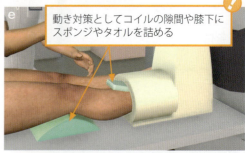
e　動き対策としてコイルの隙間や膝下にスポンジやタオルを詰める

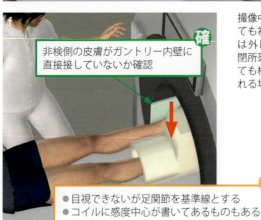
f　非検側の皮膚がガントリー内壁に直接接していないか確認
- 目視できないが足関節を基線とする
- コイルに感度中心が書いてあるものもある

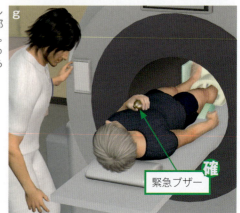
g　撮像中心へ移動しても被検者の頭部は外に出ている。閉所恐怖感があっても検査に耐えられる場合がある／緊急ブザー

下肢 足関節－ポジショニング②
円形コイルの場合

準備とコイル選択

足部専用コイルがない場合・使用できない場合①〜円形コイルの場合

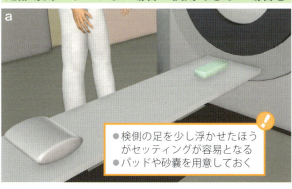

a
- 検側の足を少し浮かせたほうがセッティングが容易となる
- パッドや砂嚢を用意しておく

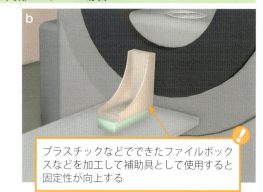

b
- プラスチックなどでできたファイルボックスなどを加工して補助具として使用すると固定性が向上する

ポジショニング

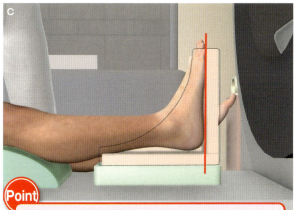

c
Point 補助具などで固定することによって足底部のねじれが抑えられ，撮像時に断面設定が容易となる

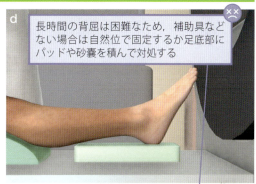

d
長時間の背屈は困難なため，補助具などない場合は自然位で固定するか足底部にパッドや砂嚢を積んで対処する

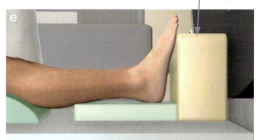

e

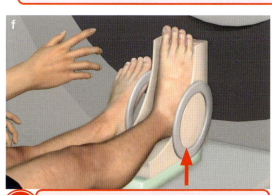

f
Point
- 検側を少し持ち上げることによってコイルの取り回しが容易になる
- フレックスコイルの場合は問題にならないが，円形コイルでは踵骨が寝台に接しているとコイルの固定が困難となる

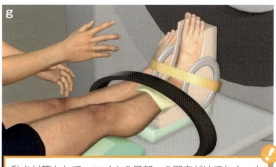

g
動き対策として，コイルの足部への固定だけでなく，さらに足全体を固定すると動きを抑えることが可能である

下肢 足関節－ポジショニング③
ヘッドコイル，フレックスコイルの場合

準備とコイル選択
足部専用コイルがない場合・使用できない場合②～ヘッドコイルの場合

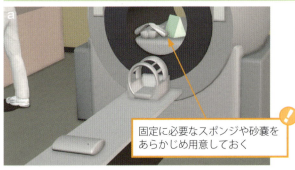

固定に必要なスポンジや砂嚢をあらかじめ用意しておく

 Point
- ヘッドコイルに足部を入れて撮像するのは簡便であるが，コイルから足部までの距離があるため密着するコイル使用に比べ得られる信号が低下する場合がある
- 固定も工夫が必要であるため，専用コイルや独立したコイルがある場合はしっかり活用したい

ポジショニング

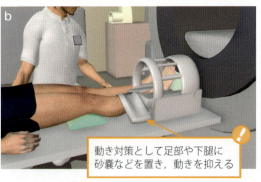

動き対策として足部や下腿に砂嚢などを置き，動きを抑える

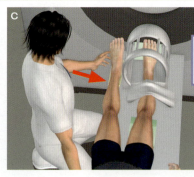

非検側の足の置き場に困る場合が多い

非検側足の下にタオルを敷くなど，楽に検査ができるよう工夫する

準備とコイル選択
足部専用コイルがない場合・使用できない場合③～フレックスコイルの場合

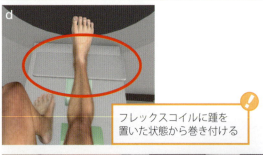

フレックスコイルに踵を置いた状態から巻き付ける

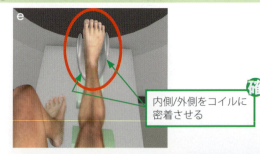

内側/外側をコイルに密着させる

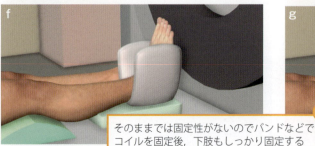

そのままでは固定性がないのでバンドなどでコイルを固定後，下肢もしっかり固定する

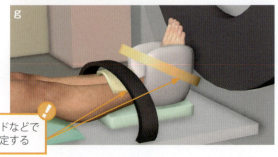

足関節－撮像範囲・断面

位置決め画像から基準断面まで

初期位置決め画像：3方向

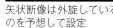
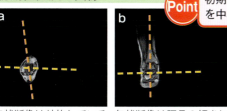

Point: 初期位置決め画像が得られたら，次は踵骨を中心とした3方向が得られるようにする

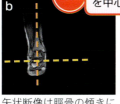
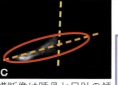

- a 矢状断像は外旋しているのを予想して設定
- b 矢状断像は脛骨の傾きに合わせる
- c 横断像は踵骨と足趾の傾きを予想する

コイル感度が足関節中心にない場合は，もう一度コイルセッティングからやり直す

- 四肢末梢の初期位置決めは300〜400mmのFOV設定で撮像することで感度範囲と折り返し（虚像）を確認できる
- 最初から小さなFOV設定をしないようにする

修正位置決め画像：3方向

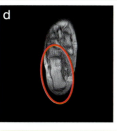
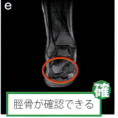
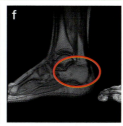

- d
- e 脛骨が確認できる 確
- f 確

どちらが虚像（折り返し）であるかを判断する

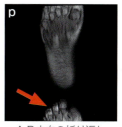

A-P方向の折り返し

横断像撮像：冠状断・矢状断像において距腿関節に水平な断面

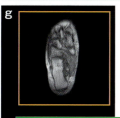
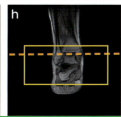
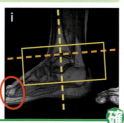

- g
- h
- i 確

折り返しが起きないか注意する（オーバーサンプリングなど十分か確認）

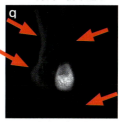

R-L方向の折り返し

判断できない場合は他方向の画像で確認する。どうしてもわからない場合は装置に入力できる最大FOVで横断像を得る（冠状断像や矢状断像は×）

冠状断像撮像：矢状断像において距腿関節に垂直な断面

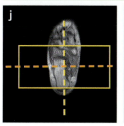
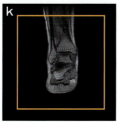
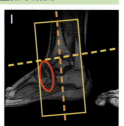

- j
- k
- l

舟状骨までは範囲に含める

T2強調画像 矢状断像［ANK-8］

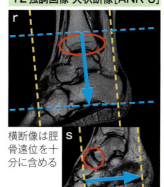

- r 横断像は脛骨遠位を十分に含める
- s 冠状断像は舟状骨を十分に含める

矢状断像撮像：矢状断像において距腿関節に垂直な断面

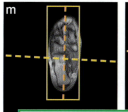
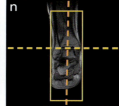
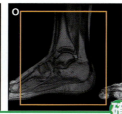

- m
- n
- o 確

折り返しが起きないか注意する（オーバーサンプリングなど十分か確認）

足関節-画像

1.5T MRI装置で撮像された画像

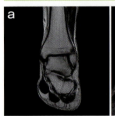
a
T2強調画像
冠状断像[ANK-1]

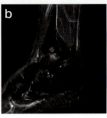
b
STIR画像
矢状断像[ANK-3]

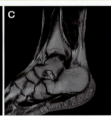
c
T2強調画像
矢状断像[ANK-4]

3T MRI装置で撮像された画像

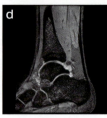
d
T2*強調画像
矢状断像[ANK-14]

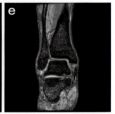
e
MPR画像 冠状断像
（dから再構成）

■足関節の撮像シーケンス例：1.5T

	ANK-1	ANK-2	ANK-3	ANK-4	ANK-5	ANK-6	ANK-7
画像種と断面	T2w cor	T1w cor	STIR sag	T2w sag	T2w tra	T1w tra	STIR tra
シーケンス情報	2D-TSE	2D-TSE	2D-TSE	2D-TSE	2D-TSE	2D-TSE	2D-TSE
FOV[mm]	180	180	180	180	140	140	140
TR[ms]	3957	600	3000	3120	4248	600	3229
TE[ms]	100	12	60	100	100	12	60
フリップ角	90	90	90	90	90	90	90
スライス厚	4	4	4	4	4	4	4
スライスギャップ	1.2	1.2	1.2	1.2	0.4	0.4	0.4
Matrix	320*204	320*240	288*201	320*204	288*185	288*215	224*155
バンド幅[Hz/px]	117	332	354	123	125	310	342
ETL	13	5	15	13	13	5	15
加算回数	1	1	1	1	1	1	1
TI[ms]	—	—	170	—	—	—	170
スライス枚数	19	19	15	15	21	21	21

■足関節の撮像シーケンス例：3T

	ANK-8	ANK-9	ANK-10	ANK-11	ANK-12	ANK-13	ANK-14
画像種と断面	T2w sag	STIR cor	STIR sag	T2w cor	T1w cor	T2w tra	T2*w sag
シーケンス情報	2D-TSE	2D-TSE	2D-TSE	2D-TSE	2D-TSE	2D-TSE	3D-GRE
FOV[mm]	180	180	180	180	180	180	180
TR[ms]	4020	6051	6042	4020	618	4020	38.8
TE[ms]	91	52	52	91	7.95	88	12
フリップ角	90	90	90	90	90	90	5
スライス厚	3	3	3	3	3	4	0.8
スライスギャップ	0.6	0.9	0.6	0.9	0.9	0.8	−0.4
Matrix	352*256	320*224	320*224	352*256	352*256	352*256	300*224
バンド幅[Hz/px]	195	195	195	195	195	195	195
ETL	16	13	13	16	3	16	—
加算回数	1	1	1	1	1	1	1
TI[ms]	—	210	210	—	—	—	—
スライス枚数	19	19	19	19	19	19	196

下肢 足趾-ポジショニング

準備とコイル選択 腹臥位にて撮像・トルソコイル使用の場合

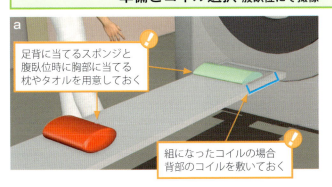

a 足背に当てるスポンジと腹臥位時に胸部に当てる枕やタオルを用意しておく

組になったコイルの場合背部のコイルを敷いておく

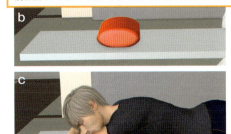

b 胸骨から下顎の間を高くすると屈曲した肘を前顔部にうまく収容できるため、体勢保持が楽

c

ポジショニング

コイルが寝台に埋め込まれている場合

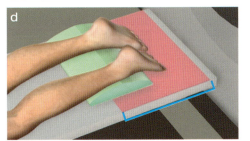

d 足趾全体の範囲のエレメントをonにする

組になったコイルの場合

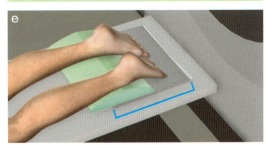

e 背部のコイルに足趾全体が乗るように配置

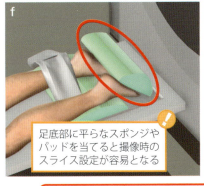

f 足底部に平らなスポンジやパッドを当てると撮像時のスライス設定が容易となる

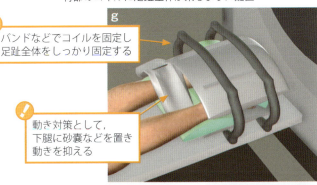

g バンドなどでコイルを固定し足趾全体をしっかり固定する

動き対策として、下腿に砂嚢などを置き動きを抑える

Point 両足趾の同時撮像では、仰臥位よりも腹臥位にて足底を1面にそろえたほうがスライス設定が容易となる

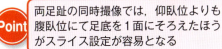

長時間の腹臥位は体勢が保持しづらいため、足関節の撮像のようなコイル設定のほうが被検者にとって楽な場合がある

特に片方のみ撮像の場合は足趾マーカーなどを貼付して左右を間違えないように気を付ける

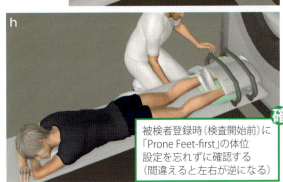

h 被検者登録時(検査開始前)に「Prone Feet-first」の体位設定を忘れずに確認する(間違えると左右が逆になる)

コイルセッティング完了時

下肢　足趾－撮像範囲・断面

位置決め画像から基準断面まで

初期位置決め画像：3方向

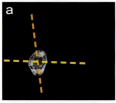
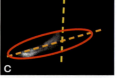

Point 初期位置決め画像が得られたら，次は踵骨を中心とした3方向が得られるようにする

⚠ 初期位置決め画像は足関節と同様である

a 矢状断像は外旋しているのを予想して設定
b 矢状断像は脛骨の傾きに合わせる
c 横断像は踵骨と足趾の傾きを予想する

😞 足底腱膜を評価するときは足底に沿った断面を設定，足趾を評価するときは足底ではなく中足骨に沿って断面設定をする

修正位置決め画像：3方向

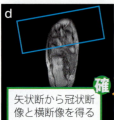
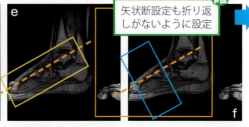

確 矢状断設定も折り返しがないように設定

d 矢状断から冠状断像と横断像を得る

得られた画像方向

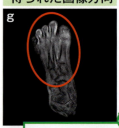

g

確 3方向ともに中足骨が確認できること

h

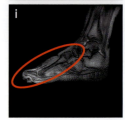
i

横断像撮像：冠状断・矢状断像において中足骨に水平な断面

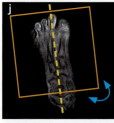
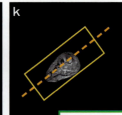
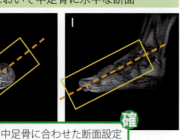

j 第2中足骨に合わせて回転
確 中足骨に合わせた断面設定

😞
● すべての中足骨を1断面に収めることは難しい
● 目的の足趾が一番広く描出されるように留意する

冠状断像撮像：矢状断像において中足骨に垂直な断面

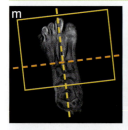
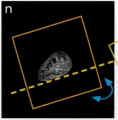
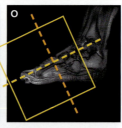

足底に合わせて回転

T2強調画像 横断像[F00-8]

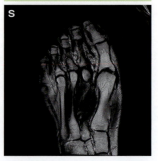
s

矢状断像撮像：矢状断像において距腿関節に垂直な断面

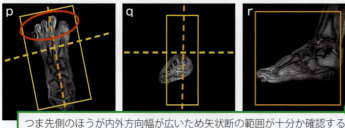

p q r

確 つま先側のほうが内外方向幅が広いため矢状断の範囲が十分か確認する

214

足趾－画像

1.5T MRI装置で撮像された画像

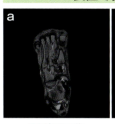
a
T2強調画像
横断像[FOO-1]

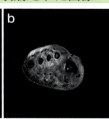
b
STIR画像
冠状断像[FOO-3]

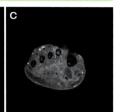
c
造影後脂肪抑制
T1強調画像
冠状断像[FOO-5]

3T MRI装置で撮像された画像

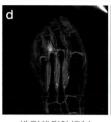
d
造影後脂肪抑制
T1強調画像
横断像[FOO-14]

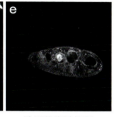
e
造影後脂肪抑制
T1強調画像
冠状断像[FOO-13]

■足趾の撮像シーケンス例：1.5T

	FOO-1	FOO-2	FOO-3	FOO-4	FOO-5	FOO-6	FOO-7
画像種と断面	STIR tra	T2w tra	STIR cor	T1w cor	fsT1w cor	fsT1w tra	fsT1w sag
シーケンス情報	2D-TSE	2D-TSE	2D-TSE	2D-TSE	2D-TSE	2D-TSE	2D-TSE
FOV[mm]	280	280	160	160	160	280	280
TR[ms]	3500	3834	3519	600	600	600	600
TE[ms]	60	100	60	12	12	12	12
フリップ角	90	90	90	90	90	90	90
スライス厚	3	3	4	4	4	3	3
スライスギャップ	0.9	0.9	2	2	2	0.9	1.2
Matrix	384*286	448*354	228*167	320*236	256*188	384*284	384*284
バンド幅[Hz/px]	491	124	390	417	429	438	473
ETL	15	13	15	4	4	4	4
加算回数	1	1	1	1	1	1	1
TI[ms]	170	—	170	—	—	—	—
スライス枚数	19	19	23	23	23	19	19

脂肪抑制はCHESS

■足趾の撮像シーケンス例：3T

	FOO-8	FOO-9	FOO-10	FOO-11	FOO-12	FOO-13	FOO-14
画像種と断面	T2w tra	T1w tra	T2w cor	T1w cor	fsT2w cor	fsT1w cor	fsT1w tra
シーケンス情報	2D-TSE	2D-TSE	2D-TSE	2D-TSE	2D-TSE	2D-TSE	2D-TSE
FOV[mm]	150	150	120	120	120	120	150
TR[ms]	4020	600	4020	600	4020	600	600
TE[ms]	89	12	85	11	68	11	11
フリップ角	90	90	90	90	90	90	90
スライス厚	3	3	3	3	3	3	3
スライスギャップ	0.3	0.3	0.3	0.3	0.3	0.3	0.3
Matrix	320*224	320*224	256*192	256*192	224*192	224*192	256*224
バンド幅[Hz/px]	195	195	391	391	391	391	391
ETL	16	3	16	3	16	3	3
加算回数	1	1	1	1	2	1	1
脂肪抑制	—	—	—	—	CHESS	CHESS	CHESS
スライス枚数	15	15	15	15	15	15	15

下肢血管－撮像準備

【入室前特に気を付けること】
- ☑ ヘアピン
- ☑ イヤリング
- ☑ 補聴器
- ☑ ウイッグ
- ☑ コンタクトレンズ
- ☑ 目の周りの化粧
- ☑ 入れ歯

> 近年の補聴器は小型で目立ちにくく，被検者自身も装着している意識が低い場合があるので，問診票を確認するとともに，口頭で再確認する

【準備するもの】
- ☑ 耳栓またはヘッドフォン
- ☑ 固定用スポンジや砂嚢など
- ☑ 心電計
- ☑ 腹帯（ベルト）

> 騒音に対する保護のため，耳栓や防音機能を有する専用ヘッドフォン装着は必須

【装着するもの】
- ☑ 耳栓またはヘッドフォン
- ☑ 心電計
- ☑ 緊急ブザー

【撮像体位】
- ●仰臥位・feet-first

【基準位置（コイル中心）】
- ●下腿中心（3-step撮像で下腿から撮像を始める場合）
- ●骨盤中心（3-step撮像で骨盤から撮像を始める場合）

> 皮膚の露出している部分のガントリーへの直接の接触を避ける。体格的に難しい場合はハンドタオルなどを間にはさむ

【気を付けること】
- ☑ ガントリー内壁に皮膚が直接触れていないか
- ☑ ループ形成はないか（腕組みなど）
- ☑ 閉所恐怖感はないか
- ☑ コイル・心電計のケーブルが肌に直接触れていないか

> 胸腹部上で手を組む体勢は被検者にとって楽な体勢である場合があるが，ループ形成を避けるため手を組ませないように注意する

【画像履歴・患者情報の確認】
- ☑ 他モダリティで撮像された情報の確認（下肢CTAなど）

【撮像シーケンス選びのポイント】
- ●非造影：TOF法または拡張/収縮期2相差分法
- ●造影　：3D-T1強調画像

下肢血管 − ポジショニング①

心電計の準備

非造影で下肢血管を描出する場合，同期撮像を行うため，心電計を装着する必要がある。
寝台に被検者が寝たらコイルセッティングより前に心電計の準備を行う。

! 装置により，電極数が3つのものと4つのものがあるが，重要なのは心臓を挟み込むように貼り付けることである

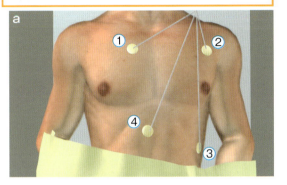
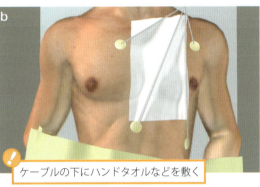

ケーブルの下にハンドタオルなどを敷く

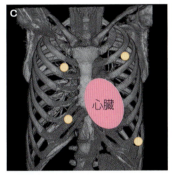

心臓を挟み込むイメージをもって電極を貼り付ける

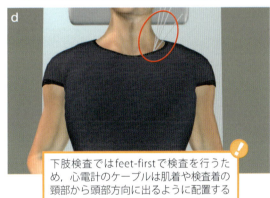

下肢検査ではfeet-firstで検査を行うため，心電計のケーブルは肌着や検査着の頸部から頭部方向に出るように配置する

MRI装置内では心電波形が変化する

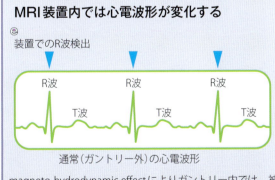

通常（ガントリー外）の心電波形

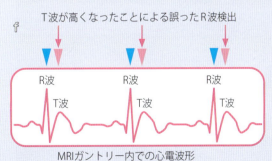

MRIガントリー内での心電波形

magneto-hydrodynamic effectによりガントリー内では，被検者のT波が通常よりも高くなるため，基本としてセッティング時に十分なR波が得られていないと装置がR波と間違えてT波を検出してしまい，適切な検査ができなくなるので注意する

Point 心電図はあくまでも「同期用」でありR波を検出することが目的である

下肢 下肢血管－ポジショニング②

準備とコイル選択

理想は下肢コイルを使用することであるが，装置環境によりコイルセッティングは異なる。

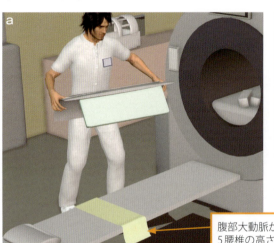

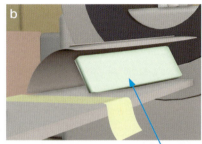

下肢コイルは大腿から下腿をカバーできる大きなコイルである。コイルの重量が直接下肢にかからないように中央に仕切りがある

腹部大動脈から総腸骨動脈が分岐するのは第4～5腰椎の高さであるため，呼吸による腹部の動きを抑制するために腹帯（ベルト）を用意しておく

コイル組み合わせ例とポジショニング

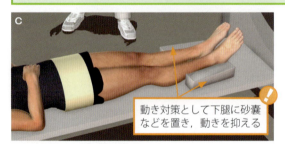

基本ポジション

動き対策として下腿に砂嚢などを置き，動きを抑える

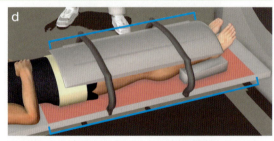

①骨盤～下肢範囲のコイルエレメント＋下肢コイル

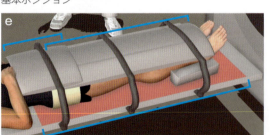

②「①」＋トルソコイル

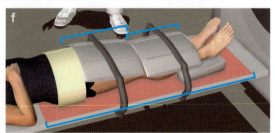

③骨盤～下肢範囲のコイルエレメント＋トルソコイル

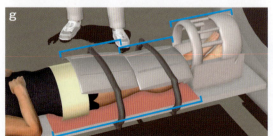

④「③」＋ヘッドコイル

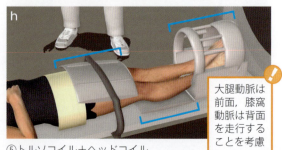

⑤トルソコイル＋ヘッドコイル

大腿動脈は前面，膝窩動脈は背面を走行することを考慮

下肢血管-ポジショニング③

撮像中心の決定

下肢血管の撮像は範囲が広いため，途中で寝台を移動させながら全体を撮像する。

例：3回に分けて撮像する場合

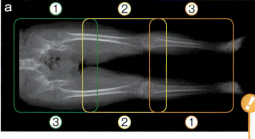

撮像順
- 造影の場合：①骨盤→②大腿→③下腿
  造影剤を追うため動脈と順行方向
- 非造影動脈撮像の場合：①下腿→②大腿→③骨盤
  下肢動脈3分岐（前脛骨動脈・後脛骨動脈・腓骨動脈）を確認し撮像するため

⚠ 歪みの影響を避けるために各撮像範囲をオーバーラップさせて全体を撮像する計画を立てる

例：下肢を開始点として撮像する場合

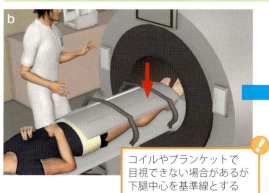

⚠ コイルやブランケットで目視できない場合があるが下腿中心を基準線とする

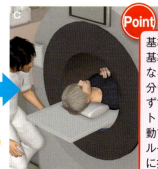

Point
基準線を設定すると寝台は基準線がガントリー中心になるまで移動する。
分けて撮像する場合は，必ずすべての撮像位置がガントリー中心になるように手動で寝台を移動させ，コイルケーブルや被検者が装置に接触しないかなどを確認してから検査を開始する

全下肢の撮像は寝台ストロークが大きい

😖 造影検査の場合は，静脈路が寝台ストロークによって寝台に挟まってしまったり，抜去されないように十分注意する

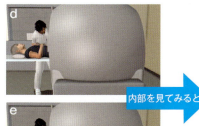

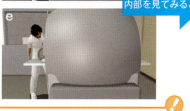

⚠ 骨盤部を撮像するとき，最も被検者がガントリー内部に位置する

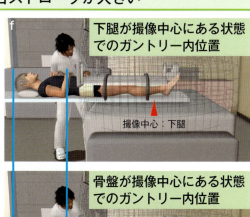

下腿が撮像中心にある状態でのガントリー内位置
撮像中心：下腿

内部を見てみると

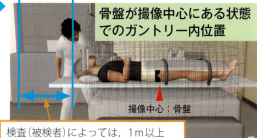

骨盤が撮像中心にある状態でのガントリー内位置
撮像中心：骨盤

⚠ 検査（被検者）によっては，1m以上寝台ストロークが発生する場合がある

下肢 下肢血管－撮像範囲・断面①

位置決め画像から基準断面まで（拡張/収縮期2相差分法の場合）

①下腿・大腿・骨盤において，血管の外観だけを観察するための画質を考慮しない位置決め用の簡易TOFシーケンスを用いて横断像を得る

※簡易TOF 横断像[LGV-1]

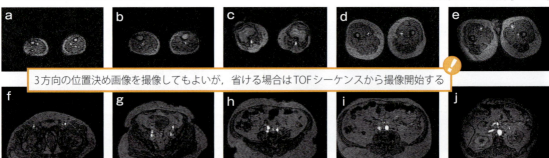

3方向の位置決め画像を撮像してもよいが，省ける場合はTOFシーケンスから撮像開始する

②「①」での画像を下腿・大腿・骨盤ごとにMIP処理し，画像連結機能がある場合は画像を統合し，冠状断像・矢状断像の連結MIP画像を作成する

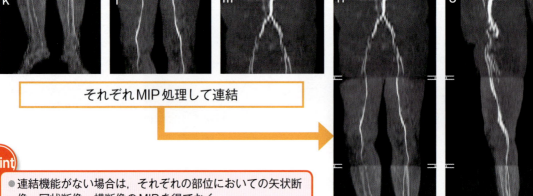

それぞれMIP処理して連結

Point
- 連結機能がない場合は，それぞれの部位においての矢状断像，冠状断像，横断像のMIPを得ておく
- 体輪郭の脂肪が描出されているのでMIP画像で折り返しの確認もでき，かつ動脈の走行も事前把握できる

冠状断 連結MIP画像　　矢状断 連結MIP画像

③下肢動脈3分岐（前脛骨動脈・後脛骨動脈・腓骨動脈）が写る範囲を100mmほどの厚いスライス厚に設定した1枚の冠状断像を計画する

冠状断MIP画像　　矢状断MIP画像　　横断MIP画像

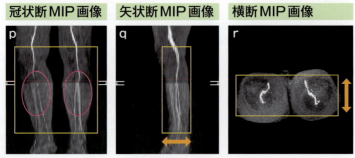

下肢動脈3分岐は脛骨の近位部で膝窩動脈から分岐する

下肢動脈3分岐が含まれる厚いスライス1枚

下肢血管－撮像範囲・断面②

④「③」での撮像を複数回行うが，R波からのdelay time（遅延時間）を変化させて撮像を行う

心電同期撮像におけるdelay timeとデータ収集について

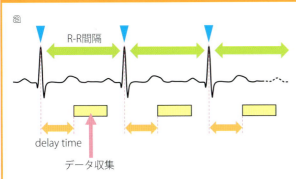

Point

心電同期撮像を行う理由
心拍動に伴い血液の流速が変化するために，断面に直交する血液の流入効果を利用するTOF法では，流速の速い状態で撮像するとより高信号に血液を描出できるからである。一方，flow voidの性質では面内の血液流速が速いほど血液が低信号となる。下肢血管は心臓から距離があるために，心拍動後（心臓でのR波検知後）ある一定の時間が経ったときに最も流速が速くなる時間がある

下腿部で心臓より200ms程度の遅延があるとすると

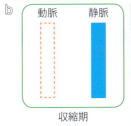
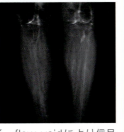

delay time：200ms
b 動脈　静脈
収縮期
- 動脈は拍動流で流速が速く，flow voidにより信号強度が低下
- 静脈は層流であるためflow voidにならない（信号強度が低下しない）

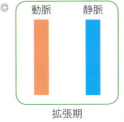
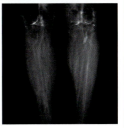

delay time：800ms
c 動脈　静脈
拡張期
- 動脈は心臓での拡張期に相当する時相ではflow voidによる信号強度の低下がほとんど生じない
- 静脈は層流であるためflow voidにならない（信号強度が低下しない）

delay timeを変化させて撮像した画像

被検者によってflow voidが生じるタイミングに違いがあるため複数のdelay timeで撮像しておく必要がある

delay time検索　冠状断像[LGV-2]

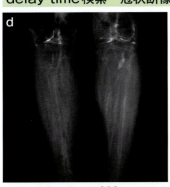

d delay time：200ms

 e 300ms
 f 400ms
 g 500ms
 h 600ms
 i 700ms
 j 800ms
 k 900ms
l 1000ms

これらの画像を観察しただけではどのdelay timeにおいてflow voidが顕著かわからない

下肢血管－撮像範囲・断面③

⑤「④」で得られた画像を差分し，最も動脈が描出されている拡張期と収縮期の組み合わせを探す
（拡張期から収縮期を引くと動脈が残る）

全体的に血管が不明瞭	膝窩動脈・末梢が不明瞭	細部も明瞭に描出
a ✗	b ✗	c ○
1000 ms－200 ms	900 ms－200 ms	800 ms－200 ms

細部も明瞭に描出	末梢が一部不明瞭	末梢が一部不明瞭
d ○	e △	f △
700 ms－200 ms	600 ms－200 ms	500 ms－200 ms

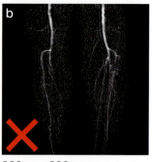

> 上記例は拡張期の画像を変化させているが，収縮期の画像を変化させることで適切な組み合わせが見つかる場合もある

⑥撮像範囲とスライス枚数を決定し，「⑤」で決めた delay time を入力する

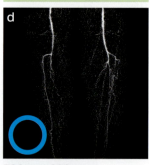

g

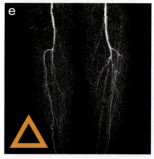

h 撮像範囲に入っているがギリギリ △

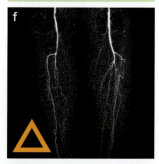

i 軸を傾けることで十分に収まっている ○

Point
連結用の撮像では骨盤・大腿・下腿の撮像中心の軸が揃っていないと自動合成できない場合がある。撮像範囲のオーバーラップや軸について設定を注意深く観察しながら撮像することが必要である。

> うまく差分できるように，本撮像前に被検者に動かないように再度声掛けする

下腿側より骨盤部のほうがスライス枚数が多くなる

下肢血管－画像

1.5T MRI装置で撮像された画像

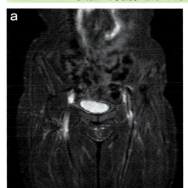

骨盤部 収縮期 冠状断像[LGV-5]

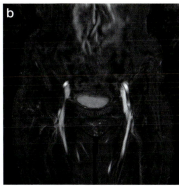

骨盤部 拡張期 冠状断像[LGV-5]

大腿部 拡張期 冠状断像[LGV-4]

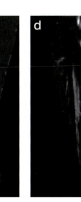

下腿部 拡張期 冠状断像[LGV-3]

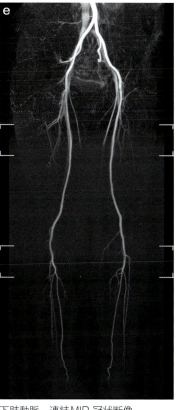

下肢動脈 連結MIP 冠状断像

■下肢血管の撮像シーケンス例：1.5T

	LGV-1	LGV-2	LGV-3	LGV-4	LGV-5	LGV-6
画像種と断面	簡易TOF tra	delay time検索 cor	下腿部 cor	大腿部 cor	骨盤部 cor	TOF tra
シーケンス情報	2D-GRE	2D-TSE	3D-TSE	3D-TSE	3D-TSE	2D-GRE
FOV[mm]	450	400	380	380	380	400
TR[ms]	11.43	1622	1622	1622	1622	35
TE[ms]	6.91	82	80	80	80	14
フリップ角	50	90	90	90	90	90
スライス厚	3.5	100	3.2	3.6	4	3
スライスギャップ	10	0	−1.6	−1.8	−2	0
Matrix	256*128	256*256	256*256	256*256	256*256	256*128
バンド幅[Hz/px]	150	737	859	859	888	145
ETL	90	83	83	83	84	1
加算回数	1	1	1	1	1	1
TI[ms]	—	170	170	170	170	—
スライス枚数	85	1	80	70	80	100

1STEP当たり

● ● ● 索引 ● ● ●
和文・欧文

あ

- 安静心筋パフュージョン撮像……………………64
- 安全管理……………………………………………5, 6
- 息止め………………………………………………86, 106
- 移乗…………………………………………………5, 6
- 位相方向……………………………………62, 133, 189
- 位相補償……………………………………………7
- インジェクター……………………………………19, 102
- 陰性造影剤…………………………………………91
- 咽頭…………………………………………………47, 48
  - ——の撮像シーケンス例………………………48
- 咽頭扁桃……………………………………………47
- ウィリス動脈輪……………………………………21
- 右室流出路の断面設定……………………………59
- 円形コイル…………………………………………200, 209
- 横隔膜ヘルニア……………………………………116
- 横隔膜モニタリング………………………………86, 148
- 大きなFOV……………………………132, 166, 175, 201
- オーバーサンプリング……7, 30, 38, 46, 61, 62, 81, 103, 128, 133, 189, 195, 211
- オキシヘモグロビン………………………………24
- オトガイ隆起………………………………………42, 44
- 折り返し……………………………………………211
- 折り返しアーチファクト……46, 62, 110, 166, 170, 175

か

- 外陰癌………………………………………………104
- 外顆…………………………………………………201
- 外眼筋………………………………………………36
- 外頸動脈……………………………………………22, 50, 51
- 下位脊椎……………………………………………141
- 海馬…………………………………………………20
- 下咽頭………………………………………………47
- 蝸牛…………………………………………………33
- 顎下腺………………………………………………43, 44
- 顎関節………………………………………………10, 40
  - ——の撮像シーケンス例………………………40
- 拡散強調画像(DWI)………………………………14, 15
- 拡張/収縮期2相差分法……………………………220
- 確認が必要な金属…………………………………4
- 下行大動脈…………………………………………51, 79
- 加算回数……………………………………………7
- 下肢血管－撮像準備………………………………216
- 下肢血管－撮像範囲・断面…………………220, 221, 222
- 下肢血管－ポジショニング……………217, 218, 219
- 下肢血管の撮像シーケンス例……………………223
- 下肢コイル…………………………………………147, 218
- 下肢動脈3分岐……………………………………219, 220
- 下肢用枕…………………………10, 41, 83, 126, 143, 154, 163
- 下垂体………………………………………………10, 30, 31
- 下垂体腺腫…………………………………………30, 31
- 下垂体柄角度………………………………………30
- 画像処理……………………………………………29
- 画像ボケ……………………………………………60, 61
- 画像マーカー………………………………………179
- 下腿…………………………………………………203, 204, 205
  - ——の撮像シーケンス例………………………206
- 下腿中心……………………………………………219
- 下腿の筋炎…………………………………………148
- 下腿用枕……………………………………………68, 169, 177
- 肩専用コイル………………………………………156
- 下部直腸(Rb)………………………………………119
- 簡易TOFシーケンス………………………………220
- 眼窩…………………………………………………36, 37
  - ——の撮像シーケンス例………………………37
- 眼球…………………………………………………36, 37
- 肝細胞癌……………………………………………88, 89
- 関心領域(VOI)……………………………………26
- 関節唇………………………………………………158, 159, 190
  - ——の評価………………………………………158
- 関節リウマチ………………………………………150, 151
- 肝臓…………………………………………………84
  - ——撮像範囲・断面……………………85, 86, 87, 88
  - ——の撮像シーケンス例………………………90
- 環椎後結節…………………………………………21
- 肝特異性造影剤(Gd)………………………………85
  - ——ダイナミック撮像…………………………87
- 肝特異性造影剤(SPIO)……………………………85, 88
- 灌流画像……………………………………………16, 17, 18
- キアリ奇形…………………………………………126, 129
- キーホールイメージング…………………………81, 82
- 逆位相………………………………………………86
- 臼蓋…………………………………………………189, 190
- 臼蓋上縁……………………………………………189
- 急性期脳梗塞………………………………………14, 15
- 橋下縁と鼻根部を結ぶ線…………………………13

胸髄	132, 133, 140
胸腺腫	76
胸椎	131, 132, 133
胸部-撮像準備	73
胸部-撮像範囲・断面	76, 77
胸部-ポジショニング	74, 75
胸部の撮像シーケンス例	77
胸部MRA-撮像範囲・断面	79, 80, 81
胸部MRA-症例	82
胸部MRA-ポジショニング	78
胸部大動脈	51
局所シミング	45, 71, 76
距腿関節	211
巨大子宮筋腫	101, 103
巨大腫瘤	100, 101
巨大卵巣腫瘍	103
緊急ブザー	2, 150
空気ボール型	74
矩形FOV	7, 61, 85, 105, 128, 189, 195
グラジエントエコー法T1強調画像	86
車椅子	5
クロストークアーチファクト	159, 190
経口消化管造影剤	91
脛骨	201, 205, 211
傾斜磁場(MPG)	14
頸髄	128, 140
頸椎-撮像範囲・断面	128, 129
頸椎-症例	130
頸椎-ポジショニング	127
頸椎の撮像シーケンス例	130
頸椎用コイル	127, 131, 139
頸部-撮像準備	41
頸部-ポジショニング	42
頸部MRA-撮像後処理	51
頸部MRA-撮像範囲・断面	50
頸部MRAの撮像シーケンス例3T	52
頸部血管プラーク評価-撮像範囲・断面	52
血圧計	56
血液脳関門(BBB)	30
血流のモニタリング撮像	106
ケミカルシフト	26
肩関節-撮像準備	154
肩関節-撮像範囲・断面	157, 158, 159
肩関節-ポジショニング	155, 156
肩関節の撮像シーケンス例	158, 159
肩甲頸	157
肩甲骨	157
肩甲骨関節窩	159
肩甲上腕関節	158
検査終了時の点検	8
検査前の準備	3
腱鞘巨細胞腫	177
剣状突起	84
コイル感度範囲の確認	166
口蓋垂根部	47
後下小脳動脈	21
口腔内-撮像範囲・断面	45, 46
後脛骨動脈	219, 220
咬合平面	38, 39, 42, 43
甲状腺-撮像範囲・断面	49
甲状腺の撮像シーケンス例	49
後大脳動脈	22
喉頭-撮像範囲・断面	47, 48
喉頭蓋谷	47
喉頭の撮像シーケンス例	48
肛門管(P)	119
股関節-撮像準備	186
股関節-撮像範囲・断面	189, 190
股関節-ポジショニング	187, 188
股関節の撮像シーケンス例	191
呼吸センサー	56, 74
呼吸同期	7, 78, 84, 85, 86, 96, 147, 148
ゴルフ肘	167

さ

鎖骨	157
鎖骨下動脈	51
左室短軸像	57, 58
——の断面設定	58
左室流出路の断面設定	59
撮像基準線	13, 21
撮像後処理	22, 51
撮像シーケンスの各社読み替え	7
撮像シーケンス例	
●咽頭・喉頭	48
●顎関節	40
●下肢血管	223

- 下垂体⋯⋯⋯⋯⋯⋯⋯⋯⋯⋯⋯⋯⋯⋯31
- 下腿⋯⋯⋯⋯⋯⋯⋯⋯⋯⋯⋯⋯⋯⋯206
- 眼窩⋯⋯⋯⋯⋯⋯⋯⋯⋯⋯⋯⋯⋯⋯37
- 肝臓⋯⋯⋯⋯⋯⋯⋯⋯⋯⋯⋯⋯⋯⋯90
- 胸椎⋯⋯⋯⋯⋯⋯⋯⋯⋯⋯⋯⋯⋯⋯133
- 胸部⋯⋯⋯⋯⋯⋯⋯⋯⋯⋯⋯⋯⋯⋯77
- 胸部MRA⋯⋯⋯⋯⋯⋯⋯⋯⋯⋯⋯⋯82
- 頸椎⋯⋯⋯⋯⋯⋯⋯⋯⋯⋯⋯⋯⋯⋯130
- 頸部MRA⋯⋯⋯⋯⋯⋯⋯⋯⋯⋯⋯⋯52
- 肩関節⋯⋯⋯⋯⋯⋯⋯⋯⋯⋯⋯158, 159
- 口腔内・舌⋯⋯⋯⋯⋯⋯⋯⋯⋯⋯⋯46
- 甲状腺⋯⋯⋯⋯⋯⋯⋯⋯⋯⋯⋯⋯⋯49
- 股関節⋯⋯⋯⋯⋯⋯⋯⋯⋯⋯⋯⋯⋯191
- 耳下腺⋯⋯⋯⋯⋯⋯⋯⋯⋯⋯⋯⋯⋯44
- 子宮⋯⋯⋯⋯⋯⋯⋯⋯⋯⋯⋯⋯⋯⋯107
- 膝関節⋯⋯⋯⋯⋯⋯⋯⋯⋯⋯⋯⋯⋯202
- 手関節⋯⋯⋯⋯⋯⋯⋯⋯⋯⋯⋯⋯⋯175
- 手指片手撮像⋯⋯⋯⋯⋯⋯⋯⋯⋯⋯179
- 手指両手同時撮像⋯⋯⋯⋯⋯⋯⋯⋯181
- 上肢MRA⋯⋯⋯⋯⋯⋯⋯⋯⋯⋯⋯183
- 小脳橋角部・内耳⋯⋯⋯⋯⋯⋯⋯⋯35
- 上腕⋯⋯⋯⋯⋯⋯⋯⋯⋯⋯⋯⋯⋯⋯161
- 心臓⋯⋯⋯⋯⋯⋯⋯⋯⋯⋯⋯⋯⋯⋯67
- 腎臓⋯⋯⋯⋯⋯⋯⋯⋯⋯⋯⋯⋯⋯⋯94
- 全身撮像(関節リウマチ)⋯⋯⋯⋯⋯151
- 全身撮像(全身筋・DWIBS)⋯⋯⋯149
- 全脊椎⋯⋯⋯⋯⋯⋯⋯⋯⋯⋯⋯⋯⋯142
- 前立腺⋯⋯⋯⋯⋯⋯⋯⋯⋯⋯⋯⋯⋯112
- 前腕⋯⋯⋯⋯⋯⋯⋯⋯⋯⋯⋯⋯⋯⋯162
- 足関節⋯⋯⋯⋯⋯⋯⋯⋯⋯⋯⋯⋯⋯212
- 足趾⋯⋯⋯⋯⋯⋯⋯⋯⋯⋯⋯⋯⋯⋯215
- 胎児⋯⋯⋯⋯⋯⋯⋯⋯⋯⋯⋯⋯⋯⋯117
- 大腿⋯⋯⋯⋯⋯⋯⋯⋯⋯⋯⋯⋯⋯⋯196
- 肘関節⋯⋯⋯⋯⋯⋯⋯⋯⋯⋯⋯⋯⋯168
- 直腸⋯⋯⋯⋯⋯⋯⋯⋯⋯⋯⋯⋯⋯⋯123
- 頭部⋯⋯⋯⋯⋯⋯⋯⋯⋯⋯⋯⋯⋯⋯19
- 頭部-fMRI⋯⋯⋯⋯⋯⋯⋯⋯⋯⋯⋯24
- 頭部-MRS⋯⋯⋯⋯⋯⋯⋯⋯⋯⋯⋯27
- 頭部-その他⋯⋯⋯⋯⋯⋯⋯⋯⋯⋯⋯29
- 乳腺⋯⋯⋯⋯⋯⋯⋯⋯⋯⋯⋯⋯⋯⋯72
- 副腎⋯⋯⋯⋯⋯⋯⋯⋯⋯⋯⋯⋯⋯⋯93
- 副鼻腔⋯⋯⋯⋯⋯⋯⋯⋯⋯⋯⋯⋯⋯39
- 腹部MRA⋯⋯⋯⋯⋯⋯⋯⋯⋯⋯⋯⋯97
- 膀胱⋯⋯⋯⋯⋯⋯⋯⋯⋯⋯⋯⋯⋯⋯123

- 腰神経叢⋯⋯⋯⋯⋯⋯⋯⋯⋯⋯⋯⋯146
- 腰椎⋯⋯⋯⋯⋯⋯⋯⋯⋯⋯⋯⋯⋯⋯138
- 卵巣⋯⋯⋯⋯⋯⋯⋯⋯⋯⋯⋯⋯⋯⋯107
- 腕神経叢⋯⋯⋯⋯⋯⋯⋯⋯⋯⋯⋯⋯145
- MRCP⋯⋯⋯⋯⋯⋯⋯⋯⋯⋯⋯⋯⋯92
- MRU⋯⋯⋯⋯⋯⋯⋯⋯⋯⋯⋯⋯⋯123
- TFCC⋯⋯⋯⋯⋯⋯⋯⋯⋯⋯⋯⋯⋯176

酸素飽和度モニター⋯⋯⋯⋯12, 84, 102, 150
三半規管⋯⋯⋯⋯⋯⋯⋯⋯⋯⋯⋯⋯⋯33
耳下腺⋯⋯⋯⋯⋯⋯⋯⋯⋯⋯⋯⋯⋯43, 44
耳下腺の撮像シーケンス例⋯⋯⋯⋯⋯44
耳下腺造影⋯⋯⋯⋯⋯⋯⋯⋯⋯⋯⋯⋯44
磁化率アーチファクト⋯⋯⋯⋯⋯⋯⋯118
磁化率効果⋯⋯⋯⋯⋯⋯⋯⋯⋯⋯⋯⋯19
子宮-撮像準備⋯⋯⋯⋯⋯⋯⋯⋯⋯⋯100
子宮-撮像範囲・断面⋯⋯⋯103, 104, 105, 106
子宮-ポジショニング⋯⋯⋯⋯⋯101, 102
子宮の撮像シーケンス例⋯⋯⋯⋯⋯⋯107
子宮頸部上皮内腫瘍(CIN)⋯⋯⋯100, 105
子宮頸部評価⋯⋯⋯⋯⋯⋯⋯⋯⋯⋯105
子宮体癌⋯⋯⋯⋯⋯⋯⋯⋯⋯⋯⋯⋯106
始業時点検⋯⋯⋯⋯⋯⋯⋯⋯⋯⋯⋯⋯2
四腔像⋯⋯⋯⋯⋯⋯⋯⋯⋯⋯⋯⋯57, 58
　――の断面設定⋯⋯⋯⋯⋯⋯⋯⋯⋯58
視交叉⋯⋯⋯⋯⋯⋯⋯⋯⋯⋯⋯⋯⋯⋯37
視神経⋯⋯⋯⋯⋯⋯⋯⋯⋯⋯⋯⋯36, 37
視神経炎⋯⋯⋯⋯⋯⋯⋯⋯⋯⋯⋯⋯⋯37
歯性上顎洞炎⋯⋯⋯⋯⋯⋯⋯⋯⋯⋯⋯38
膝蓋骨下縁⋯⋯⋯⋯⋯⋯⋯⋯193, 199, 200
膝関節-撮像準備⋯⋯⋯⋯⋯⋯⋯⋯⋯197
膝関節-撮像範囲・断面⋯⋯⋯⋯⋯⋯201
膝関節-ポジショニング⋯⋯⋯198, 199, 200
膝関節の撮像シーケンス例⋯⋯⋯⋯⋯202
実効TR⋯⋯⋯⋯⋯⋯⋯⋯⋯⋯⋯⋯⋯86
シネ画像⋯⋯⋯⋯⋯⋯⋯⋯⋯55, 57, 60, 61
脂肪肝⋯⋯⋯⋯⋯⋯⋯⋯⋯⋯⋯⋯⋯⋯86
脂肪腫⋯⋯⋯⋯⋯⋯⋯⋯⋯⋯⋯⋯⋯178
脂肪抑制⋯⋯⋯⋯⋯⋯⋯⋯⋯7, 39, 71, 76
脂肪抑制heavilyT2強調画像⋯⋯⋯⋯122
脂肪抑制T1強調画像⋯⋯⋯⋯⋯⋯⋯104
脂肪抑制T2強調画像⋯⋯⋯⋯⋯⋯⋯88
尺骨⋯⋯⋯⋯⋯⋯⋯⋯⋯⋯⋯⋯162, 166
尺骨茎状突起⋯⋯⋯⋯⋯⋯⋯⋯⋯⋯173
尺骨神経⋯⋯⋯⋯⋯⋯⋯⋯⋯⋯⋯⋯167

斜台	20	心臓－撮像範囲・断面	57, 58, 59
終業時点検	8	心臓－ポジショニング	55, 56
手関節－撮像準備	169	心臓MRI検査の流れ	57
手関節－撮像範囲・断面	175	心臓の撮像シーケンス例	67
手関節－ポジショニング	170, 171	腎臓	84, 94
手関節の撮像シーケンス例	175	──の撮像シーケンス例	94
手指－画像マーカー	179	心電計	55, 74, 78, 217
手指　撮像準備	177	──貼付が必要な検査部位	74
手指－ポジショニング・撮像範囲	178, 180, 181	心電同期	55, 60, 78, 96, 182
手指の撮像シーケンス例	179, 181	心拍変動	60, 61
手術ナビゲーション	28	推算糸球体濾過量（eGFR）	3
手台	150, 180	膵臓	84
術後ステープルによるアーチファクト	13	ステノン管	44
上位脊椎	140	ストレイン	67
上咽頭	47	ストレッチャー	5, 6
症候性てんかん	20	スライス非選択IRパルス	18
上行大動脈	51, 59, 79	スライスギャップ	7
踵骨	205, 211	スライス間ギャップ	129, 137
上肢MRA	182, 183	スライス選択IRパルス	18
──の撮像シーケンス例	183	成熟嚢胞奇形腫	104
上肢下垂位	170, 174	脊髄空洞症	126, 129
上肢挙上位	170～174	脊髄梗塞	138
小脳橋角部－撮像範囲・断面	32, 33, 34, 35	脊髄出血	130
──の撮像シーケンス例	35	脊髄動静脈奇形	142
小脳半球腫瘤	19	脊椎（頸椎・胸椎・腰椎・全脊椎）－撮像準備	126
上部直腸（Ra）	119	脊椎の撮像範囲と基準位置の目安	131
静脈ルート確保位置	102	舌－撮像範囲・断面	45, 46
上腕－撮像範囲・断面	161	舌癌	45, 46
上腕－ポジショニング	160	舌中隔	45
上腕の撮像シーケンス例	161	全脊椎の撮像範囲と基準位置の目安	139
上腕骨	157, 161, 166, 167	前置胎盤	114
上腕骨外側上顆炎	167	前脛骨動脈	219, 220
上腕骨小頭	167	全身撮像－撮像準備	143
上腕骨頭	157, 159	全身撮像（関節リウマチ）	150, 151
上腕骨内側上顆炎	167	──の撮像シーケンス例	151
食道癌	77	全身撮像（全身筋・DWIBS）	149
心基部	57	──の撮像シーケンス例	149
心筋遅延造影	65, 66	全身撮像（全身筋）－撮像範囲・断面	147, 148
心筋パフュージョン（perfusion）検査	64	全脊椎－撮像範囲・断面	140, 141, 142
神経血管圧迫症候群の評価	34	全脊椎－症例	142
腎細胞癌	94	全脊椎－ポジショニング	139
真珠腫性中耳炎	10, 35	全脊椎の撮像シーケンス例	142
心尖部	57	浅側頭動脈	51
心臓－撮像準備	54	前大脳動脈	21, 22

選択的IRパルス	63	大腿骨	189, 194, 201
前庭	33	大腿骨頭	189, 190
前頭洞	38, 39	大腿骨頭上縁	193
前頭葉脳腫瘍	27	ダイナミック撮像	7, 30, 106, 111, 121, 142
前立腺-撮像準備	108	胎便	116
前立腺-撮像範囲・断面	110	唾液腺	43
前立腺-ダイナミック撮像	111	タギング	67
前立腺-ポジショニング	109	脱臼	158
前立腺の撮像シーケンス例	112	縦磁化	17, 18, 63
前立腺癌	111	多発性硬化症	10
前腕	160, 162	多発転移性肺腫瘍	149
──の撮像シーケンス例	162	ダブルオブリーク	62
造影MRA	81, 82, 95	胆嚢	92
造影剤	102	小さなFOV	38, 108, 110, 166, 178
造影剤モニタリング	7, 94, 95	恥骨結合	109, 187
──撮像のスライス設定	87	腟癌	104
双頸双角子宮	105	中咽頭	47
総頸動脈	51	中咽頭癌	47
総腸骨動脈	218	肘関節の撮像シーケンス例	168
爪部腫瘍	179	肘関節-撮像準備	163
足関節-撮像範囲・断面	211	肘関節-撮像範囲・断面	166, 167
足関節-ポジショニング	208, 209, 210	肘関節-ポジショニング	164, 165
足関節・足趾-撮像準備	207	中硬膜動脈(MMA)	22
足関節の撮像シーケンス例	212	中心性脊髄損傷	130
足趾	211	中枢性尿崩症	31
足趾-撮像範囲・断面	214	中足骨	214
足趾-ポジショニング	213	中大脳動脈	22
足趾の撮像シーケンス例	215	肘頭	166, 167
足底腱膜	214	肘頭窩	166, 167
足部専用コイル	208	肘部管症候群	167
鼠径リンパ節評価	104	蝶形骨洞	39
		腸骨稜	84
		超常磁性酸化鉄(SPIO)	88
		聴神経腫瘍	32

た

大後頭孔	21	直腸-撮像範囲・断面	120
胎児-撮像準備	113	直腸・膀胱・MRU-撮像準備	118
胎児-撮像範囲・断面	115, 116, 117	直腸・膀胱・MRU-ポジショニング	119
胎児-ポジショニング	114	直腸S状部(Rs)	119
胎児の撮像シーケンス例	117	直腸の区域	119
代謝物マップ	26	直腸の撮像シーケンス例	123
大腿-撮像準備	192	椎骨動脈	21, 22, 51
大腿-撮像範囲・断面	194, 195	椎体静脈	138
大腿-ポジショニング	193	デオキシヘモグロビン	24
大腿の撮像シーケンス例	196	テニス肘	167

転移性骨腫瘍…………………………………137
てんかん………………………………………10, 20
点滴棒……………………………………………5
同位相…………………………………………86
頭頸部用コイル……………………………127, 139
橈骨…………………………………………162
橈骨頭………………………………………167
動静脈奇形……………………………………82
頭部－撮像準備………………………………10
頭部－撮像範囲・断面………………………13
頭部－ポジショニング……………………11, 12
頭部の撮像シーケンス例……………………19
頭部MRA………………………………………21, 22
トルコ鞍………………………………………37
トルソコイル……74, 84, 144, 147, 193, 204, 213, 218

な

内顆…………………………………………201
内頸動脈……………………………………22, 50
内耳－撮像範囲・断面……………32, 33, 34, 35
内側側副靱帯…………………………………167
軟骨の評価……………………………………167
入室禁止金属……………………………………4
乳腺－撮像準備………………………………68
乳腺－撮像範囲・断面………………………71
乳腺－ポジショニング……………………69, 70
乳腺の撮像シーケンス例……………………72
乳頭腫…………………………………………38
乳房専用コイル………………………………69
妊婦のMRI撮像………………………………113
ネックコイル………………………………42, 75
脳MRA－撮像基準線…………………………21
脳血管のバイパス手術………………………22
脳梗塞………………………………10, 14, 15
脳撮像基準線…………………………………13
脳槽撮像………………………………………32
脳転移検索……………………………………10
脳梁……………………………………………21

は

ハーフスキャン………………………………7
肺動静脈瘻…………………………………81, 82
バッグバブルマスク…………………………12
パフュージョン画像………………16, 17, 18, 19
パラレルイメージング………………7, 61, 62
バルサルバ洞…………………………………59
半月板…………………………………………201
反転パルス…………………………16, 17, 18
バンド幅…………………………………………7
腓骨動脈…………………………………219, 220
膝専用コイル…………………………………198
皮質形成異常…………………………………20
微小下垂体腺腫……………………………10, 30
非選択的IRパルス……………………………63
脾臓……………………………………………84
非造影MRA……………………………7, 79, 96, 97
左二腔像………………………………………57
　　――の断面設定…………………………58
非導電性のスポンジ（パッド）……………200
びまん性軸索損傷……………………………10
表面コイル………………156, 164, 172, 174, 178
ファントム………………………………………2
負荷心筋パフュージョン検査…………56, 64
副腎－撮像範囲・断面………………………93
副腎の撮像シーケンス例……………………93
副腎皮質腺腫…………………………………93
副鼻腔－撮像範囲・断面…………………38, 39
副鼻腔の撮像シーケンス例…………………39
腹部－撮像準備………………………………83
腹部－ポジショニング………………………84
腹部MRA－撮像範囲・断面………………95, 96, 97
腹部大動脈……………………………………96
不整脈………………………………………60, 61
部分エコー………………………………………7
フレックスコイル……155, 165, 171, 174, 178, 199, 210
プロスペクティブ ゲーティング………60, 61
プロトン密度強調画像………………………167
閉所恐怖感………………………………42, 208
　　――軽減のための対処…………………12
ペースメーカー…………………………………3
ヘッドコイル………………11, 38, 147, 210, 218
ヘッドフォン…………………………………10
ヘモジデリン沈着………………………169, 177
ベローズ型……………………………………74
膀胱－撮像範囲・断面………………………121
膀胱の撮像シーケンス例……………………123

飽和パルス······················7, 21, 30, 46, 77, 103,
　　　　　　　　　　　　　105, 128, 133, 142, 157
補聴器··10
ボディアレイコイル··················135, 156, 173, 178

ま

マイクロコイル····························169, 173, 176
慢性炎症性脱髄性多発神経炎（CIDP）··········146
見かけの拡散係数（ADC）····························15
右二腔像の断面設定·····································59
水抑制···45
脈波計···55
脈波同期·······························55, 78, 79, 96, 182
モーションアーチファクト········11, 12, 77, 106, 150,
　　　　　　　　　　　　　164, 176, 180, 189
もやもや病··22
問診票··4

や

野球肘···167
腰神経叢－撮像準備··································143
腰神経叢－撮像範囲・断面／症例················146
腰神経叢－ポジショニング·························144
腰神経叢の撮像シーケンス例······················146
腰髄···136, 141
陽性造影剤··91
腰椎－撮像範囲・断面·······················136, 137
腰椎－症例······································137, 138
腰椎－ポジショニング························134, 135
腰椎の撮像シーケンス例····························138

ら

ラジアルスキャン····························7, 159, 190
卵巣－撮像準備·······································100
卵巣－撮像範囲・断面···········103, 104, 105, 106
卵巣－ポジショニング·······················101, 102
卵巣の撮像シーケンス例····························107
リスト・ハンド専用コイル·························178
リストコイル··174
離断性骨軟骨炎······································167
リップアーチファクト························61, 62

リファレンス画像·····································24
流入効果··97
輪状軟骨下縁··47
ループ形成···10
レトロスペクティブ ゲーティング············60, 61
連結MIP···220

わ

ワルトン管··44
腕神経叢－撮像準備································143
腕神経叢－撮像範囲・断面／症例···············145
腕神経叢－ポジショニング·······················144
腕神経叢の撮像シーケンス例····················145
腕神経叢引き抜き損傷·····························145
流速補正··30

A

AC-PC line··13
acquisition···195
ADC(apparent diffusion coefficient)···············15
　──マップ···15
ASL(arterial spin labeling)法···························16

B

black-blood(BB)法·······························7, 52, 63, 76
blooming effect···169, 177
BOLD(blood oxygenation level dependent)法···24
b値···14

C

CASL(continuous ASL)·······························16, 17
CBV(cerebral blood volume)マップ················19
CHESS···7, 45, 178
Cho··27
CIN(cervical intraepithelial neoplasia)······100, 105

D

dark rim··64
delay time··79, 221
diffusion weighted image(DWI)························14
DIXON···7, 45, 151
double inversion recovery(DIR)················20, 63
DSC(dynamic susceptibility contrast)法······16, 19
DWIBS··149

E

eGFR(estimated glemerular filtration rate)·······3
EPI(echo planar imaging)···············7, 19, 24, 35
EPI-DWI··35
epipharynx···47
ETL···7

F

FAIR(flow-sensitive alternating inversion recovery)································15, 16, 18

FLAIR··20
flow compensation··30
flow void··63, 96, 142, 221
fMRI(functional MRI)·····························23, 24, 25
FOV···30, 195, 201, 211

G

Gd-EOB-DTPA··87
GRE···7
GRE&SE···7

H

hypopharynx···47

I

in-flow効果··97
in-phase··86, 89
inversion recovery(IR)法··································65

J・K

j-coupling dephasing··88
k-space···81

L

Lac··27

M

magneto-hydrodynamic effect·······················217
mesopharynx···47
minIP··52
MIP処理··········22, 33, 51, 72, 80, 81, 92, 95, 97, 122
MPG(motion probing gradient)························14
MPR···32, 48, 107, 176
MR cisternography···32
MR neurography···145
MRA(TOF法)··29
MRCP(magnetic resonance cholangiopancreatography)·······················91, 92
MRCPの撮像シーケンス例·······························92

233

MRI対応機器	3
MRS(MR spectroscopy)	26, 27
MRU(MR urography)	122
MRUの撮像シーケンス例	123
MRV(PC法)	29
MRシアログラフィ	44
MR脳表撮像法(SAS)	29
multi-voxel法	26

N

NAA	27
null point	65

O

OMライン	13
opposed-phase	86, 89, 91, 93, 104

P

PASL(pulsed ASL)	16, 17
pCASL(pseudo-continuous ASL, pulsed-continuous ASL)	16, 17
perfusion image(灌流画像)	16, 17, 18
phase contrast法	129
PLD(post labeling delay)	16
prospective gating	60, 61
Prostate Imaging and Reporting and Data System(PI-RADS)	111

R

R-R間隔	60, 61
retrospective gating	60, 61
REZ(root entry[exit] zone)	34
R波	55, 60, 217, 221

S

SAR(specific absorption rate)	16
SE	7
SEE(subendometrial enhancement)	106
single-shot	103, 115, 117, 122
single-voxel法	26
SNR(signal-to-noise ratio)	16
soft plaque	52
SPAMM法	67
SPIOによるT2短縮効果	88
SSFP	7, 32, 34, 77, 95, 97, 115
STIR	148, 149, 178
surface anatomy scan(SAS)	29

T

T2-shine through	15
T2*値短縮効果	19
T2値短縮効果	19
TFCC(triangular fibrocartilage complex)	169, 173, 176
TFCCの撮像シーケンス例	176
thin MIP	95, 97
TI(inversion time)	65, 66
——を決定するための撮像	7
time intensity curve解析	72
triple inversion recovery(TIR)	63
TSE	7
TSE-DWI	35
T波	55, 217

V

VOI(voxel of interest)	26
voxel based morphometry(VBM)	28
VR処理	33

W

washout	87
water excitation	7

数字

3D-TSE	32
3D収集データの画像処理	29

フルカラーCGで学ぶ
MR撮像のポジショニングとテクニック

2019年8月10日　第1版第1刷発行
2022年6月10日　　　　第2刷発行

■監　修　神島　保　かみしま　たもつ

■著　者　杉森博行　すぎもり　ひろゆき

■発行者　吉田富生

■発行所　株式会社メジカルビュー社
　　　　　〒162-0845 東京都新宿区市谷本村町2-30
　　　　　電話　03(5228)2050(代表)
　　　　　ホームページ　https://www.medicalview.co.jp

　　　　　営業部　FAX　03(5228)2059
　　　　　　　　　E-mail　eigyo@medicalview.co.jp

　　　　　編集部　FAX　03(5228)2062
　　　　　　　　　E-mail　ed@medicalview.co.jp

■印刷所　シナノ印刷株式会社

ISBN 978-4-7583-1934-8　C3047

©MEDICAL VIEW, 2019.　Printed in Japan

・本書に掲載された著作物の複写・複製・転載・翻訳・データベースへの取り込みおよび送信（送信可能化権を含む）・上映・譲渡に関する許諾権は、(株)メジカルビュー社が保有しています。

・JCOPY〈出版者著作権管理機構 委託出版物〉
本書の無断複製は著作権法上での例外を除き禁じられています。複製される場合は、そのつど事前に、出版者著作権管理機構（電話 03-5244-5088，FAX 03-5244-5089，e-mail：info@jcopy.or.jp）の許諾を得てください．

・本書をコピー，スキャン，デジタルデータ化するなどの複製を無許諾で行う行為は，著作権法上での限られた例外（「私的使用のための複製」など）を除き禁じられています．大学，病院，企業などにおいて，研究活動，診察を含み業務上使用する目的で上記の行為を行うことは私的使用には該当せず違法です．また私的使用のためであっても，代行業者等の第三者に依頼して上記の行為を行うことは違法となります．

診療放射線技師自らが作成したフルカラーCGで X線撮影の**ポジショニング**と**コツ**を直感的に理解できる！

監修　神島　保　北海道大学 大学院保健科学研究院 医用生体理工学分野 教授
著者　杉森博行　北海道大学 大学院保健科学研究院 医用生体理工学分野 講師

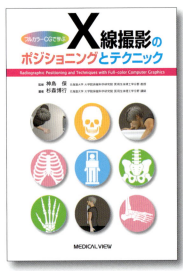

B5判・248頁・オールカラー
定価6,050円（本体5,500円＋税10％）

◆本書の特徴◆

- ◆学生・初心者のための，単純X線撮影時のポジショニングとコツを集約。
- ◆ポジショニングの取り方がカラーCGの多数のカットにより視覚的に理解できる！
- ◆体の部位別に，代表的な102種類の撮影法について，典型的な画像や撮影のコツと関連づけて記載！
- ◆診断に適した画像を得るために必要な，
  ①正しいポジショニング
  ②意図どおりの画像になっているか判断するための正常像と解剖の理解
  ③異常像の読影力
  の3つを連動して習得できる！

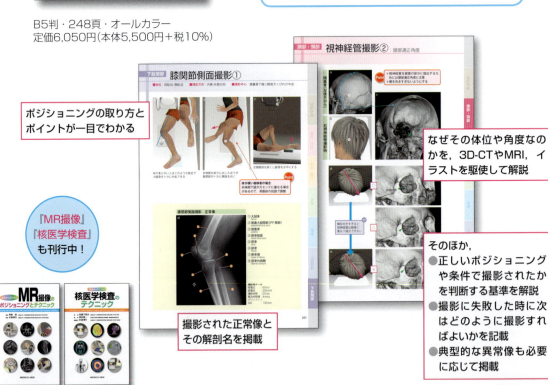

ポジショニングの取り方とポイントが一目でわかる

なぜその体位や角度なのかを，3D-CTやMRI，イラストを駆使して解説

撮影された正常像とその解剖名を掲載

そのほか，
- ●正しいポジショニングや条件で撮影されたかを判断する基準を解説
- ●撮影に失敗した時に次はどのように撮影すればよいかを記載
- ●典型的な異常像も必要に応じて掲載

『MR撮像』『核医学検査』も刊行中！

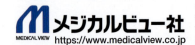

メジカルビュー社
https://www.medicalview.co.jp

※ご注文，お問い合わせは最寄りの医書取扱店または直接弊社営業部まで。
〒162-0845　東京都新宿区市谷本村町2番30号
TEL.03（5228）2050　FAX.03（5228）2059
E-mail（営業部）eigyo@medicalview.co.jp

スマートフォンで書籍の内容紹介や目次がご覧いただけます。